からだのしくみが目で見てわかる

得意になる解剖生理

編著 美田誠二

オールカラー

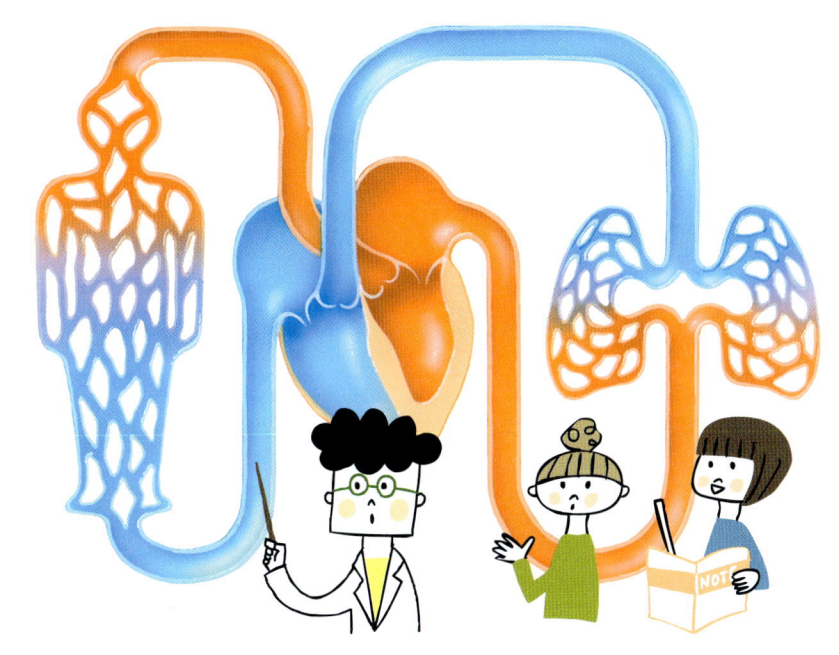

Anatomy & Physiology

照林社

編著者一覧

■編集
美田誠二　　　川崎市立看護短期大学名誉教授・元学長

■執筆（執筆順）
美田誠二　　　川崎市立看護短期大学名誉教授・元学長
川嶋一成　　　海光会光ヶ丘診療所院長
清木勘治　　　東海大学医学部名誉教授（解剖学）
相澤良夫　　　東京慈恵会医科大学内科客員教授
道川尚彦　　　道川内科クリニック院長
宮本尚彦　　　元・川崎市立井田病院
横山　勲　　　横山クリニック院長
木原未知也　　元・川崎市立川崎病院整形外科部長
宮川俊一　　　川崎市立川崎病院皮膚科部長
常岡　寛　　　東京慈恵会医科大学名誉教授（眼科学）
矢部　武　　　矢部耳鼻咽頭科院長
門倉真人　　　心和会八千代病院院長
中山和彦　　　心和会八千代病院名誉院長

序

　人々の生活を支える看護を実践するためには、人体の知識が不可欠です。したがって、看護学生や看護師にとり、人体の構造と機能を理解する上で、解剖学・生理学といった基礎医学の学習は極めて重要です。

　その一方で、解剖学・生理学を苦手とする看護学生、看護師が多いことも否めない事実です。十数年前に公立病院勤務医から転じて看護系大学での教育に携わることになりましたが、これら医学関連科目での再試験者が例年多くみられ、上級生になっても苦手意識の続く学生は少なくありません。

　たしかに看護学は対象者の日常生活行動の支援を主眼とし、医学が疾病の病因解明・治療・予防等に重きを置くのとは相違があります。しかし、看護学も医学も最終的に目指しているものは人々の健康であり、この点においては何ら変わりがありません。特に、チーム医療の現場では、一つの用語・一つの現象の理解・知識が共通でなければ、連携のとれた良い仕事はできないのです。また、ひとりの看護師として、対象者の日常生活行動を支えるためには、フィジカルアセスメント能力を高め、根拠に基づいた主体的な看護診断・看護技術を展開し、適切な療養上の世話・診療の補助、生活指導に反映させていくことが求められます。そのためには、基礎的な解剖学・生理学の理解は必須なのです。

　そこで本書では、看護学生、看護職者が習得しておくべき人体の構造・機能を大きく10系統に分けピックアップし、わかりやすくイラストを多用してそれぞれ解剖、生理の視点から解説を加えました。本書は、看護雑誌「プチナース」に連載した「得意になる解剖生理」（2006年4月号～2008年3月号）をもとに、その後の新しい知見や図・表の見直しなどによる加筆訂正を行い、単行本としたものです。いくつかの器官系は、看護教育に熱意を有する臨床経験豊富な各専門医に執筆していただきました。

　本書の最大の特徴は、リアリティ感を重視したオールカラーのイラストを多く盛り込み、人体のしくみをより正確・容易にイメージし、見てすぐ理解できるよう工夫した点です。したがって、本書は看護系のみならず、他の保健医療系（薬学、臨床検査、理学療法、介護福祉ほか）などの学生・専門職者の方も、学習や知識整理などのために活用していただければ幸いです。

　最後に、本書の刊行にあたり、企画・編集に多大なご支援・ご労力いただいた照林社編集部の鈴木由佳子さん、有賀洋文さん、イラストレーターの村上寛人さん、そしてご協力くださったすべての方々に深謝いたします。

2010年1月

美田誠二

本書の特徴と活用法

苦手な**解剖生理**が**得意**になる方法

美田誠二

　本書では、各器官系につき解剖、生理の順で記載し、略記された用語・外来語は、適宜、初出のときにフルスペルを併記しています。

　そこで、じっくり勉強したいときや、時間に余裕がある場合は、本文のはじめから読むことで、流れに沿い理解がしやすいと思います。一方、具体的な興味・関心事項などがあるときは、直接その箇所から読みはじめればよいでしょう。その方がモチベーションを高く維持でき、知りたい気持ちが学習を後押ししてくれるはずです。具体的な例として、学校での学習内容（解剖生理学の講義で印象に残ったり疑問に感じたこと、病態生理学に向けた予習など）と関連づけたり、自分自身を含め身近な人（家族・友人など）やいわゆる有名人（時の人、気になるタレント・スポーツ選手など）の健康問題や疾病などを切り口として、本書を活用していく方法です。

　いずれにせよ、本書は鮮やかでリアリティあふれた各臓器などのオールカラーのイラストを主体に、挿入文と併せ読むことで概要を理解できるように構成しています。面白そうと感じたイラストを、気楽にグラビア感覚でぱらぱらとめくっていくだけで人体各器官のイメージが目に入るでしょう。繰り返し見ることで、内容も次第にインプットされていくのではないでしょうか。

　以下に、本書を用いた学習方法のポイントをご紹介します。

ポイント1　一つひとつの専門用語を大切にして理解しよう！

　専門用語・キーワードについては赤色で示し、漢字には適宜ふりがなを付けて読みやすくしています。関連する用語などを一括した表もあります（例：免疫反応にかかわる細胞・分子の表p.100など）ので、利用してください。

　学習しながら自分にとって大切！と思ったらマーカーでマークしたり書き込みを加えたりするなどして、自分オリジナルの使いやすいものにしていくのもよいでしょう。また、特にポイントとなるイラスト（例：錐体路・錐体外路の走行の図p.41、感覚ニューロンの伝導路の図p.47、細胞性免疫・液性免疫の図p.98〜99）・表などを、普段から目につくところやノートに貼ったりするのも有効な方法ではないかと思います。

ポイント2　解剖と生理をリンクした思考を展開しよう！

　循環器系の、心電図波形の構成の図（p.24）では、刺激伝導系・心筋（→解剖学）の電気的興奮と筋収縮で発生する心電図波形（→生理学）の成り立ちを学ぶことができます。この図を通して両者の関連（解剖学と生理学）を理解・記憶することが大切です。つまり、単に刺激伝導系（解剖）だけをみていても、深い理解や応用に結びつきません。もちろん1つ1つの理解が基本なのですが、両者相互（解剖と解剖、解剖と生理、生理と生理など）の関連性についてもイラストからじっくり読み取ることで、より確実な理解につながります。

　同様に、思考回路を形成するヒントになる図として、心臓の項では、神経性調節（血圧を低下／上昇させる調節作用：圧受容体、血管運動性中枢、末梢神経、効果器の心・血管、p.26）、液性調節（レニン・アンジオテンシン・アルドステロン系を加味した解剖・生理学の理解、p.27）の図解が挙げられます。こうしたところでは、思考回路の展開・流れを重視していきたいところです。

ポイント3　障害された場合を想定してみよう！

　本書は、臨床場面を想定し、適宜、障害時・病態時のイメージにつなげられるように記述しています。たとえば、呼吸のしくみの項では、生理・呼吸の調節の部分で、看護上も重要なCO_2ナルコーシスについて触れています（p.21）。こうすることで、呼吸調節のしくみがより確実に理解できると考えています。

　その他、心臓の血管の項、冠状動脈の走行の図（p.29）では、血管名のみでなく心筋梗塞の責任血管としての記載も付記しました。神経系では、運動神経の項で、錐体外路の解説を行う中でパーキンソン病との関連についても触れています（p.42）。ま た、感覚の伝導、脳神経・自律神経の項では、脳神経系の理解を深めるように、Ⅰ嗅神経、Ⅱ視神経の特殊性を理解させるべく、中枢神経系脱髄疾患の多発性硬化症を例に出しています（p.49）。腎・尿路系での尿の生成では、限外濾過圧、糸球体濾過係数に影響を与える因子・要因を記載して、糸球体濾過値（GFR）の理解を深められるようにしています（p.76〜81）。

　さあ、自分自身で、見た・読んだ部分の解剖・機能が障害されたときどうなるか、その状況を想定してみましょう。必ずや病態生理の理解に役立ちます。

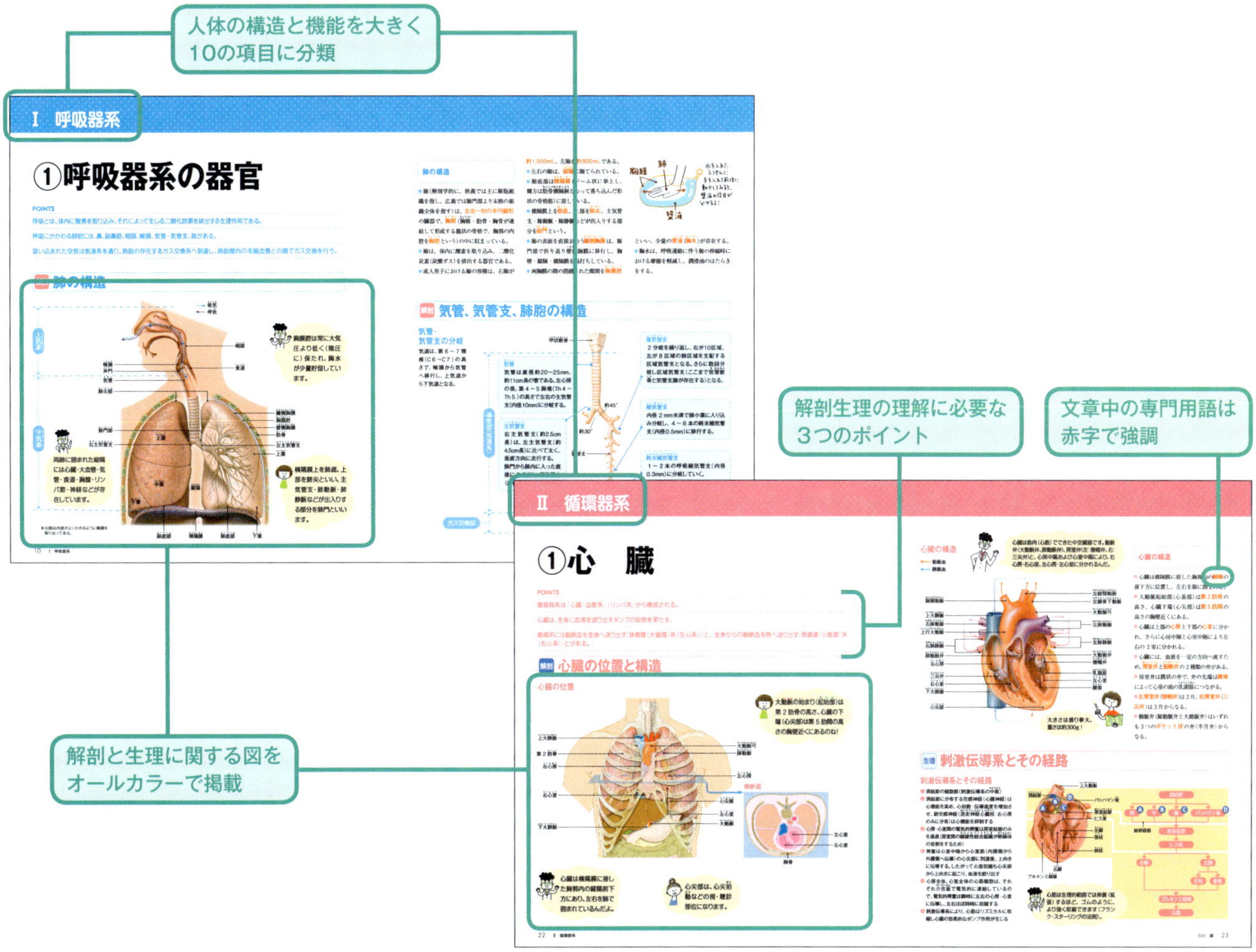

苦手な解剖生理が得意になる方法

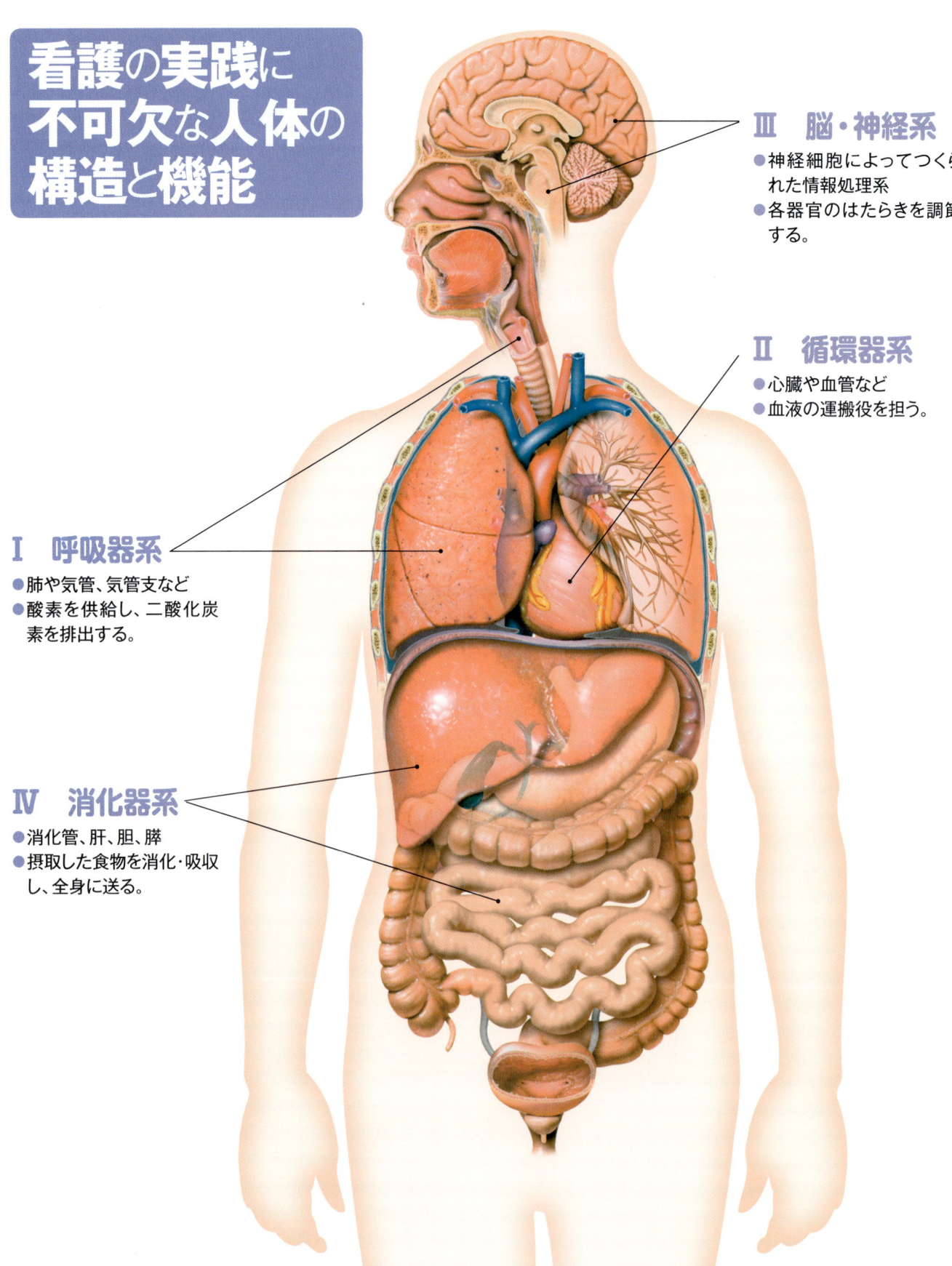

Ⅹ　精神の発達
- 自我の発達と防衛機制

Ⅸ　感覚器系
- 皮膚、眼球、耳、鼻、咽喉頭
- 身体外部の状況を認識し、対応する。

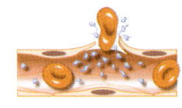

Ⅵ　血液・免疫・内分泌・代謝系
- 血液は物質を運搬し、免疫系が病原体を排除する。
- ホルモンにより体内の恒常性を維持する。
- 代謝により生命活動

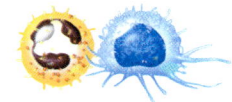

Ⅴ　腎・尿路系
- 腎臓、尿管、膀胱・尿道
- 尿を生成、排出する。

Ⅶ　生殖器系
- 女性生殖器、男性生殖器
- 次世代の個体を生み出す機能

Ⅷ　運動器系
- 骨、筋、関節
- 体を動かすしくみ

> 本書では、人体の構造・機能を10の系統に分け解説していきます。

からだのしくみが目で見てわかる
得意になる解剖生理

目 次

本書の特徴と活用法
苦手な解剖生理が得意になる方法 ……………………………………………… 美田誠二 ● 2

I 呼吸器系

① 呼吸器系の器官 …………………………………………………………… 美田誠二 ● 10
肺の構造 10／気管、気管支、肺胞の構造 11

② 呼吸のしくみ …………………………………………………………… 美田誠二 ● 14
呼吸運動における胸郭と横隔膜の動き 14／ガス交換のしくみ 16／肺循環と換気血流比 17／肺機能検査 19／呼吸の調節 20

II 循環器系

① 心　臓 …………………………………………………………………… 美田誠二 ● 22
心臓の位置と構造 22／刺激伝導系とその経路 23／体循環と肺循環 25／血圧（神経性調節と液性調節） 26

② 血管系 …………………………………………………………………… 美田誠二 ● 28
血管の構造 28／心臓の血管 29／心臓壁・心膜・弁の構造と弁の機能 30／心周期・心音 32

III 脳・神経系

① 脳・神経系 ……………………………………………………………… 美田誠二 ● 34
神経系の構造 34／ニューロン（神経細胞）の構造 35／ニューロンのシナプスにおける情報伝達 36／ニューロンと神経膠細胞のはたらき 37／脳の構造と機能 38

② 運動神経 ………………………………………………………………… 美田誠二 ● 40
錐体路・錐体外路の走行 40／随意運動の指令（錐体路系）とその制御（錐体外路系） 42／筋肉の調節（長さ・緊張・力の調節） 44

③ **感覚の伝導、脳神経・自律神経** .... 美田誠二 ● 46
感覚の伝導のしくみ:感覚ニューロン　46／脳神経系の分布　48／自律神経のはたらき　50

④ **脳血管、脳脊髄液** .... 美田誠二 ● 52
脳血管の性質・動脈系の走行　52／静脈系の走行　55／脳脊髄液の循環　56

IV 消化器系

① **上部・下部消化管** .... 川嶋一成／清木勘治 ● 58
消化管（上部・下部）の構造と機能　58／消化管壁の構造　59／上部消化管:食道の構造　59／上部消化管・胃の構造、胃液の分泌と消化　60／下部消化管（小腸・大腸）の構造と機能　61／下部消化管:小腸の構造　62／小腸における吸収のしくみ　62／下部消化管:大腸の構造　63

② **肝、胆、膵** .... 相澤良夫 ● 64
肝臓の構造　64／肝臓の役割と血管の走行　65／肝小葉の構造と機能　66／肝臓のはたらき　67／胆嚢（胆道）の構造　68／胆汁の分泌と役割　68／膵臓の構造　69／膵酵素の役割　69

V 腎・尿路系

① **腎　臓** .... 美田誠二 ● 70
腎臓の位置・構造と腎血管系　70／ネフロンの構造　72／糸球体の構造　73／糸球体のはたらき　74／腎臓の機能　75

② **尿の生成** .... 美田誠二 ● 76
腎臓の機能:糸球体濾過値、腎クリアランス、限外濾過圧　76／糸球体での濾過量の自動調節能　81

③ **体液の調節** .... 美田誠二 ● 82
レニン・アンジオテンシン・アルドステロン（RAA）系　82／尿細管機能:尿細管部位による再吸収・分泌　84／酸・塩基平衡の調節　86／腎における内分泌機能　87

④ **排尿のしくみ** .... 美田誠二 ● 88
尿管・膀胱・尿道の構造　88／蓄尿と排尿のしくみ　90

VI 血液・免疫・内分泌・代謝系

① 血液・造血器 ……………………………………………………………… 道川尚彦 ● 92
血液の組成 92 ／血液の役割 93 ／血球の産生・破壊 94 ／血液凝固因子の作動機序 95

② 免疫のしくみ ……………………………………………………………… 美田誠二 ● 96
免疫の役割：生体の自己防衛機構 96 ／免疫応答の始まり：抗原と抗体の反応 97 ／免疫反応：細胞性免疫・液性免疫 98 ／自然免疫（非特異免疫） 100 ／獲得免疫（特異免疫） 101

③ アレルギー ……………………………………………………………… 美田誠二 ● 102
アレルギーの生理 102 ／アレルギー発現の要因 103 ／アレルギー性炎症の発現機序 104 ／Ⅰ型アレルギーの発現と病態（例：気管支喘息） 105 ／Ⅱ～Ⅴ型アレルギーの発現機序 107

④ ホルモン分泌の調節 ……………………………………………………… 美田誠二 ● 108
ホルモンの産生と情報伝達パターン 108 ／ホルモンの種類 110 ／ホルモンの作用発現とフィードバック機構 112 ／ホルモン分泌のバランスの乱れ 113

⑤ 代謝のしくみ ……………………………………………………………… 美田誠二 ● 114
膵臓ランゲルハンス島（内分泌組織）とインスリン産生 114 ／代謝：3大栄養素 116 ／代謝：糖質代謝 117 ／代謝：脂質代謝 118 ／代謝：タンパク質代謝、その他の代謝 119

VII 生殖器系

① 女性の生殖器 ……………………………………………………………… 宮本尚彦 ● 120
女性生殖器の構造 120 ／月経が起こるメカニズム 121 ／妊　娠 122

② 乳　房 …………………………………………………………………… 横山　勲 ● 123
乳房の構造 123 ／乳房の発達 124 ／乳房の機能とホルモン 124 ／乳管の機能・射乳のしくみ 125 ／乳房の血管系・リンパ系の構造 126

③ 男性の生殖器 ……………………………………………………………… 美田誠二 ● 127
男性生殖器の構造と機能 127 ／精巣の機能 130 ／勃起と射精のしくみ 130

Ⅷ 運動器系

骨、筋、関節 ……………………………………………………… 木原未知也 ● 132
骨の種類　132／関節のしくみ　134／筋肉の種類と構造　136

Ⅸ 感覚器系

① 皮　膚 ………………………………………………………… 宮川俊一 ● 137
皮膚の構造　137／表皮・真皮・皮下組織のはたらき　138

② 眼　球 ………………………………………………………… 常岡　寛 ● 139
眼球の構造　139／網膜の構造　140／眼圧の保持（房水の流れ：産生の排出）140／物体の認識（視路）　141

③ 耳、鼻、咽喉頭 ………………………………………………… 矢部　武 ● 142
耳（外耳・中耳・内耳）の構造　142／中耳のはたらき　143／内耳（蝸牛）の構造　143／音の伝達　144／鼻の構造　145／咽頭・喉頭の構造　146／嚥下の機能　147

Ⅹ 精神の発達

自我の発達と防衛機制 ……………………………………… 門倉真人／中山和彦 ● 148
正常な自我の発達課題・ライフイベント　148／自我の防衛機制　149／精神症状　150／神経細胞間の神経伝達　151

索　引 ……………………………………………………………………… 152

装丁：桂川　潤
カバーイラスト：村上寛人、macco
本文デザイン：KIRAKIRA
本文イラストレーション：村上寛人、macco
DTP制作：明昌堂

I 呼吸器系

①呼吸器系の器官

POINTS

呼吸とは、体内に酸素を取り込み、それによって生じる二酸化炭素を排出する生理作用である。

呼吸にかかわる器官には、鼻、副鼻腔、咽頭、喉頭、気管・気管支、肺がある。

吸い込まれた空気は気道系を通り、肺胞の存在するガス交換系へ到達し、肺胞壁内の毛細血管との間でガス交換を行う。

解剖 肺の構造

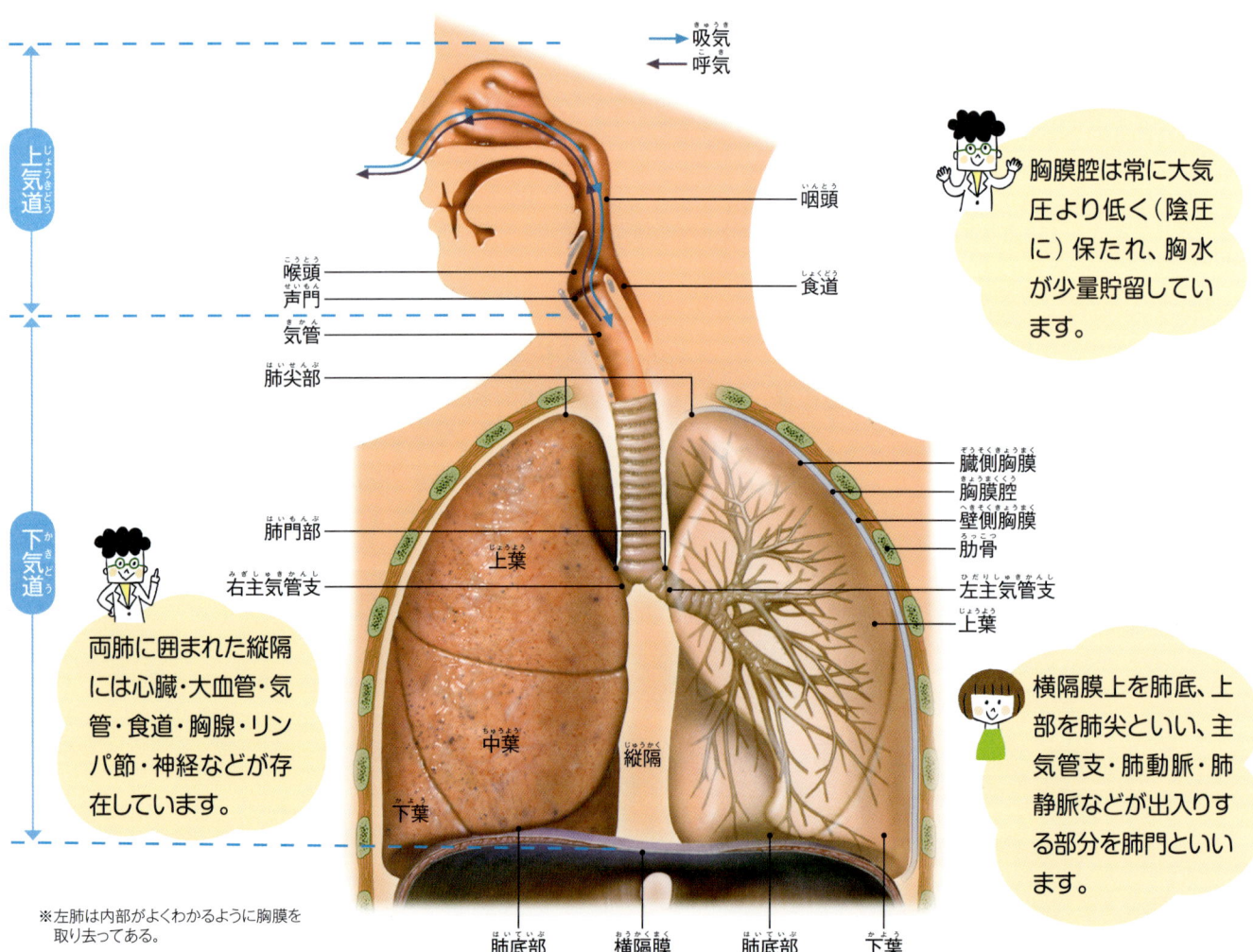

※左肺は内部がよくわかるように胸膜を取り去ってある。

肺の構造

- 肺（解剖学的に、狭義では主に肺胞組織を指し、広義では肺門部より末梢の組織全体を指す）は、**左右一対の半円錐形**の臓器で、**胸郭**（胸椎・肋骨・胸骨が連結して形成する籠状の骨格で、胸郭の内腔を**胸腔**という）の中に収まっている。
- 肺は、体内に酸素を取り込み、二酸化炭素（炭酸ガス）を排出する器官である。
- 成人男子における肺の容積は、右肺が**約1,000mL**、左肺が**約900mL**である。
- 左右の肺は、**縦隔**に隔てられている。
- 肺底部は**横隔膜**（ドーム状に挙上し、側方は肋骨横隔洞となって落ち込んだ形状の骨格筋）に接している。
- 横隔膜上を**肺底**、上部を**肺尖**、主気管支・肺動脈・肺静脈などが出入りする部分を**肺門**という。
- 肺の表面を直接おおう**臓側胸膜**は、肺門部で折り返り壁側胸膜に移行し、胸壁・縦隔・横隔膜を裏打ちしている。
- 両胸膜の間の閉鎖された隙間を**胸膜腔**といい、少量の**漿液（胸水）**が存在する。
- 胸水は、呼吸運動に伴う肺の伸縮時における摩擦を軽減し、潤滑油のはたらきをする。

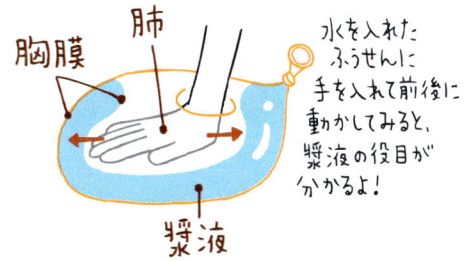

水を入れたふうせんに手を入れて前後に動かしてみると、漿液の役目が分かるよ！

解剖 気管、気管支、肺胞の構造

気管・気管支の分岐

気道は、第6～7頸椎（C6～C7）の高さで、喉頭から気管へ移行し、上気道から下気道となる。

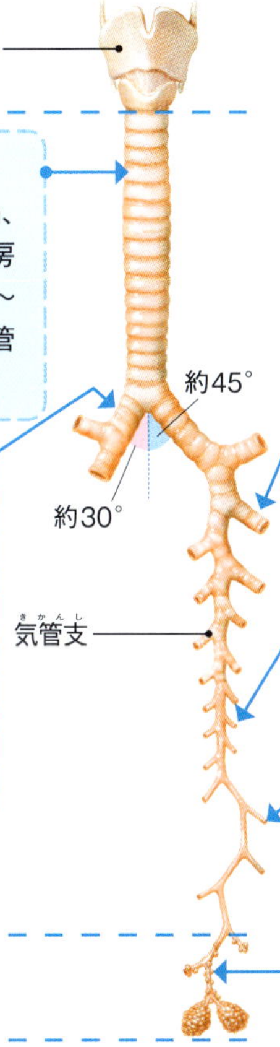

導管部（気道系）

気管
気管は直径約20～25mm、約11cm長の管である。左心房の後、第4～5胸椎（Th4～Th5）の高さで左右の主気管支（内径10mm）に分岐する。

主気管支
右主気管支（約2.5cm長）は、左主気管支（約4.5cm長）に比べて太く、垂直方向に走行する。肺門から肺内に入った直後に2分岐し、葉気管支（内径7mm）となる。

約45°
約30°
甲状軟骨
気管支

葉気管支
2分岐を繰り返し、右が10区域、左が8区域の肺区域を支配する区域気管支となる。さらに数回分岐し区域気管支（ここまで気管軟骨と気管支腺が存在する）となる。

細気管支
内径2mm未満で肺小葉に入り込み分岐し、4～6本の終末細気管支（内径0.5mm）に移行する。

終末細気管支
1～2本の呼吸細気管支（内径0.3mm）に分岐していく。

ガス交換部

呼吸細気管支
数本の肺胞管（内径0.1mm）に分かれ最終的には袋状の肺胞嚢（肺胞が集合したもの）に移行する。

気管・気管支の断面図

気管

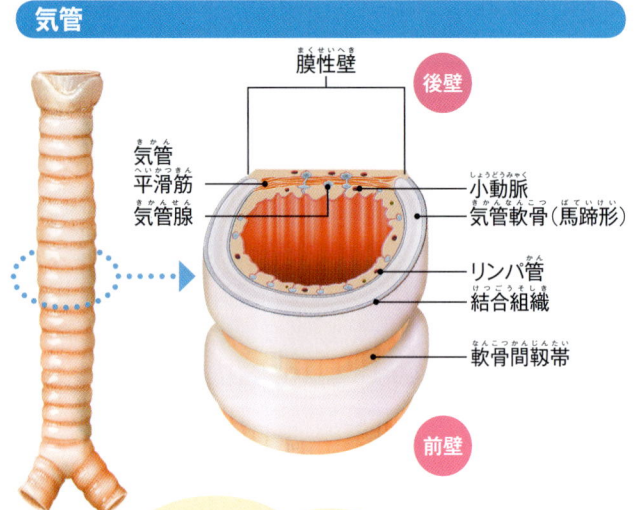

気管支

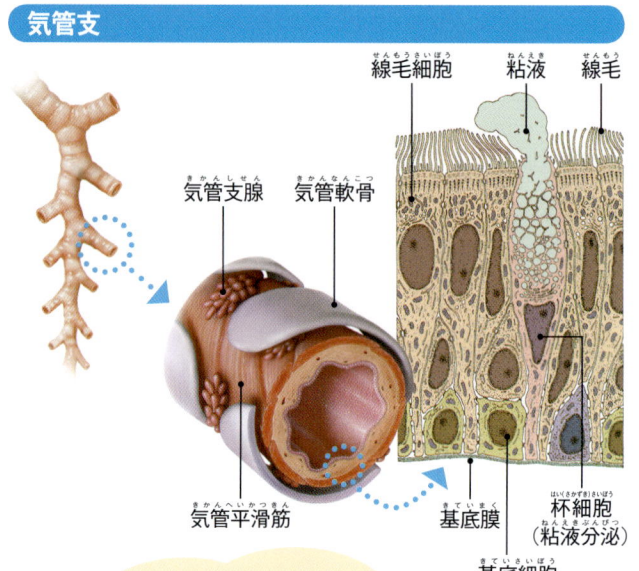

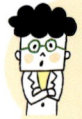 後壁には気管軟骨がありません！そのかわり、気管平滑筋がC字型（馬蹄型）した軟骨輪を連結するように横に走行しています。この部分を膜性壁といい、食道に接しています。

 気管支は気管とよく似た構造です。軟骨部では、内側から上皮、粘膜固有層、軟骨、外膜となります。

気管支と肺の区域

気管は肺胞に至るまで、平均23回枝分かれする。葉気管支は2分岐を繰り返し、右が10区域、左が8区域の肺区域を形成する区域気管支となる。

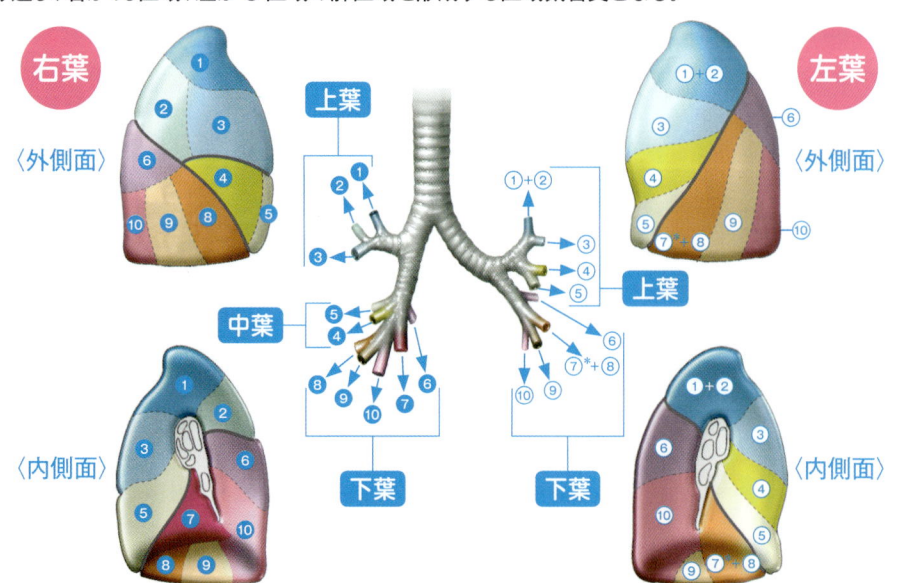

＊左葉の⑦（内側肺底区・内側肺底枝）は、しばしば欠如する。

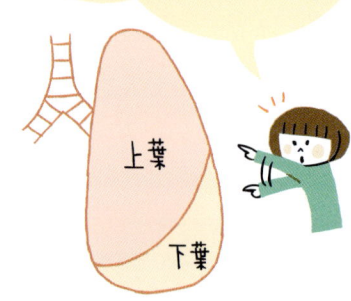 肺の部位は気管支の枝分かれで決められているのです。肺葉も気管支の走行で決められているので、下葉だから上葉より下であるとは限りません。

I 呼吸器系

肺胞の構造とサーファクタント

I型肺胞上皮細胞が80〜90%を占有し、少数のII型の産生する表面活性物質（サーファクタント：surfactant）（リン脂質が主）が内腔面を拡がり、表面張力を低下させ肺胞の閉鎖を防ぐ。

肺胞
肺胞管・肺胞嚢の壁はすべて肺胞の壁を構成（肺胞総数：約3〜5億個）し、ガス交換系を形成する。

「サーファクタント」とは、いわば石けんみたいなもの。シャボン玉のような膜を肺胞の内面に張って、肺胞をつぶれなくしているんだ。

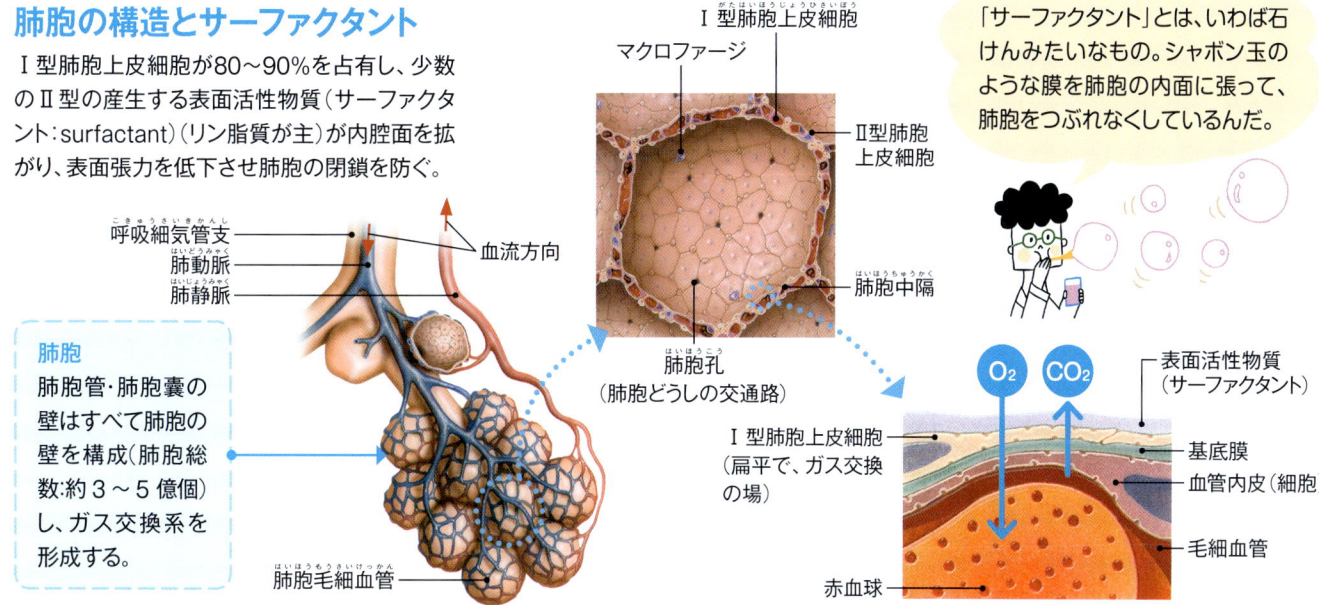

気管、気管支、肺胞の構造

気管の構造

- 気道は、**第6〜7頸椎（C6〜C7）**の高さで、喉頭から気管へ移行し、**上気道**から**下気道**となる。
- 気管は直径約20〜25mm、約11cm長の管で、内腔は**多列線毛上皮**と**粘膜固有層**（膠原線維・弾性線維、気管腺、血管・リンパ管が存在）からなる**粘膜**でおおわれている。
- 気管の内腔の外側をU字型（前壁から側壁にかけて囲う）の**気管軟骨**が上下に16〜20個ほど配列して取り巻き、吸気時の陰圧で管がつぶれないように保っている。
- 気管の最外層は**外膜**である。
- 後壁には気管軟骨がなく、**気管平滑筋**がC字型（馬蹄型）をした軟骨輪を連結するように横走している。この部分を**膜性壁**といい、背側に食道が接している。

気管支の構造

- 気管支は気管と類似した構造で、軟骨部では内腔面から上皮、粘膜固有層、軟骨、外膜となる。
- 上皮は多列線毛上皮で、主に**線毛細胞**（最も多い）と**杯細胞**（粘液を分泌）からなり、若干の基底細胞、刷子細胞も存在する。
- 気管は左心房の後ろ、**第4〜5胸椎（Th4〜Th5）**の高さで左右の主気管支（内径10mm）に分岐する。
- **右主気管支（長さ約2.5cm）**は、**左主気管支（長さ約4.5cm）**に比べて太く、垂直方向に走行している。
- 気管に食物・水分などが誤って入ると、**右気管支**へ落ちやすく、**誤嚥**（嚥下）性肺炎が右下肺野に多い。
- 主気管支は肺門から肺内に入り、ただちに2分岐して**葉気管支**（内径7mm）となる。
- 葉気管支は2分岐を繰り返し、右が**10区域**、左が**8区域**の肺区域を形成する**区域気管支**となる。
- 区域気管支が数回分岐すると区域気管支枝（ここまで気管軟骨と気管支腺が存在する）となる。
- **細気管支**（内径2mm未満）からは軟骨や腺は存在せず、細気管支は**肺小葉**（結合組織の**中隔**で仕切られたピラミッド状の小区画が集合したもの）に入り込む。
- 細気管支は分岐し、4〜6本の**終末細気管支**（内径0.5mm）に移行する。
- 終末細気管支からは、1〜2本の**呼吸細気管支**（内径0.3mm）が分岐する。

肺胞の構造

- 呼吸細気管支は、数本の**肺胞管**（内径0.1mm）に分かれ、最終的には袋状の**肺胞嚢**（肺胞が集合したもの）に至る。
- 肺胞管・肺胞嚢の壁はすべて肺胞の壁を構成している（肺胞総数：**約3〜5億個**）。
- 肺胞表面積は、肺全体でテニスコート約半分程度の**約50〜100m^2**にもなる。

（美田誠二）

Ⅰ 呼吸器系

②呼吸のしくみ

POINTS

呼吸運動には、胸郭を構成する骨の弾性、呼吸筋群の収縮・弛緩、胸膜の伸縮、胸腔内圧、肺の弾性、などが関与する。

肺動脈により肺に運ばれた静脈血は、肺胞と肺胞壁毛細血管でのガス交換により動脈血となり、肺静脈に至る。

呼吸調節は、中枢性・末梢性受容体などからの情報を受けて、呼吸中枢(延髄・橋)がつかさどる。

生理 呼吸運動における胸郭と横隔膜の動き

吸気時

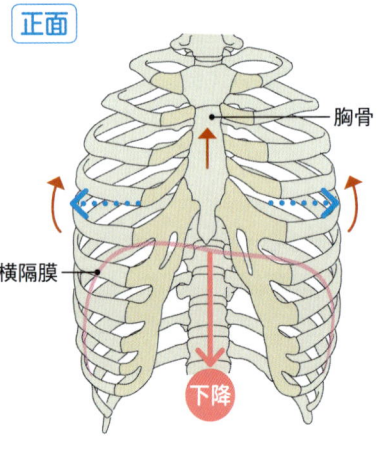

- 外肋間筋の収縮などで肋骨が上外側に挙上され、胸郭の左右径は増大する。
- 横隔膜は収縮して下降する。
- 肋骨の挙上に伴って胸骨が前上方に持ち上げられ、胸郭の前後径が増大する。
- 横隔膜の収縮・下降によって、胸郭の上下径が増大する。

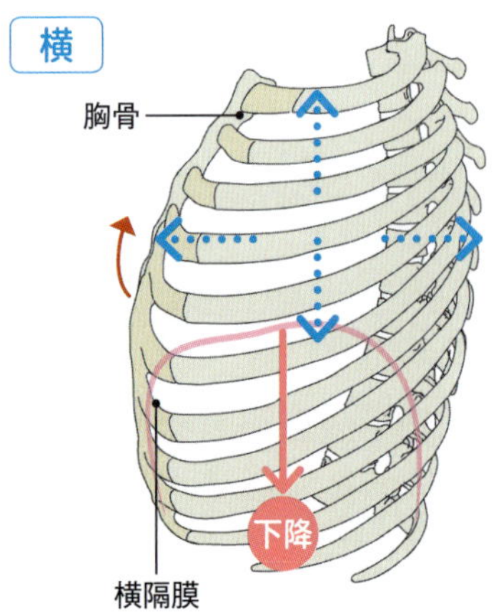

呼気時

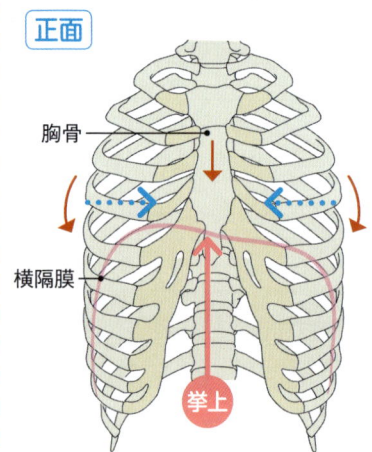

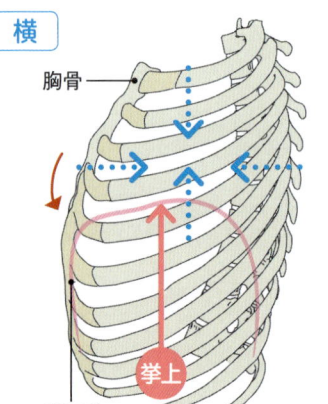

- 外肋間筋の弛緩、内肋間筋の収縮などで肋骨が引き下げられ、胸郭の左右径は狭くなる。
- 横隔膜は弛緩して挙上する。
- 肋骨が下がるに伴って胸骨が引き下げられ、胸郭の前後径が狭くなる。
- 横隔膜の弛緩・挙上によって、胸郭の上下径が狭くなる。

テコの原理によって、支点(肋椎関節)から遠いほど、より小さな力でも肋骨を動かせます！

吸気時

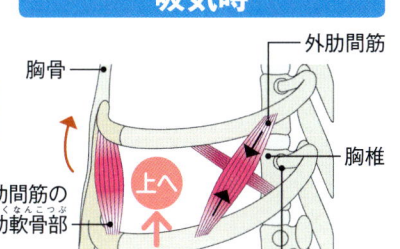

胸骨／外肋間筋／胸椎／内肋間筋の肋軟骨部／肋椎関節／上へ

呼気時

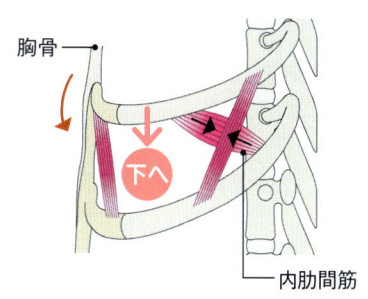

胸骨／内肋間筋／下へ

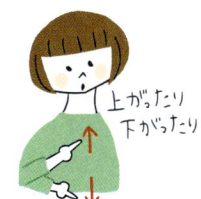

内肋間筋の収縮で上位肋骨が引き下げられる。

外肋間筋などの収縮で下位肋骨が引き上げられる。

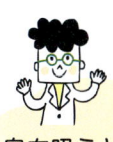

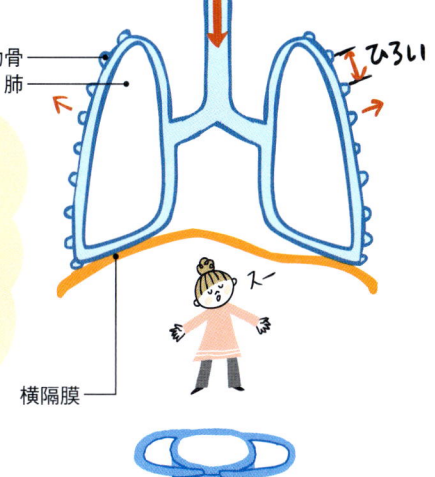

肋骨／肺／ひろい／横隔膜

息を吸うとバケツの取っ手(肋骨)は上がり、肺はふくらみます。"バケツハンドルモーション"といいます。

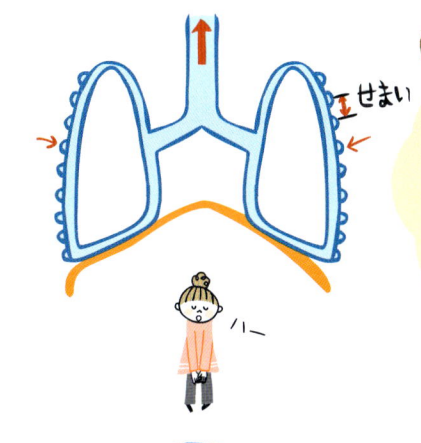

せまい

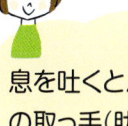

息を吐くとバケツの取っ手(肋骨)は下がり、肺は小さくなります。

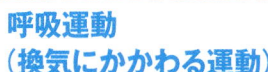

呼吸運動（換気にかかわる運動）

- 呼吸運動には、胸郭の**構成骨**（胸骨、胸椎、肋骨）の弾性、**呼吸筋群**（外・内肋間筋、横隔膜など）の収縮、胸膜の伸縮、胸腔内圧、肺の弾性などが関与している。
- 主に横隔膜の移動による呼吸を**腹式呼吸**といい、**男性**に多い呼吸型である。
- 主に肋間筋を使う肋骨の移動による呼吸を**胸式呼吸**といい、**女性**に多い呼吸型である。

- 通常は、腹式呼吸と胸式呼吸の両方を併用した、**腹胸式呼吸**を行う。
- 安静吸気時には、外肋間筋・横隔膜などの収縮による肋骨・胸骨の挙上と、横隔膜の下降移動により、**胸郭**が拡張する。
- 胸郭が拡張して、肺を取り巻く**胸腔内圧**（呼気終末時：－5 cmH$_2$O）が低下する結果、肺は拡張する。
- 肺の拡張に伴って気道内圧が低下することで、外気が**気道内**へ流入して吸気が生じる（吸気終末時の胸腔内圧：－8 cmH$_2$O）。

- 安静呼気時では、吸気時に収縮した**呼吸筋群**が弛緩して胸郭容積が縮小する。
- 肺自体の弾性収縮力も加わり、肺が収縮して気道内圧が**上昇**し、大気圧を上回るとほぼ受動的に（内肋間筋が能動的収縮により肋骨を少し引き下げる）呼気を生じる。
- 肺のやわらかさ（膨らみやすさ）を**肺コンプライアンス**という。
- 肺コンプライアンスと気道抵抗により、換気は左右される。加齢・疾患により低下する。

②呼吸のしくみ　15

生理 ガス交換のしくみ

呼吸により空気中から酸素を体内に取り込み、二酸化炭素（炭酸ガス）を体外に排出するこの酸素と二酸化炭素の出入りを、ガス交換という。

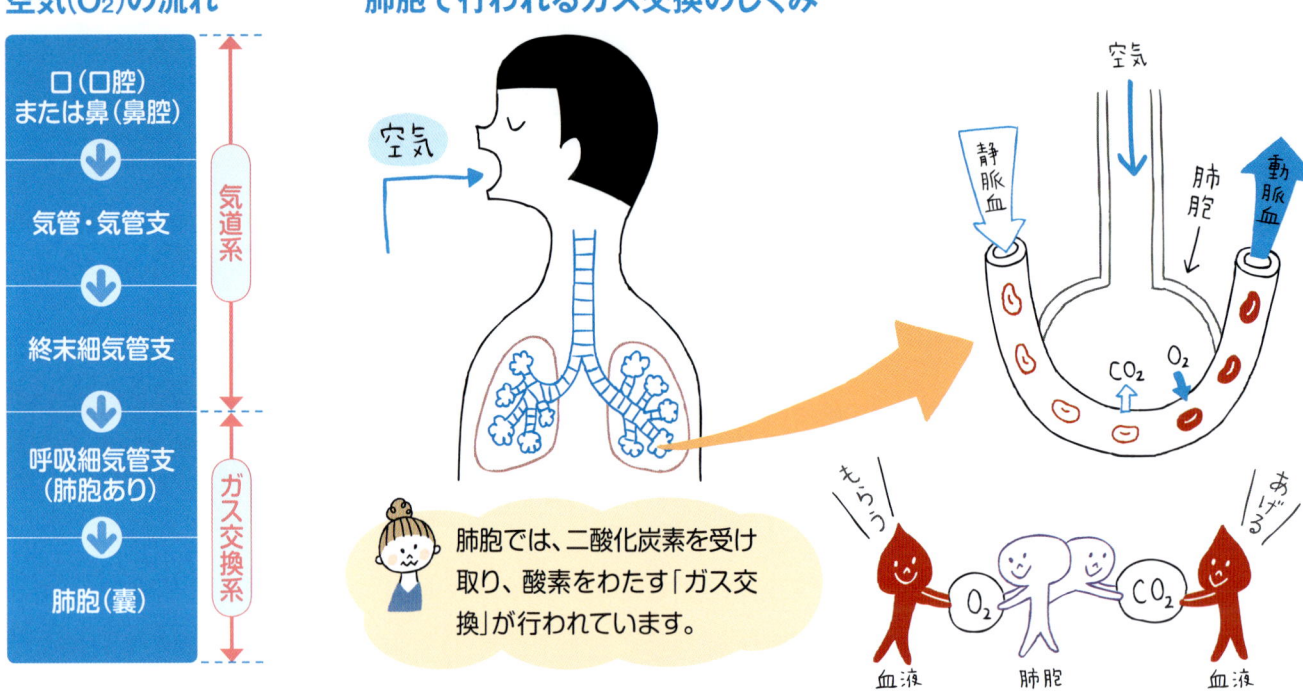

空気（O_2）の流れ

肺胞で行われるガス交換のしくみ

肺胞では、二酸化炭素を受け取り、酸素をわたす「ガス交換」が行われています。

外呼吸、内呼吸におけるガス交換は、各々の部位で、酸素、二酸化炭素がガス分圧較差の勾配に従い拡散・移動することで行われる。

外呼吸と内呼吸

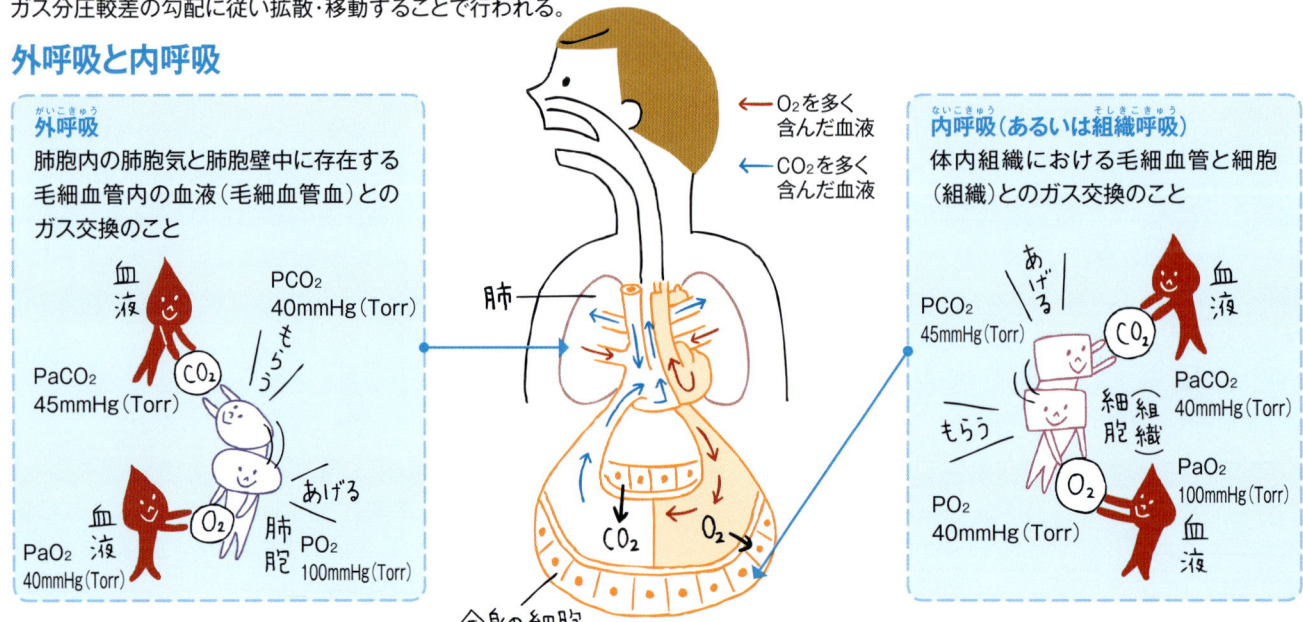

外呼吸
肺胞内の肺胞気と肺胞壁中に存在する毛細血管内の血液（毛細血管血）とのガス交換のこと

PCO_2 40mmHg(Torr)
$PaCO_2$ 45mmHg(Torr)
PaO_2 40mmHg(Torr)
PO_2 100mmHg(Torr)

内呼吸（あるいは組織呼吸）
体内組織における毛細血管と細胞（組織）とのガス交換のこと

PCO_2 45mmHg(Torr)
$PaCO_2$ 40mmHg(Torr)
PO_2 40mmHg(Torr)
PaO_2 100mmHg(Torr)

I 呼吸器系

ガス交換のしくみ

- 胸膜腔内の圧（胸腔内圧）は肺そのものに弾性収縮力があり、常に**陰圧**（大気圧に対して）である。
- 陰圧の程度は**呼吸運動**で変動する。
- 呼吸器系の役割は、呼吸により空気中から酸素を体内に取り込み、二酸化炭素（炭酸ガス）を体外に排出することであり、この酸素と二酸化炭素の出入りを**ガス交換（ガス分圧較差による拡散）**という。
- 肺胞はⅠ型肺胞上皮細胞が80〜90％を占め、Ⅱ型肺胞上皮細胞の産生する**表面活性物質（サーファクタント[主にリン脂質]）**が内腔面を拡がり、表面張力を低下させて肺胞の閉鎖を防ぐ。
- 肺胞内の肺胞気と、肺胞壁中に存在する毛細血管内の血液（毛細血管血）とのガス交換を**外呼吸**という。
- 体内組織における毛細血管と細胞（組織）とのガス交換を**内呼吸（組織呼吸）**という。
- ガス交換に関与する肺胞の存在する呼吸細気管支以下を末梢ガス交換系といい、最終的には**肺胞（嚢）**に到達する。
- 口腔または鼻（鼻腔）から終末細気管支までガス交換に関与しない導管部（気道）の容積を、**解剖学的死腔**と呼び、実際にガス交換に寄与しない血流のない肺胞部分の容積を**生理学的死腔**という。
- 死腔の容積（残気量）は約**150mL**で、1回換気量（450〜600mL）の1/3〜1/4を占める。

生理 肺循環と換気血流比

肺循環と体循環

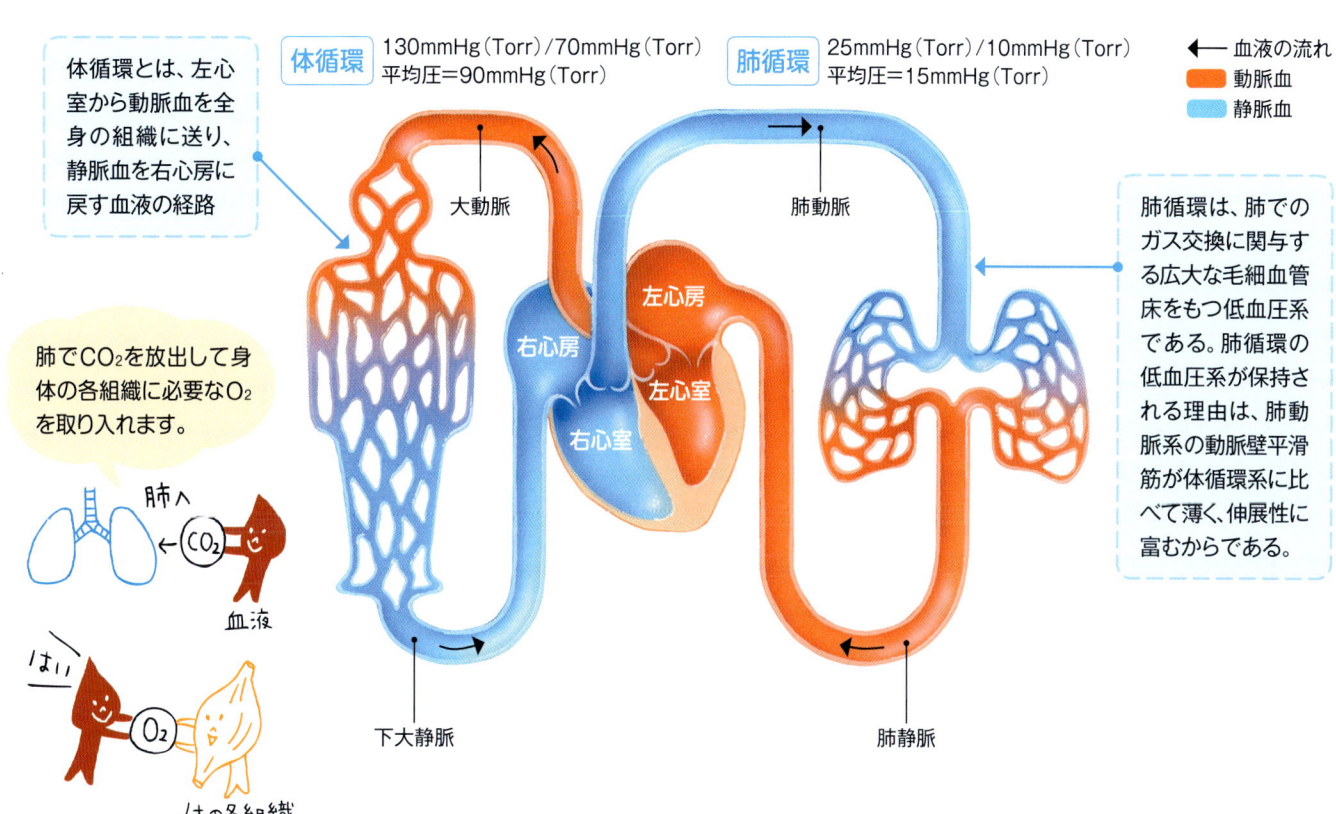

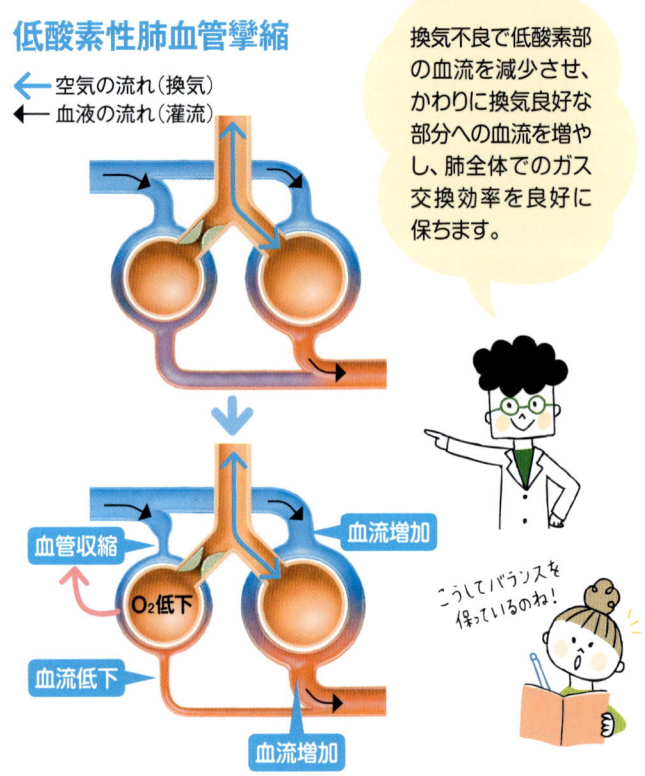

● 肺全体での換気/血流の比は保たれ、血液の酸素化に役立つ。

肺循環と換気血流比

● 肺循環とは、右心室から静脈血を肺に送って肺で動脈血とし、左心房に戻す血液の経路である。
● 肺循環により、肺で二酸化炭素を放出し、身体の各組織に必要な酸素を取り入れる。
● 肺循環系は、肺でのガス交換に関与する広大な毛細血管床をもつ低血圧系という特徴がある。
● 肺動脈系の動脈壁平滑筋は、体循環系に比べて薄く伸展性に富む。
● 血流が増加しても、受動的血管拡張や毛細血管の再開通により血管抵抗が減少し、肺動脈圧の上昇はわずかである。
● 肺循環系は、体位の影響などを受けやすく、肺が拡張し毛細血管が引き伸ばされ内腔が細くなると、肺血管抵抗が増す。
● 肺毛細血管の血流量（潅流：Perfusion）に対する肺胞内の空気量（換気：Ventilation）の比率、換気血流比（換気/血流＝$\dot{V}_A/\dot{Q}$ ratio）は、ガス交換の効率を表す。血流のシャント（短絡路）や肺胞死腔などにより、換気血流比不均等が生じる。
● 肺循環系の血管（肺血管）は低酸素により攣縮する機能特性があり、低酸素性肺血管攣縮と呼ぶ。
● 低酸素性肺血管攣縮は換気不良で低酸素部の血流を減少させることで、かわりに換気良好な部分への血流を増し、肺全体でのガス交換効率を良好に保つ。
● 気管支・肺組織の栄養血管は、体循環系に属する気管支動脈である。
● 胸大動脈または肋間動脈から分岐して肺門から進入した気管支動脈は、気管支やその枝に沿って末梢へ向かい、毛細血管となり、気管支壁・周囲組織を栄養する。
● 毛細血管の一部のみが気管支静脈に移行して奇静脈・半奇静脈、肋間静脈などの体循環系へ合流し、残りの大部分は肺静脈に移行する。
● このように肺胞でガス交換せず、直接左心系に流入する血管走行を解剖学的シャント（短絡）と呼ぶ。
● 肺循環系ではアンジオテンシン変換酵素（アンジオテンシンⅠ→アンジオテンシンⅡ［血圧上昇作用、p.83参照］に変換する）が産生・放出され、全身血圧の調節に関与している。

Ⅰ 呼吸器系

生理 肺機能検査

肺気量分画

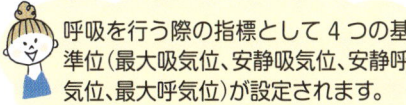
呼吸を行う際の指標として4つの基準位（最大吸気位、安静吸気位、安静呼気位、最大呼気位）が設定されます。

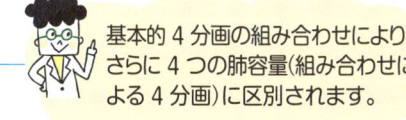
基本的4分画の組み合わせにより、さらに4つの肺容量（組み合わせによる4分画）に区別されます。

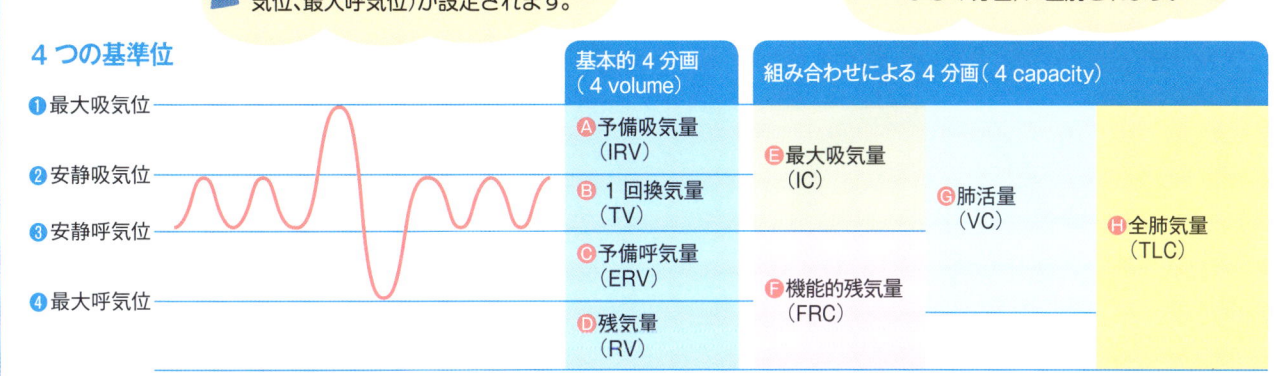

肺気量分画は基本的4分画で示されます。これは肺気量分画の最小単位です。

肺気量分画で、残気量に関係した分画（残気量、機能的残気量、全肺気量）はスパイロメーターでは測定できない。機能的残気量（Heガスによる閉鎖回路などで測定）から予備呼気量を引いて残気量を、残気量と肺活量から全肺気量を算出する。

努力呼気曲線から努力肺活量や1秒率、1秒量を計測できます。

努力呼気曲線

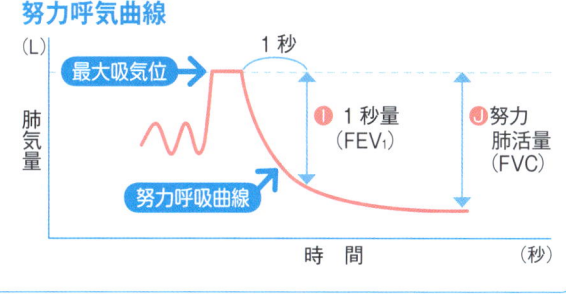

- ❶ 最大吸気位：最大に吸い込んだときの呼吸位
- ❷ 安静吸気位：自然に息を吸い込んだときの呼吸位
- ❸ 安静呼気位：呼吸筋を使用しないで自然に息を吐いたときの呼吸位
- ❹ 最大呼気位：最大に吐き出したときの呼吸位

- Ⓐ 予備吸気量（IRV：inspiratory reserve volume）：最大吸気位と安静吸気位の肺気量差
- Ⓑ 1回換気量（TV：tidal volume）：安静吸気位と安静呼気位の肺気量差（安静呼吸時の1回の呼吸量）
- Ⓒ 予備呼気量（ERV：expiratory reserve volume）：安静呼気位と最大呼気位の肺気量差
- Ⓓ 残気量（RV：residual volume）：最大呼気位での肺気量
- Ⓔ 最大吸気量（IC：inspiratory capacity）：吸気できる最大容量
- Ⓕ 機能的残気量（FRC：functional residual capacity）：安静呼気位での肺気量
- Ⓖ 肺活量（VC：vital capacity）：最大吸気位から最大呼気位までの肺気量
- Ⓗ 全肺気量（TLC：total lung capacity）：最大吸気位での肺気量
- Ⓘ 1秒量（FEV_1：forced expiratory volume in one second）
- Ⓙ 努力肺活量（FVC：forced vital capacity）

肺機能検査

- 肺に含まれるガスの量（肺気量）は、スパイロメーターにより**呼吸曲線（スパイログラム）**として測定することができる。
- 最大吸気位からできるだけ速く一気に努力呼出して得られる呼吸曲線を**努力呼気曲線**といい、これから努力肺活量（FVC）や1秒率などの肺機能が計測できる。
- **1秒量（FEV_1）**とは、努力呼気曲線のうち、最初の1秒間の呼出量をいう。
- 1秒量を努力肺活量（FVC）で割り、％表示したものを**1秒率（FEV_1％）**といい、基準値は70％以上である。
- 正常呼吸では、呼吸数は**12〜16回/分**で、分時換気量は7.5〜8.5L/分である。
- **肺活量（VC）**とは、通常の呼吸から最大限まで息を吸い込み（予備吸気量）、その後、吐けるだけの息（予備呼気量）をゆっくり吐き出したときの全呼気量のことをいう。
- 実測の肺活量（VC）を予測肺活量（性別、身長、年齢から予測式で算出）で割り、％表示したものを**％肺活量（％VC）**といい、基準値は80％以上である。

生理 呼吸の調節

呼吸中枢への伝達

呼吸のリズムなどの調節に必要な情報が、末梢や中枢の受容体などから最終的に呼吸中枢へ伝達され、身体の状況に応じた適切な呼吸が指令される。

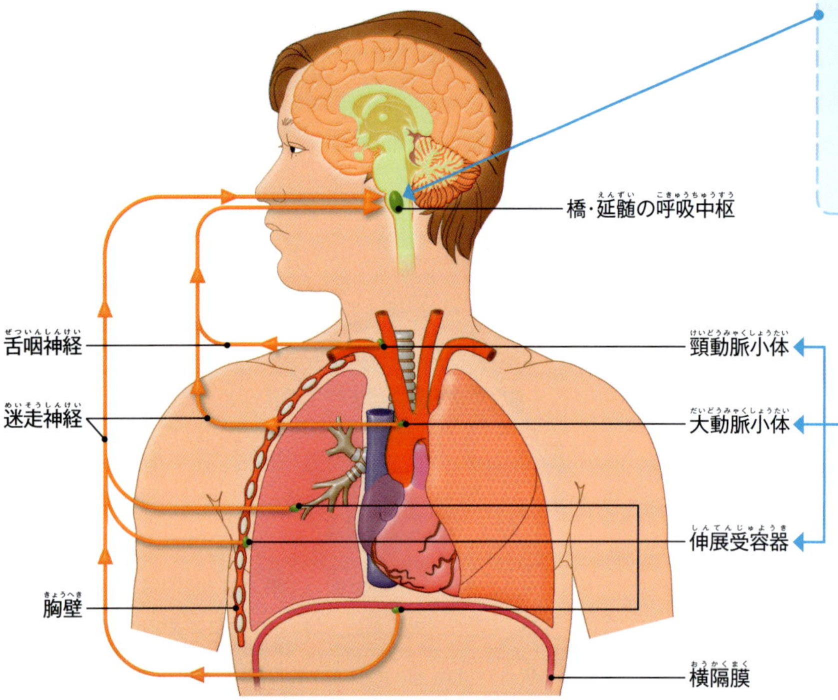

中枢の受容体
- 延髄腹側の化学受容体が、主に$PaCO_2$上昇、脳脊髄液のpH低下を敏感に感知して呼吸中枢へ

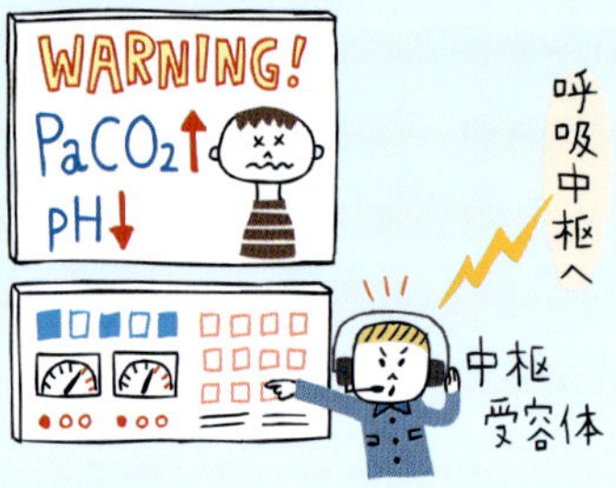

末梢の受容体
- 化学受容体（頸動脈小体、大動脈小体などにあり、主にPaO_2低下を感知して舌咽神経、迷走神経を通して呼吸中枢へ）
- 気管支・細気管支壁や肺胞壁の伸展受容体（迷走神経を介して呼吸中枢へ）、呼吸筋（胸壁・横隔膜）の筋紡錘にある伸展受容体*

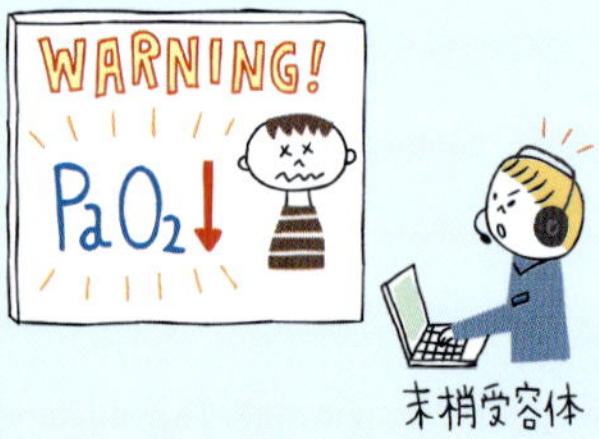

図中ラベル：橋・延髄の呼吸中枢／舌咽神経／迷走神経／胸壁／頸動脈小体／大動脈小体／伸展受容器／横隔膜

呼吸中枢からの伝達

呼吸中枢からの指令 → 横隔神経・肋間神経（γ遠心性神経）→ 末梢へ伝達 → 横隔膜・肋間筋など呼吸筋群の運動を制御 → 呼吸調節

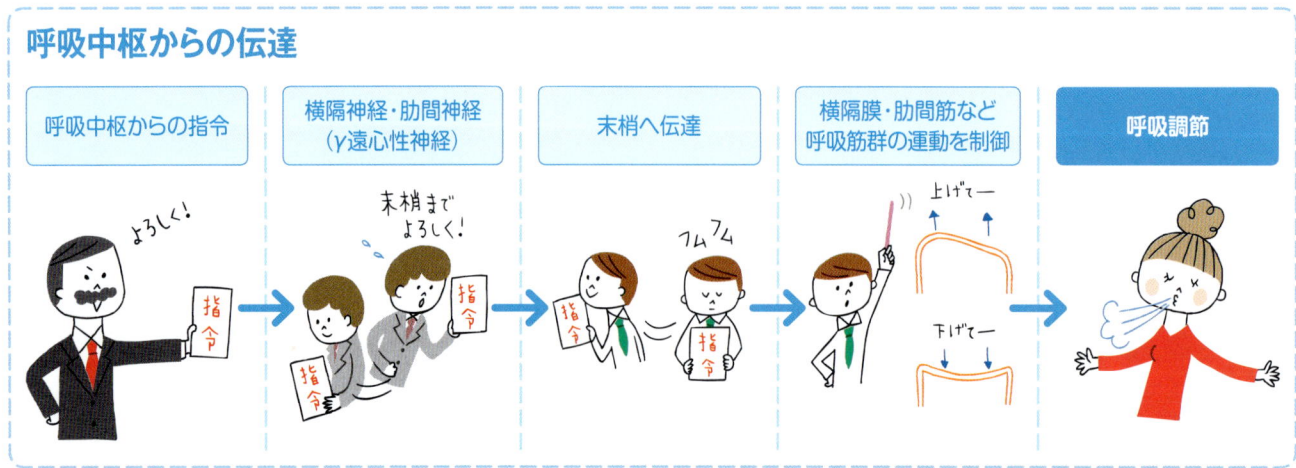

*呼吸運動が、吸息・呼息（肺の膨張・収縮）と交互にリズミカルに行われているのは、知覚性（求心性）迷走神経が各周期ごとに支配的な影響を与えているからである。この迷走神経のはたらきをヘーリング・ブロイエル反射（迷走神経呼吸反射）という。

I 呼吸器系

呼吸の調節

- 呼吸は**延髄の呼吸中枢**（背側・腹側呼吸ニューロン群の総称）を中心に、**橋の呼吸調節中枢、持続吸息中枢**との密接な連携のもとで調節されている。
- 呼吸のリズムなどの調節に必要な情報が、末梢や中枢の受容体などから最終的に**呼吸中枢**へ伝達されて、身体の状況に応じた適切な呼吸が指令される。
- 末梢の受容体としては、気管支・細気管支壁や肺胞壁などの**伸展受容体**（迷走神経を介して中枢へ伝達）や、化学受容体（頸動脈小体、大動脈小体にあり、主に動脈血酸素分圧（PaO_2：partial pressure of arterial oxygen、基準値：80～100mmHg[Torr]）の低下を感知して舌咽神経、迷走神経を通して中枢へ伝達）などがある。
- 中枢の受容体としては、延髄腹側に化学受容体が存在し、主に動脈血二酸化炭素分圧（$PaCO_2$：partial pressure of arterial carbon dioxygen、基準値：40（35～45）mmHg[Torr]）上昇や、pH（基準値：7.35～7.45）低下を敏感に感知している。
- 呼吸中枢からの指令は、横隔神経・肋間神経（γ遠心性神経）を介して末梢へ伝達され、**横隔膜・肋間筋**など呼吸筋群の運動を制御することで呼吸調節する。
- 慢性呼吸器疾患などにより長期間$PaCO_2$の上昇（高二酸化炭素血症）が持続すると、高い$PaCO_2$状態に中枢の化学受容体が麻痺してしまい、低いPaO_2が呼吸中枢に対する唯一の刺激になる。
- こうした低いPaO_2の患者に対して急速に高濃度の酸素吸入を行うとPaO_2が上昇して末梢の化学受容体からの信号が伝達されなくなり、呼吸運動は抑制され$PaCO_2$はいっそう高くなり、意識障害などの危険な状態となる。これを**CO_2ナルコーシス**（→自発呼吸の減弱、呼吸性アシドーシス、意識障害）という。
- 呼吸筋群は**随意筋**であるため、意図的に呼吸運動のリズムや深さを変化させることもある程度可能である。例えば、落ち着かせようとしてゆっくりと深呼吸することなどは日常よく見受けられる。
- 動脈血中で赤血球ヘモグロビン（Hb）のうち、酸素と結合しているHb（酸素化Hb：Hb１g当たり酸素1.34mLを結合可能）の割合（％）、すなわち、酸素化Hb／（酸素化Hb＋脱酸素Hb）×100の値を動脈血酸素飽和度（基準値：95％以上）という。
- 表記には、動脈採血での動脈血酸素飽和度（SaO_2：saturation of arterial oxygen）と、赤色光・赤外光を用いた非侵襲的・簡便な経皮的（指や耳介でパルスオキシメーターによる）測定での経皮的動脈血酸素飽和度（SpO_2：percutaneous oxygen saturationないしsaturation of pulse oximetry oxygen）がある。

（美田誠二）

SaO_2とSpO_2

SaO_2
（動脈血酸素飽和度）
動脈血液ガス分析によって得られた値

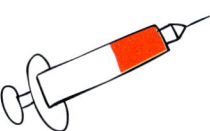

SpO_2
（経皮的動脈血酸素飽和度）
パルスオキシメータを用いて測定した値

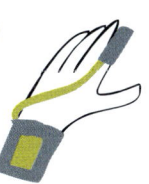

"a"はartery（動脈）、"p"はpercutaneous（経皮的）またはpulse oximetry（パルスオキシメータの）の意味だよ！

CO_2ナルコーシスとは

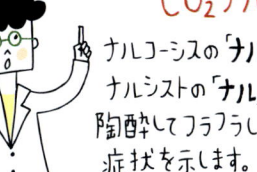

ナルコーシスの「ナル」はナルシストの「ナル」だから、陶酔してフラフラしている症状を示します。

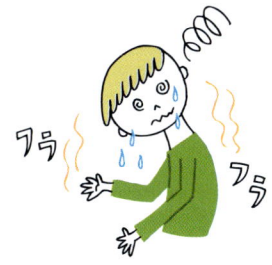

呼吸の調節は意図的にできる

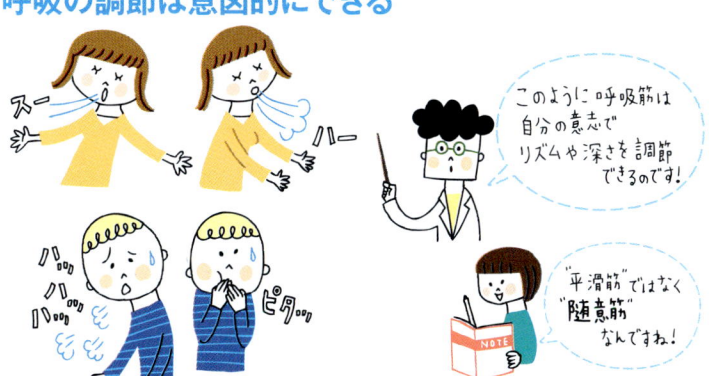

②呼吸のしくみ 21

Ⅱ 循環器系

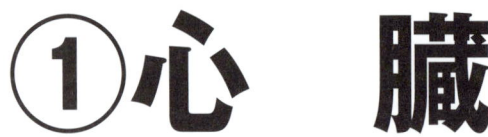

POINTS

循環器系は「心臓・血管系」「リンパ系」から構成される。

心臓は、全身に血液を送り出すポンプの役割を果たす。

循環系には動脈血を全身へ送り出す「体循環（大循環）系（左心系）」と、全身からの静脈血を肺へ送り出す「肺循環（小循環）系（右心系）」とがある。

解剖 心臓の位置と構造

心臓の位置

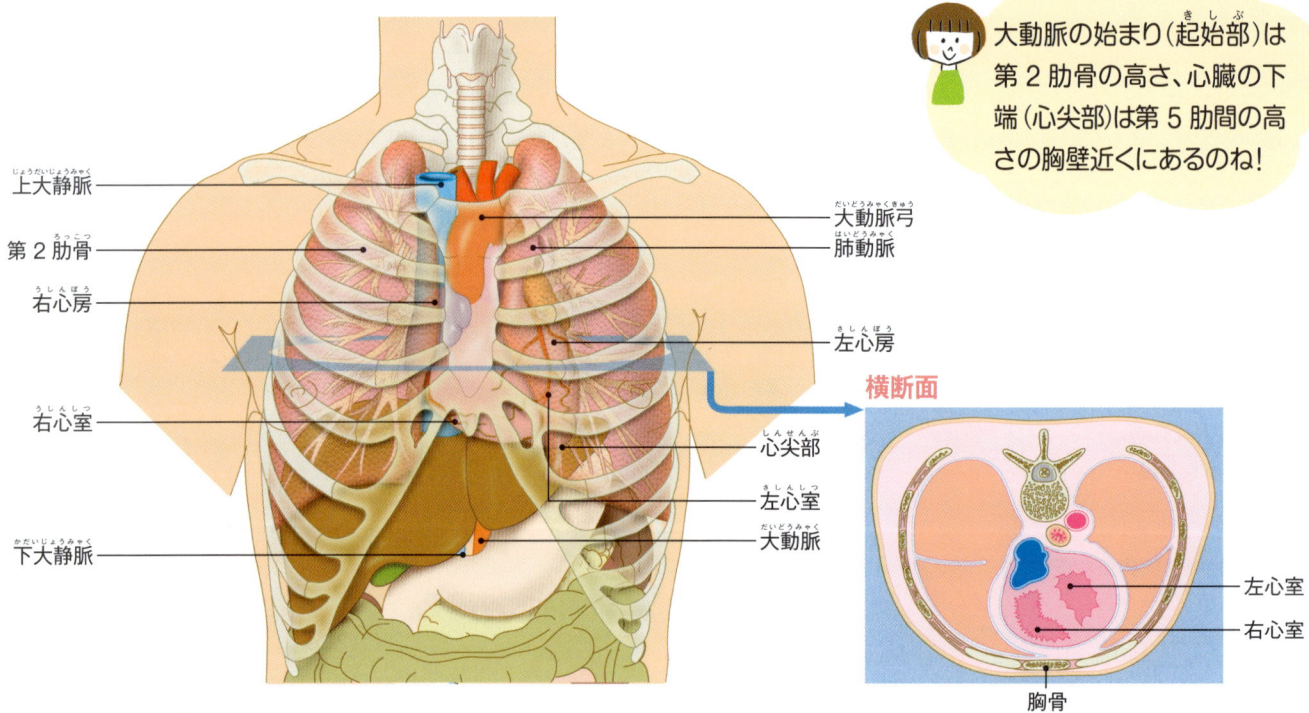

大動脈の始まり（起始部）は第2肋骨の高さ、心臓の下端（心尖部）は第5肋間の高さの胸壁近くにあるのね！

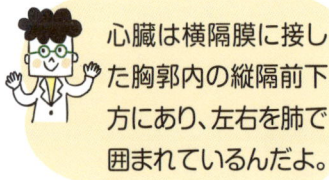

心臓は横隔膜に接した胸郭内の縦隔前下方にあり、左右を肺で囲まれているんだよ。

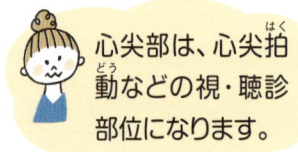

心尖部は、心尖拍動などの視・聴診部位になります。

心臓の構造

← 動脈血
← 静脈血

心臓は筋肉（心筋）でできた中空臓器です。動脈弁（大動脈弁、肺動脈弁）、房室弁（左：僧帽弁、右：三尖弁）と、心房中隔および心室中隔により、右心房・右心室、左心房・左心室に分かれるんだ。

心臓の構造

- 心臓は横隔膜に接した胸郭内の**縦隔**の前下方に位置し、左右を肺に囲まれる。
- 大動脈起始部（心基部）は**第2肋骨**の高さ、心臓下端（心尖部）は**第5肋間**の高さの胸壁近くにある。
- 心臓は上部の**心房**と下部の**心室**に分かれ、さらに心房中隔と心室中隔により左右の2室に分かれる。
- 心臓には、血液を一定の方向へ流すため、**房室弁**と**動脈弁**の2種類の弁がある。
- 房室弁は膜状の弁で、弁の先端は**腱索**によって心室の底の乳頭筋につながる。
- **左房室弁**（僧帽弁）は2片、**右房室弁**（三尖弁）は3片からなる。
- 動脈弁（肺動脈弁と大動脈弁）はいずれも3つの**ポケット状**の弁（半月弁）からなる。

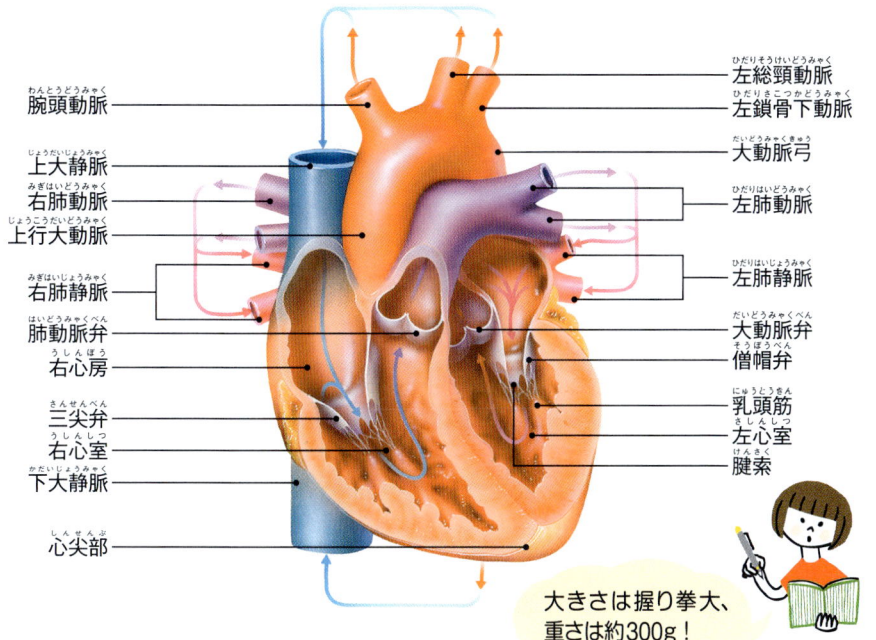

大きさは握り拳大、重さは約300g！

腕頭動脈／上大静脈／右肺動脈／上行大動脈／右肺静脈／肺動脈弁／右心房／三尖弁／右心室／下大静脈／心尖部
左総頸動脈／左鎖骨下動脈／大動脈弓／左肺動脈／左肺静脈／大動脈弁／僧帽弁／乳頭筋／左心室／腱索

生理 刺激伝導系とその経路

刺激伝導系とその経路

1. 洞結節の細胞群（刺激伝導系の中枢）
2. 洞結節に分布する交感神経（心臓神経）は心機能を高め、心拍数・伝導速度を増加させ、副交感神経（迷走神経心臓枝：右心房のみに分布）は心機能を抑制する
3. 心房・心室間の電気的興奮は房室結節のみを通過（房室間の線維性結合組織が絶縁体の役割をするため）
4. 興奮は心室中隔から心室筋（内膜側から外膜側へ伝導）の心尖部に到達後、上向きに伝導する。したがって心室収縮も心尖部から上向きに起こり、血液を絞り出す
5. 心房全体、心室全体の心筋細胞は、それぞれ介在板で電気的に連結しているので、電気的興奮は瞬時に左右の心房・心室に伝導し、左右ほぼ同時に収縮する
6. 刺激伝導系により、心筋はリズミカルに収縮し心臓の効果的なポンプ作用が生じる

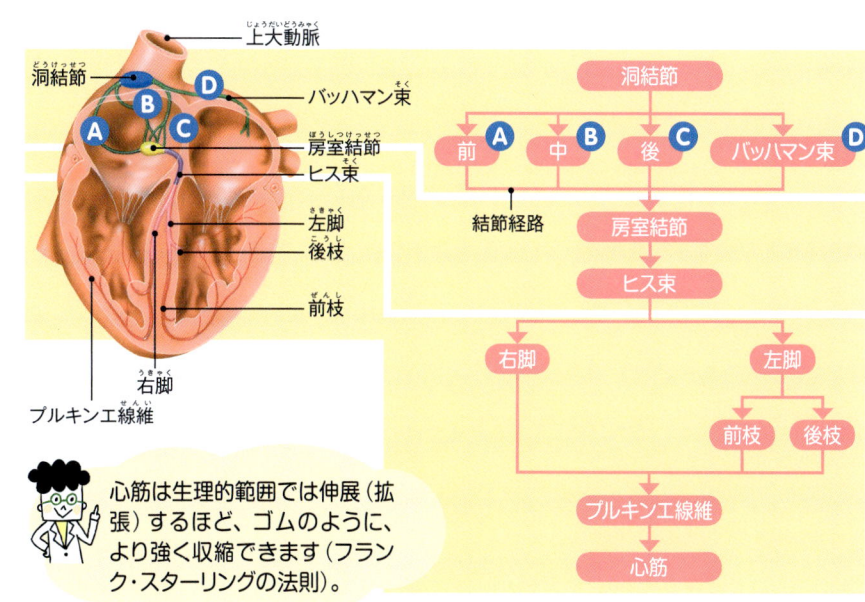

心筋は生理的範囲では伸展（拡張）するほど、ゴムのように、より強く収縮できます（フランク・スターリングの法則）。

心電図波形の構成

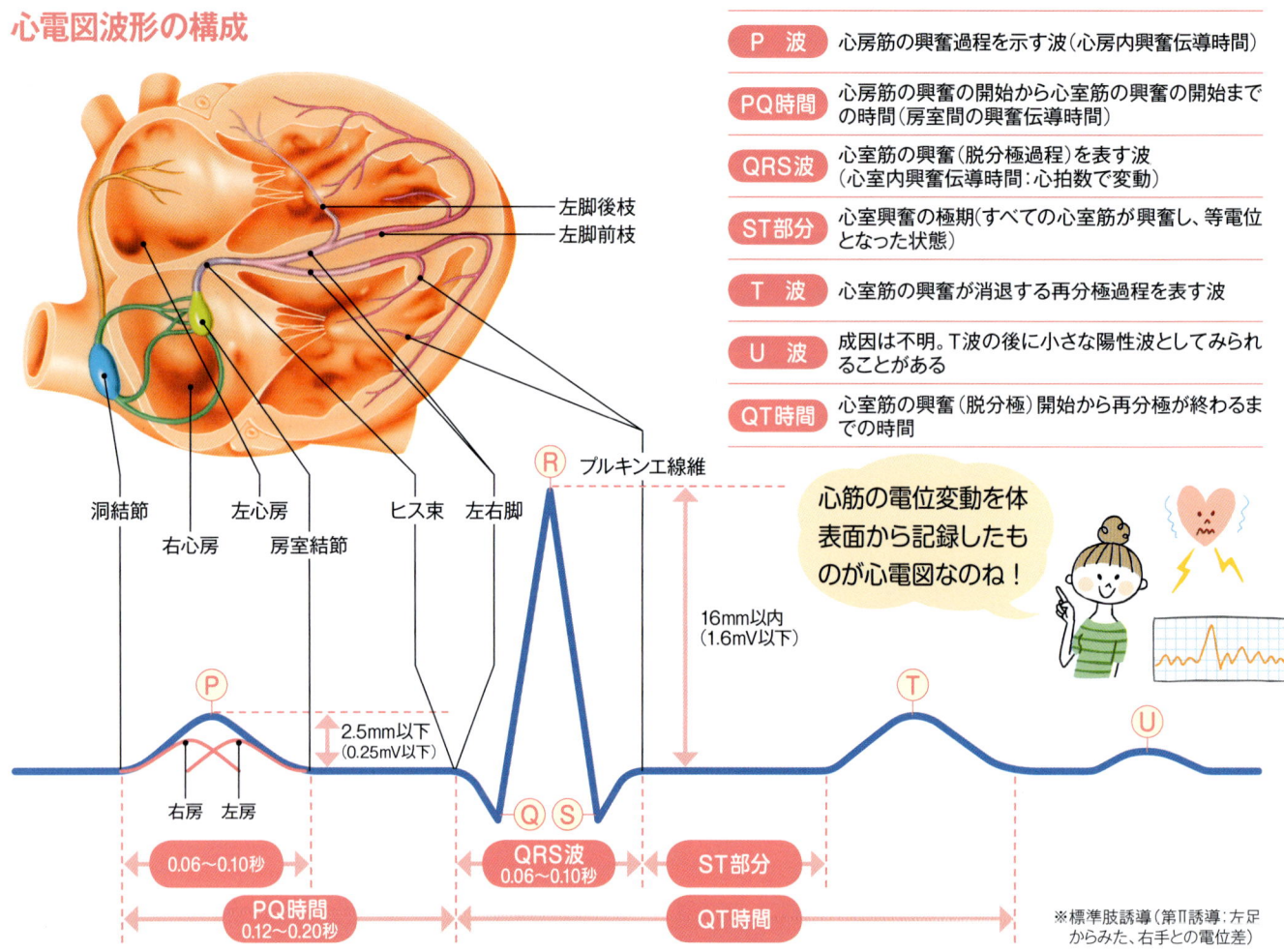

P波	心房筋の興奮過程を示す波（心房内興奮伝導時間）
PQ時間	心房筋の興奮の開始から心室筋の興奮の開始までの時間（房室間の興奮伝導時間）
QRS波	心室筋の興奮（脱分極過程）を表す波（心室内興奮伝導時間：心拍数で変動）
ST部分	心室興奮の極期（すべての心室筋が興奮し、等電位となった状態）
T波	心室筋の興奮が消退する再分極過程を表す波
U波	成因は不明。T波の後に小さな陽性波としてみられることがある
QT時間	心室筋の興奮（脱分極）開始から再分極が終わるまでの時間

心筋の電位変動を体表面から記録したものが心電図なのね！

※標準肢誘導（第Ⅱ誘導：左足からみた、右手との電位差）

刺激伝導系とその経路

● **刺激伝導系**の特殊心筋細胞は自ら周期的に興奮・収縮できる**自動能**をもつ特徴がある。ときに心房筋・心室筋にも認められ、不整脈の原因となる。

● **洞結節**の細胞群は刺激伝導系の中枢である。もっとも頻回に電気的に興奮（脱分極）して心拍数を決めるペースメーカーとなり、自律神経末端が分布する。

● **交感神経**（心臓神経）は心機能を高め（心拍数・伝導速度の増加）、**副交感神経**（迷走神経心臓枝：右心房のみに分布）がそれを抑制する。

● 心房・心室間は線維性結合組織（絶縁体の役割）があるため、房室間の電気的興奮は通常、**房室結節**のみを通過する。

● 電気的興奮は、心室中隔から心室筋（内膜側から外膜側へ伝導）の心尖部に速やかに到達する。その興奮は上向きに伝導するため、**心室収縮**も心尖部から上向きに起こり、血液を絞り出す。

● 心房全体、心室全体の心筋細胞は、それぞれ介在板で連結しており、電気的興奮は瞬時に左右に伝導して、左右は、ほぼ同時に**収縮**する（右心房が左心房よりわずかに速い）。

● 洞結節からの一定調律の電気的興奮が刺激伝導系を介して伝わることで、心筋はリズミカルに収縮でき、心臓の効果的な**ポンプ作用**が発揮される。

● 心臓から拍出される血液量を**心拍出量**（L/分）といい、1回拍出量×心拍数（L/分）で求められ、基準値は約 5 L/分である。

● 心拍出量を体表面積で割ったものを**心係数**といい、基準値は約 3 L/分である。

● 心筋の**電位変動**を体表面から記録したものが心電図である。

II 循環器系

生理 体循環と肺循環

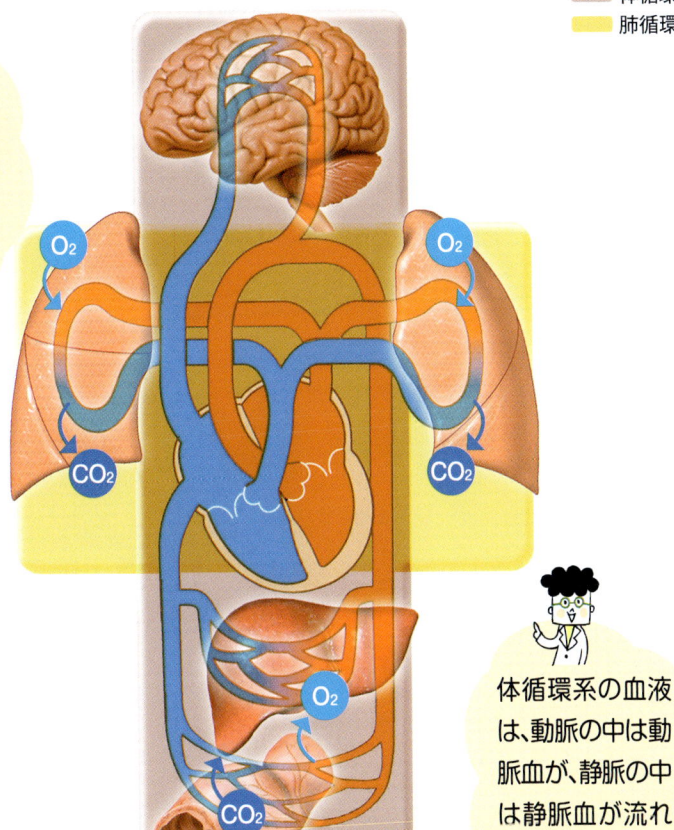

■ 体循環
■ 肺循環

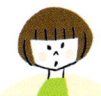
肺循環系では、動脈の中は静脈血が、静脈の中は動脈血が流れています。

体循環系の血液は、動脈の中は動脈血が、静脈の中は静脈血が流れています。

体循環（動脈血を全身に送る）

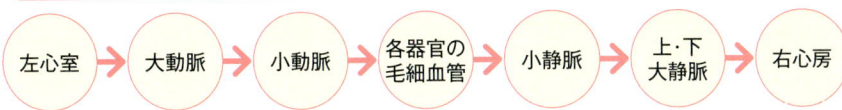

左心室 → 大動脈 → 小動脈 → 各器官の毛細血管 → 小静脈 → 上・下大静脈 → 右心房

肺循環（全身からの静脈血を肺に送る）

右心室 → 肺動脈 → 小動脈 → 肺の毛細血管 → 小静脈 → 肺静脈 → 左心房

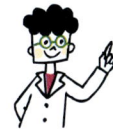
体循環の血圧は約70〜130mmHg　　肺循環の血圧は約10〜25mmHg
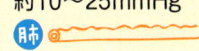

体循環と肺循環

- 循環器系は全身の**体液**（**血液・リンパ液**）を循環させる器官系で、心臓および、心臓につながっている管すべてをいう。
- 循環器系は、**心血管系**（心臓・動脈・毛細血管・静脈）と**リンパ系**（リンパ管・リンパ節）からなる。
- 血液は心臓の左心室から大動脈へ送り出されて末梢組織に達し、毛細血管を流れた後、静脈へ入って上・下の大静脈に集められ右心房に戻ってくる。この経路を**体循環**（**大循環：左心系**）という。
- 体循環では、体の各組織に**酸素**と栄養素を送り、組織内の老廃物を受け取る。
- 右心房に戻ってきた血液は、右心室から肺動脈へ送り出され、肺（毛細血管）、肺静脈を経て左心房に戻ってくる。この経路を**肺循環**（**小循環：右心系**）という。
- 肺循環では、肺で**二酸化炭素**を放出し、交換に**酸素**を取り入れる。
- 毛細血管から漏れ出た組織間液の約90％は再び毛細血管に戻り静脈系へ流入する。残りはリンパ管に入り、最終的に**静脈系**（**左右の静脈角**）に合流する。
- 体循環系では、動脈の中は**動脈血**が流れており、静脈の中は**静脈血**が流れる。
- 肺循環系では、動脈の中は**静脈血**が流れており、静脈の中は**動脈血**が流れる。
- 体循環の血圧は約**70〜130**mmHg、肺循環の血圧は約**10〜25**mmHgである。

生理 血圧（神経性調節と液性調節）

神経性調節

血圧を低下させる調節作用（血圧上昇時など）

大動脈弓と頸動脈洞にある圧受容体
血圧の上昇を感知して、IX・Xの求心性インパルスが延髄の心臓・血管運動中枢へ伝達

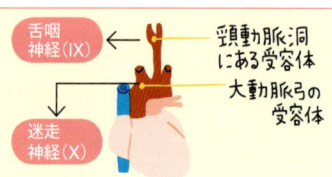

↓

延髄の心臓・血管運動中枢
圧受容体からの情報を受け、交感神経系を抑制し、副交感神経を刺激

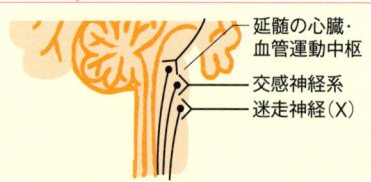

↓

迷走神経（X）の興奮・交感神経系の抑制
迷走神経の遠心性線維は洞・房室結節に作用・刺激し、心拍数を抑制。交感神経は抑制され、心筋収縮力は低下

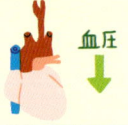

↓

血管
交感神経の抑制により、細動脈および静脈平滑筋の弛緩・拡張→血圧の低下

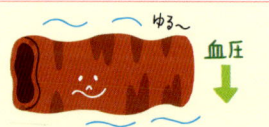

血圧を上昇させる調節作用

大脳皮質、延髄の心臓・血管運動中枢
大脳皮質で受け止めた情動やストレス（視床下部を経由）、またPaO_2[*1]低下、$PaCO_2$[*2]上昇などが延髄の心臓・血管運動中枢に伝達

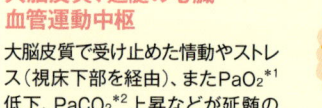

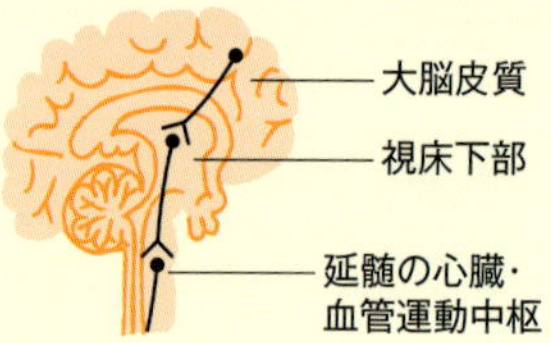

↓

交感神経系の興奮・迷走神経の抑制 α₁受容体に作用 β₁受容体に作用	**節前線維** 副腎髄質を刺激して、アドレナリン分泌を促進
↓	↓
血管 血管平滑筋収縮→血圧の上昇	**副腎髄質** アドレナリンの分泌増加

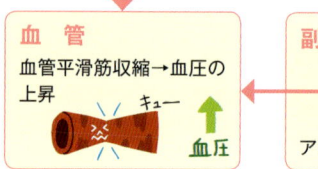 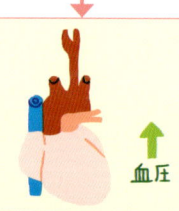

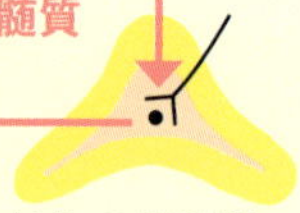

↓

心臓（β₁受容体）
心筋収縮力の増強、心拍数の増加→心拍出量の増加→血圧の上昇

*1 PaO_2（partial pressuer of arterial oxygen）：動脈血酸素分圧
*2 $PaCO_2$（partial pressuer of arterial carbon dioxide）：動脈血二酸化炭素分圧

血圧とは

- 血液が血管壁に及ぼす圧力を、血圧という。
- 血圧は、「血圧＝心拍出量（循環血液量）×全末梢血管抵抗」と表せる。
- 血管抵抗は、「血管抵抗＝（1／血管内腔の直径）×血管の長さ×血液の粘性（液体の粘性と内部摩擦）」という概算式で表示できる。
- 左心室の収縮により血液は大動脈へ駆出され、さらに末梢組織へ送られる。
- 大動脈壁は弾性線維が豊富でゴムのような弾性があり、心室の収縮期（血圧上昇時）は引き伸ばされて内腔は拡がり、拡張期（血圧低下時）には反動で内腔は縮む。
- 大動脈の弾性により一定の圧が維持され、常に組織への血液供給が可能となる。
- 通常、左心室における収縮期/拡張期の大動脈～上腕動脈部での血圧（mmHg）を、収縮期（最大）血圧/拡張期（最小）血圧（例：128/74mmHg）として、臨床に用いている。
- 心臓は、血液中の化学組成や伸展・血圧の変動を感知し、その情報を延髄の循環（心臓・血管運動）中枢に送っている。
- 心臓の総頸動脈分岐部と大動脈弓には圧受容体があり、圧と酸素量を感知している。その情報は、延髄の心臓・血管運動中枢に伝えられ、心臓交感神経や迷走神経を介して、血圧や心拍数が調節される。このようなはたらきを神経性調節という。
- 心臓の機能は、心臓に分布する自律神

II 循環器系

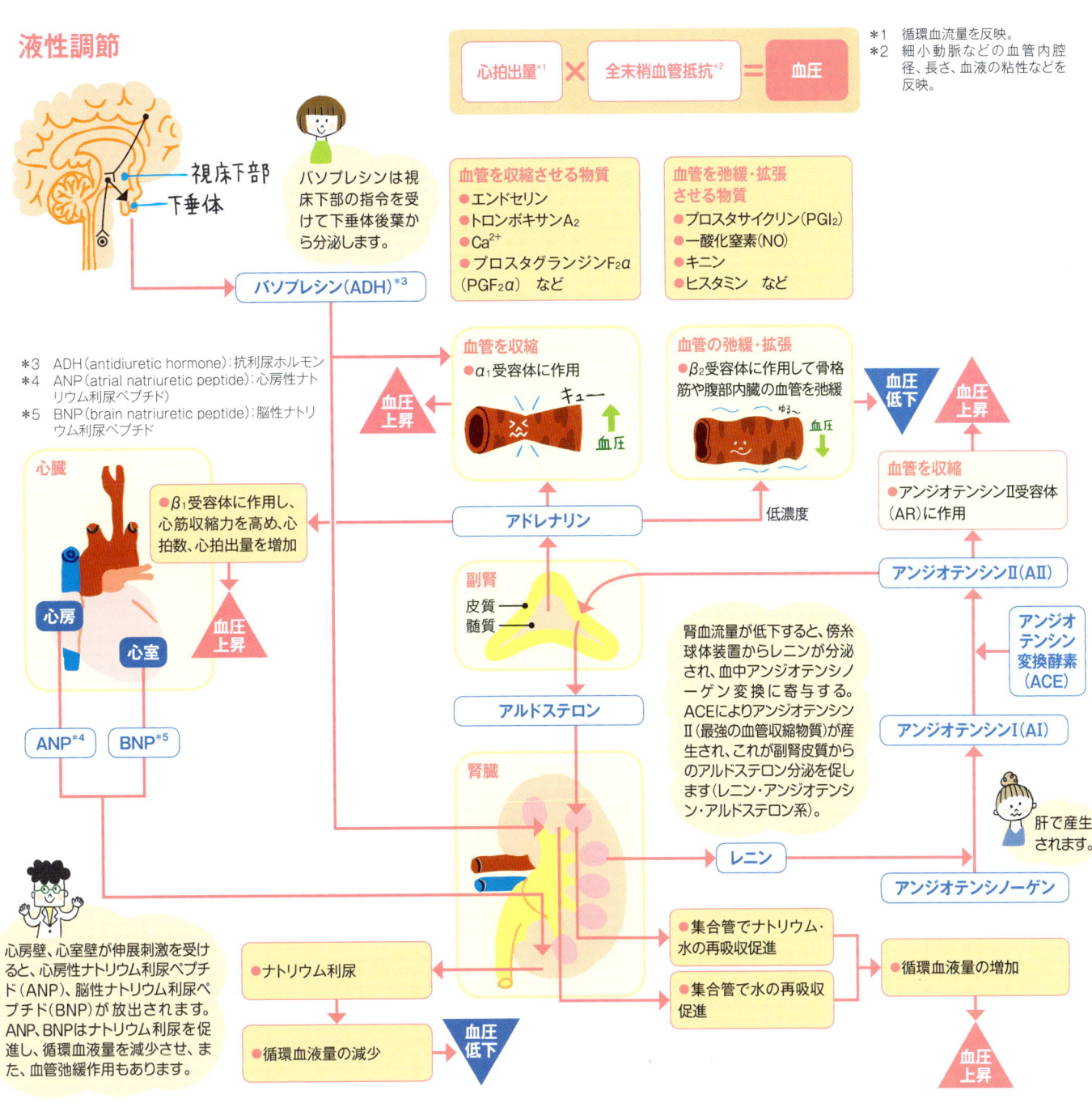

●経の支配を受けている。
●心臓交感神経系の**上頸・中頸・下頸神経**および**胸心臓神経**は、心筋収縮力と心拍数を増加させ、血圧を**上昇**させる。
●心臓副交感神経（**迷走神経**）は心臓交感神経と拮抗的にはたらき、心筋収縮力と心拍数を低下させ、血圧を**下降**させる。
●血圧の調節は、ホルモンやオータコイド[6]などの作用でも行われ、これを**液性調節**という。
●液性調節のバソプレシン作用は、**中枢性支配**を受け、神経調節のアドレナリン作用には血中分泌によるものも含まれるなど、厳格な区別はない。

（美田誠二）

[6] オータコイド：アンジオテンシン、ヒスタミン、プロスタグランジンなど、特定の細胞から分泌され、他の細胞に作用する物質。

II 循環器系

② 血管系

POINTS

上行大動脈起始部に始まる左右の冠(状)動脈は、心筋の栄養血管として栄養・酸素を供給している。

心臓壁は内腔側より心内膜、心筋層、心外膜の3層からなる。

房室弁は心室の乳頭筋から延びた腱索とつながり、心室の収縮時に心房内へ反転しないようになっている。

解剖 血管の構造

動 脈

大動脈
- 心臓に近い大動脈は弾性線維に富む弾性型動脈
- 心室収縮期には急速な血液拍出を受けて拡張し、圧を分散する。

中・小動脈
- 平滑筋層(中膜)が主体の筋型動脈
- 平滑筋を弛緩・収縮し、血流量を調節する。

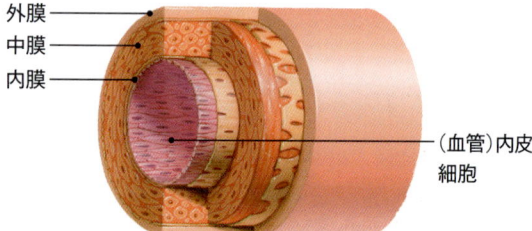

静 脈

- 静脈壁は中膜が非常に薄く、中・小静脈では静脈弁と周囲の骨格筋の収縮圧により、血流は心臓に向かう。
- 循環血液量の約2/3は静脈内に分布する。

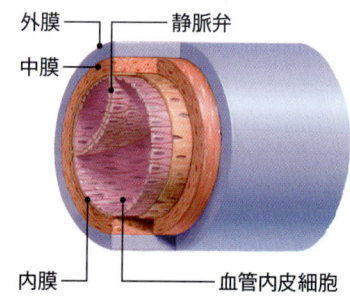

毛細血管

- 細胞にO_2と栄養を運搬し、CO_2や老廃物を運び去る。

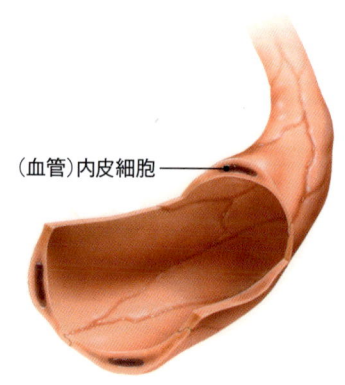

血管の構造

- 血管壁は、**内膜**、**中膜**、**外膜**の3層からなる。
- 内膜は単層の(**血管**)**内皮細胞**、中膜は主に**平滑筋**と**弾性線維**、外膜は**結合組織**(膠原線維と弾性線維)からなる。
- 大動脈は**弾性線維**に富み(弾性型)、中・小動脈は**平滑筋層**が主体(筋型)である。

- 中・小動脈(筋型)の血管、血管平滑筋(自律神経が支配)が弛緩・収縮して、血流量を調節する。
- 血管平滑筋は、内皮細胞由来のNO^{*1}、$PGI_2{}^{*2}$、$PGE_2{}^{*2}$、ANP、BNP、CO_2、乳酸、キニン、ヒスタミンなどで弛緩する。
- 血管収縮物質には、血管内皮細胞由来のエンドセリン、Na^+、Ca^{2+}、活性酸素、PGF_{2a}の、トロンボキサンA_2、バソプレシン、アンジオテンシンIIなどがある。

- 静脈は中膜が薄く、血液の逆流を防ぐ**静脈弁**がある。
- 毛細血管は単層の**内皮細胞**からなる。
- 毛細血管と組織間液との間を、体液は静水圧[*3]・組織圧、膠質浸透圧の**圧差**(**限外濾過**)により、またO_2、栄養素、代謝物は**拡散**などにより移動する。
- 組織間液の約90%は細静脈に連なる毛細血管に再吸収され、残りはリンパ管から最終的に**静脈系**に運ばれる。

*1 NO (nitric oxide):一酸化窒素　*2 PG (prostaglandin):プロスタグランジン
*3 静水圧:水の重さによる圧力のことで、動脈側は30mmHg、静脈側は10mmHgである。

解剖 心臓の血管

冠状動脈の分布（正面図）

- 上行大動脈起始部（バルサルバ洞）
- 左冠状動脈（主幹部）
- 上行大動脈
- 大動脈弁
- 右冠状動脈
- （右）辺縁枝
- 左回旋枝
- 左前下行枝（前室間枝）
- 後下行枝（後室間枝）

冠状動脈の心筋への血液供給領域（断面図）

＊%：血液供給の割合

- 右優位型 60〜70%＊
- 左右均衡型 10〜20%＊
- 左優位型 20〜30%＊
- 後下行枝
- 左回旋枝
- 右冠状動脈
- 左冠状動脈
- 左前下行枝
- 右心室／左心室／後壁／側壁／中隔／前壁／右壁

冠状動脈の走行

上行大動脈起始部（バルサルバ洞）
├─ 左冠状動脈
│ ├─ 左前下行枝
│ │ ● この血管の梗塞により前壁中隔梗塞を生じる。
│ └─ 左回旋枝
│   ● この血管の梗塞により側壁梗塞を生じる。
└─ 右冠状動脈
   ├─ 洞結節枝
   ├─ 房室結節枝
   ├─ （右）辺縁枝
   └─ 後下行枝
      ● 中隔の後1/3が中隔枝
      ● 中隔の前2/3が中隔枝

この血管の梗塞により下壁梗塞・純後壁梗塞を生じます。

前壁中隔梗塞と側壁梗塞をあわせて、広範囲前壁梗塞と呼びます。

心臓の血管

- 左右の冠状動脈は**上行大動脈起始部（バルサルバ洞）**から分岐し、栄養血管として心筋に栄養や酸素を送る。
- 左冠状動脈は、主に**左前下行枝（前室間枝）**と**左回旋枝**に分枝する。
- 右冠状動脈は、主に**後下行枝（後室間枝）**と**（右）辺縁枝**に分枝する。
- 冠状動脈の血流は、**心室筋拡張期**での大動脈弾性線維の収縮力により生じる。
- 心筋の収縮期には、心筋内血管は圧縮されて、静脈血の大部分は**冠状静脈洞**に集まり、右心房の左後方へ至る。
- 冠状動脈は小動脈レベルまでは多数の吻合枝を持つが、**機能的終動脈**である。
- 両心室の横隔面（下壁・後壁）への血液供給は、大部分（60〜70%）は右冠状動脈からの**後下行枝（後室間枝）**による右優位型で、残りが右冠状動脈と左冠状動脈からの左回旋枝との左右均衡型と、左冠状動脈からの左回旋枝が主体の左優位型である。

解剖 生理 心臓壁・心膜・弁の構造と弁の機能

心臓壁・心膜の構造

心外膜と心嚢の間を心膜腔といい、心嚢水が貯留しています。心嚢水は心拍動に伴う心臓壁と周囲組織との摩擦を軽減する潤滑油のはたらきをします。

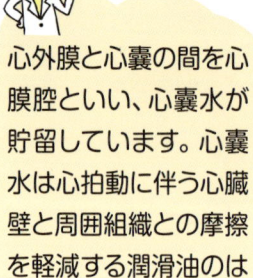
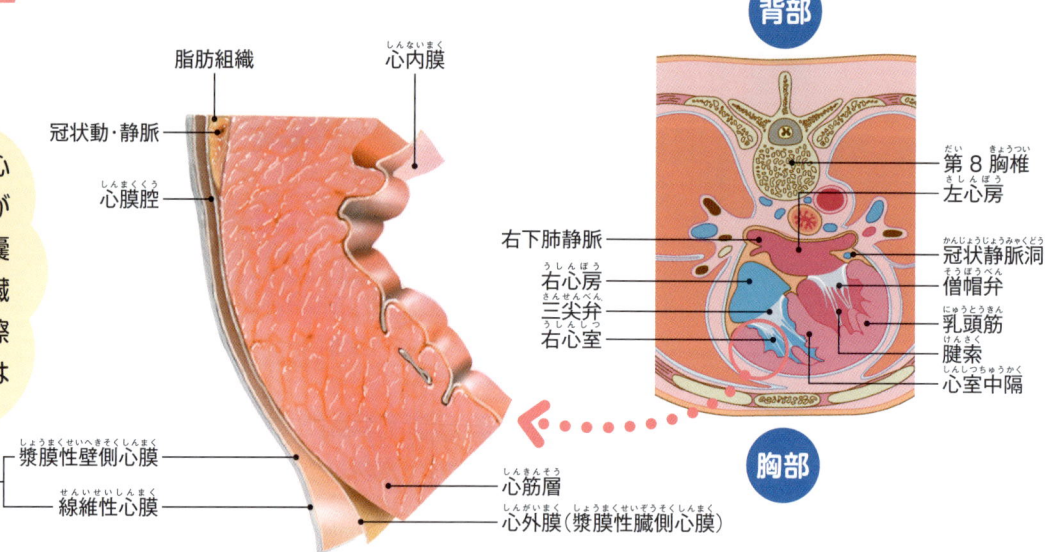

弁の構造と位置*

等容性（緊張、弛緩）期

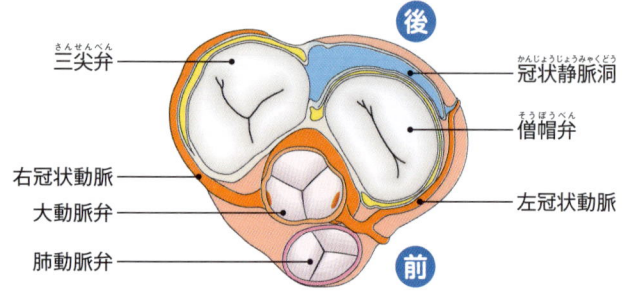

拡張期の充満期

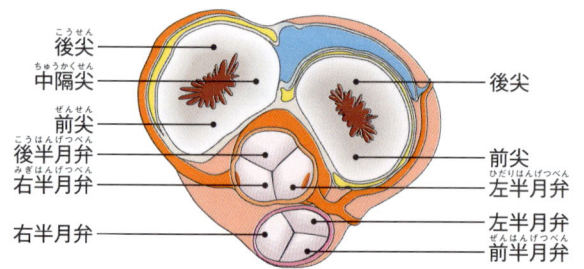

収縮期の駆出期

動脈弁は3枚の半月弁（ポケット状）で構成されています

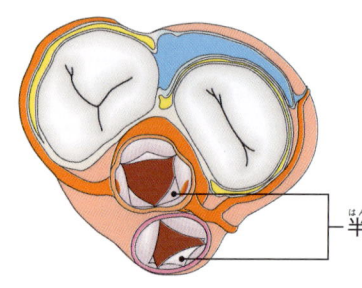

各半月弁の自由縁の中央には、かたい半月弁結節があります。

*心房を取り除き、4つの弁を上方から見て、その構造と相互の位置関係を示した。

Ⅱ 循環器系

弁のはたらき

動脈弁：半月弁（大動脈弁・肺動脈弁）

心室が拡張期となり、心室圧が下がる。

↓

心室圧が動脈圧を下回ると、大動脈や肺動脈の血液は逆流しようとして、半月弁のポケットを満たす。

↓

半月弁結節を中心にして隣り合う半月弁がぴったりと接触し、血液が心室に逆流するのを防ぐ。

↓

一方、心房圧より心室圧が下がると房室弁は開いて血液は心房から心室へ流れる。

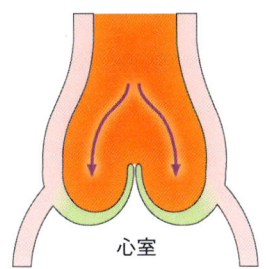

拡張期　動脈圧＞心室圧

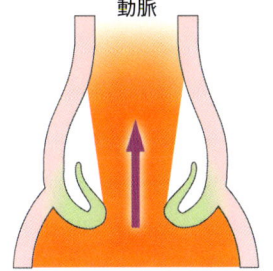

収縮期　動脈圧＜心室圧

房室弁（僧帽弁・三尖弁）

心室が収縮期となり、心室圧が高くなる。

↓

房室弁の弁尖のへりは腱索を介して乳頭筋が引っ張られる。

↓

隣接した弁尖がぴったりと接して血液の逆流を防ぎ、弁尖が心房内に押し込まれ反転するのを防ぐ。

↓

一方、血液は容易に半月弁の間を通って出ていける。

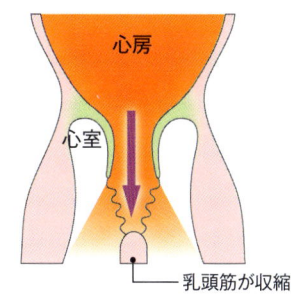

拡張期　心房圧＞心室圧

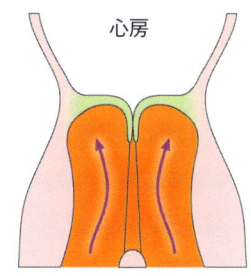

収縮期　心房圧＜心室圧

心臓壁・心膜・弁の構造と弁の機能

- 心臓壁は3層構造をしており、血液と接する内側から心内膜、心筋層、心外膜（漿膜性臓側心膜）の順である。
- 心外膜とこれに連続する心嚢（漿膜性壁側心膜と線維性心膜からなる）の間を心膜腔といい、心嚢水（漿膜性心膜が分泌する）が少量（通常50mL以下）貯留している。
- 心嚢水は、心拍動に伴う心臓壁と周囲組織との摩擦を軽減する潤滑油のはたらきをしている。
- 心膜腔の内圧は心室の拡張期圧より数mmHg低く、心室の拡張を円滑にしている。
- 心筋層内の線維性結合組織が心筋層を補強している。
- 心臓の内腔には、心房と心室の境にある房室弁（左：僧帽弁、右：三尖弁）の2か所と、半月弁と称する動脈の出口にある動脈弁（大動脈弁、肺動脈弁）の2か所、合計4か所に弁がある。
- 弁は血流から受ける圧（血圧）の変化によって開閉し、血液の逆流を防ぐ。
- 心室側からの圧力で閉鎖する房室弁の縁には、パラシュートのヒモのような腱索（心室筋の一部である乳頭筋から延びた腱）がつながっており、心室収縮期の心室圧上昇時に心房内へ房室弁が反転するのを防いでいる。
- 大・肺動脈弁の半月弁（ポケット状、3枚）は、心室が拡張期となり、心室圧が下がり、動脈圧を下回ると、大動脈や肺動脈の血液が逆流しようとして、半月弁のポケットを満たす。そして半月弁結節を中心にして隣り合う半月弁がぴったりと接触して、血液が心室に逆流するのを防ぐ。
- 心房圧より心室圧が下がると、房室弁が開き血液は心房から心室へ流入する。
- 心室が収縮期となり、心室圧が高くなると、房室弁の弁尖のへりは腱索を介して乳頭筋に引っ張られ、隣接した弁尖がぴったり接して血液の逆流を防ぎ、さらに弁尖が心房内に押し込まれ反転するのを防ぐ。

生理 心周期・心音

心周期と心電図、心音（図）との関係

聴診部位

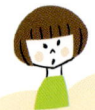
大動脈弁領域と肺動脈弁領域を合わせて心基部と呼び、Ⅰ音は心尖部で、Ⅱ音は心基部でもっとも強く聴こえます。たとえば左室肥大・拡大があると、左室の聴診領域が左方へ拡大します。

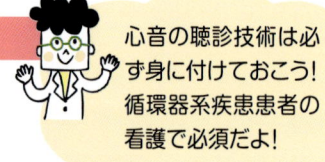
心音の聴診技術は必ず身に付けておこう！循環器系疾患患者の看護で必須だよ！

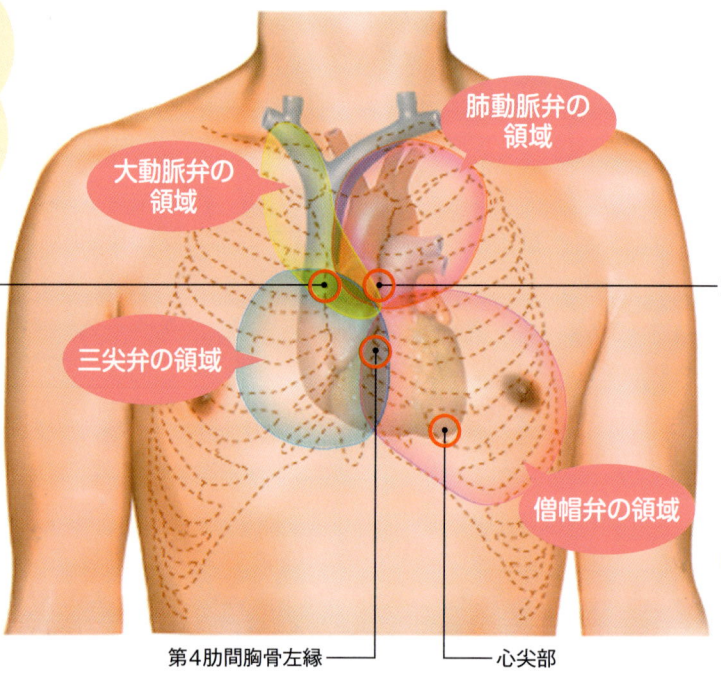

第2肋間胸骨右縁／第2肋間胸骨左縁／大動脈弁の領域／肺動脈弁の領域／三尖弁の領域／僧帽弁の領域／第4肋間胸骨左縁／心尖部

○ もっとも心音が聴取できる部位

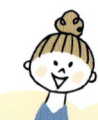
健常者では、Ⅰ音よりⅡ音のほうがわずかに高音ですが、いずれも聴診器ではベル型が適しています（高調な場合は膜型がよい）。

心周期と心音

- 1回の心拍動における心房と心室の収縮・拡張の全過程を**心周期**という。
- 心周期に伴う血流・血圧の変化は、弁や心・血管壁を振動させて**心音**を生じる。
- 心音は、Ⅰ音、Ⅱ音、Ⅲ音、Ⅳ音、などに区別される。
- Ⅰ音は**僧帽弁閉鎖関連音**である。心尖部で最強、Ⅱ音より低調性で持続が長い。
- Ⅱ音は**動脈弁（半月弁）閉鎖関連音**で、心基部で最強である。大動脈弁成分Ⅱ$_A$[*1]と肺動脈弁成分Ⅱ$_P$[*2]からなり、Ⅱ$_A$がⅡ$_P$より先行する。Ⅰ音より高調性（高音）である。
- Ⅲ音は心室筋性の音である。拡張期に血液が**心室に急速充満**するとき、心室筋が振動して生じる。低調性で、心尖部で聴取され、若年者では生理的である。
- Ⅳ音は**心房音**である。左心室のコンプライアンスが低下したために、代償的に心房が収縮して駆出された血流が心室壁に衝突して生じる。低調性で心尖部に限局する。
- 吸気時には静脈血灌流が増加し、右室の1回拍出量が増すため、Ⅱ$_P$が遅れる。しかも左室駆出時間は逆にやや短縮してⅡ$_A$が早く発生するので、しばしばⅡ音の**正常呼吸性分裂**が明確となる。
- Ⅲ音（成人期以降）、Ⅳ音は異常とされ、過剰心音に含まれる。
- 心雑音で機能性（無害性）雑音が、学童期にしばしば聴取される。

（美田誠二）

*1 A（Aortic valve）:大動脈弁　*2 P（Pulmonary valve）:肺動脈弁

II 循環器系

心周期と心電図、心音との関係

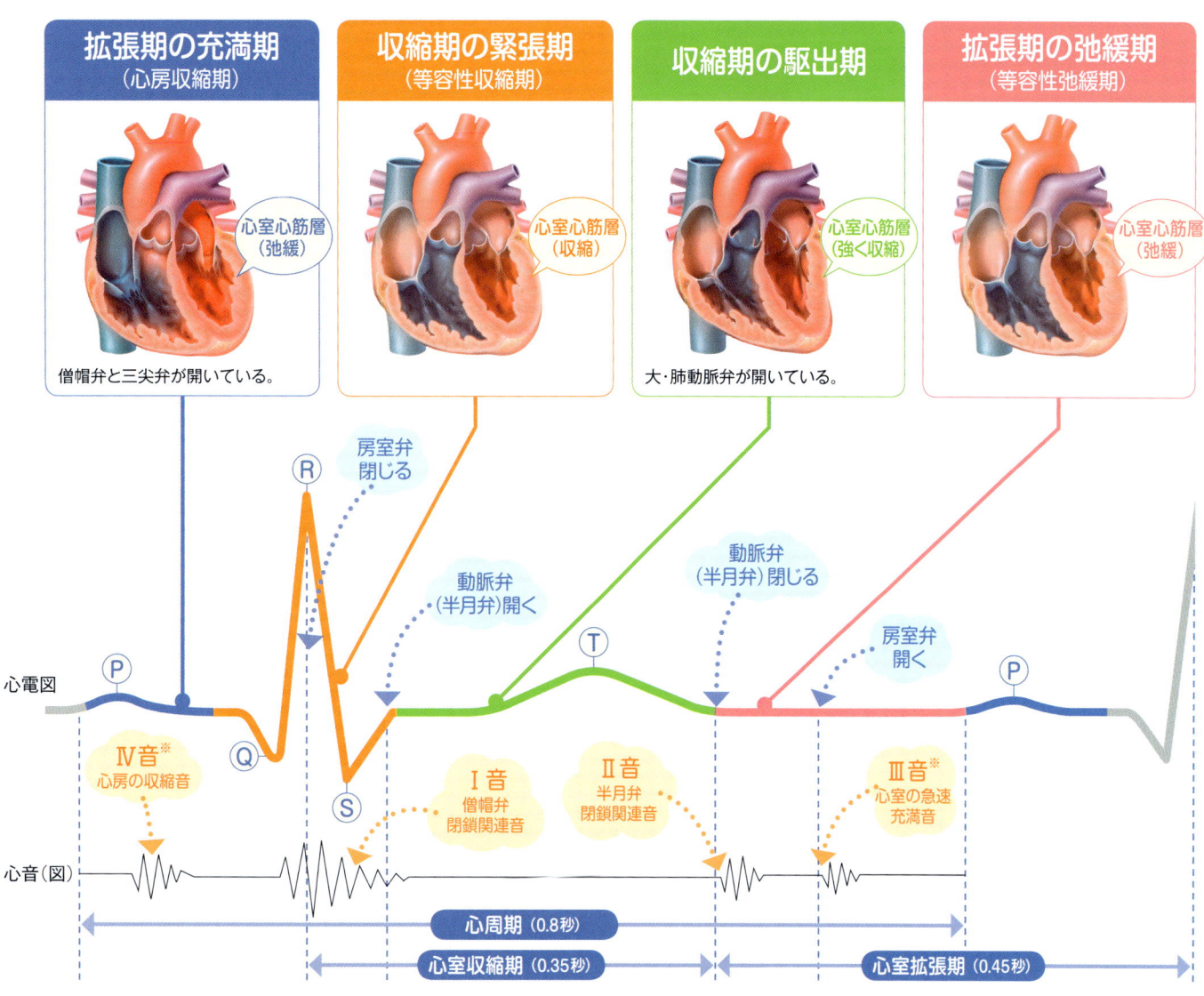

| 拡張期の充満期（心房収縮期） | 収縮期の緊張期（等容性収縮期） | 収縮期の駆出期 | 拡張期の弛緩期（等容性弛緩期） |

- 心室心筋層（弛緩）
- 僧帽弁と三尖弁が開いている。
- 心室心筋層（収縮）
- 心室心筋層（強く収縮）
- 大・肺動脈弁が開いている。
- 心室心筋層（弛緩）

心電図：P、Q、R、S、T、P

- 房室弁閉じる
- 動脈弁（半月弁）開く
- 動脈弁（半月弁）閉じる
- 房室弁開く

心音（図）：
- IV音※ 心房の収縮音
- I音 僧帽弁閉鎖関連音
- II音 半月弁閉鎖関連音
- III音※ 心室の急速充満音

心周期（0.8秒）
心室収縮期（0.35秒）／心室拡張期（0.45秒）

※III音（成人期以降）、IV音は健常者では聴取されない。

心周期の流れ

充満期（心房収縮期）
心房と心室は調和をとり、交互に収縮して心臓から血液を拍出している。心房は心室より0.12〜0.20秒前に収縮する。この時間的ズレによって、心室拡張期の終わりに、血液が心房から心室に流入できる（なお、心房収縮の仕事量は、心室に血液を満たすために必要な仕事の約20％程度とされる）。

緊張期（等容性収縮期）
房室弁が閉じて心室収縮期に移行した直後の緊張期には、心室内圧は上昇していくが、動脈弁（半月弁）を押し上げるほどに至っていない。

駆出期
動脈圧を超えると駆出期に移行し、血液を拍出する。心室内の血液が半分ほど押し出されると心室筋の収縮は次第に終わっていく。

弛緩期（等容性弛緩期）
動脈圧以下に心室圧が下がると動脈弁は閉じ、拡張期の弛緩期となる。弛緩が進み、心室内腔が拡張し、心室圧が心房圧より低下すると房室弁が開き、充満期（急速から緩徐な充満を経て心房収縮期へ）に移行していく。

②血管系

Ⅲ 脳・神経系

①脳・神経系

POINTS

神経系は、脳・脊髄からなる「中枢神経系」と、これらに続く脳神経・脊髄神経からなる「末梢神経系」に分類される。

神経系における情報の処理・伝達を担う、構造・機能上の最小単位をニューロンと呼ぶ。

ニューロン間やニューロンと効果器との接合部であるシナプスでは、電気的信号が、神経伝達物質の動きに変換されて伝導される。

解剖 神経系の構造

中枢神経系・末梢神経系

入力

中枢神経系 ← 脳／脊髄

末梢神経系
- 脳神経（12対）
- 脊髄神経（31対）
- 求心性線維（入力系）
- 遠心性線維（出力系）

出力

● 末梢神経系：末梢の感覚情報を中枢神経系に伝える（求心性線維：入力系）とともに、中枢神経系からの運動の指令情報を、末梢の組織・器官系に伝える（遠心性線維：出力系）。

求心性線維は、末梢で受けとった感覚情報を中枢神経系へ伝えます。

遠心性線維は、中枢神経系からの運動の指令情報を末梢に伝えます。

また末梢神経系は、分布先・機能の点から2つに分けられるよ！

自律神経系
● 内臓・血管平滑筋・腺などに分布。
● 「呼吸する」「汗をかく」「血圧を調整する」などの意識されないコントロールを行う。

体性神経系
● 皮膚・骨格筋などに分布
● 「触れて感じる」「筋肉を動かす」などの意識をコントロールする。

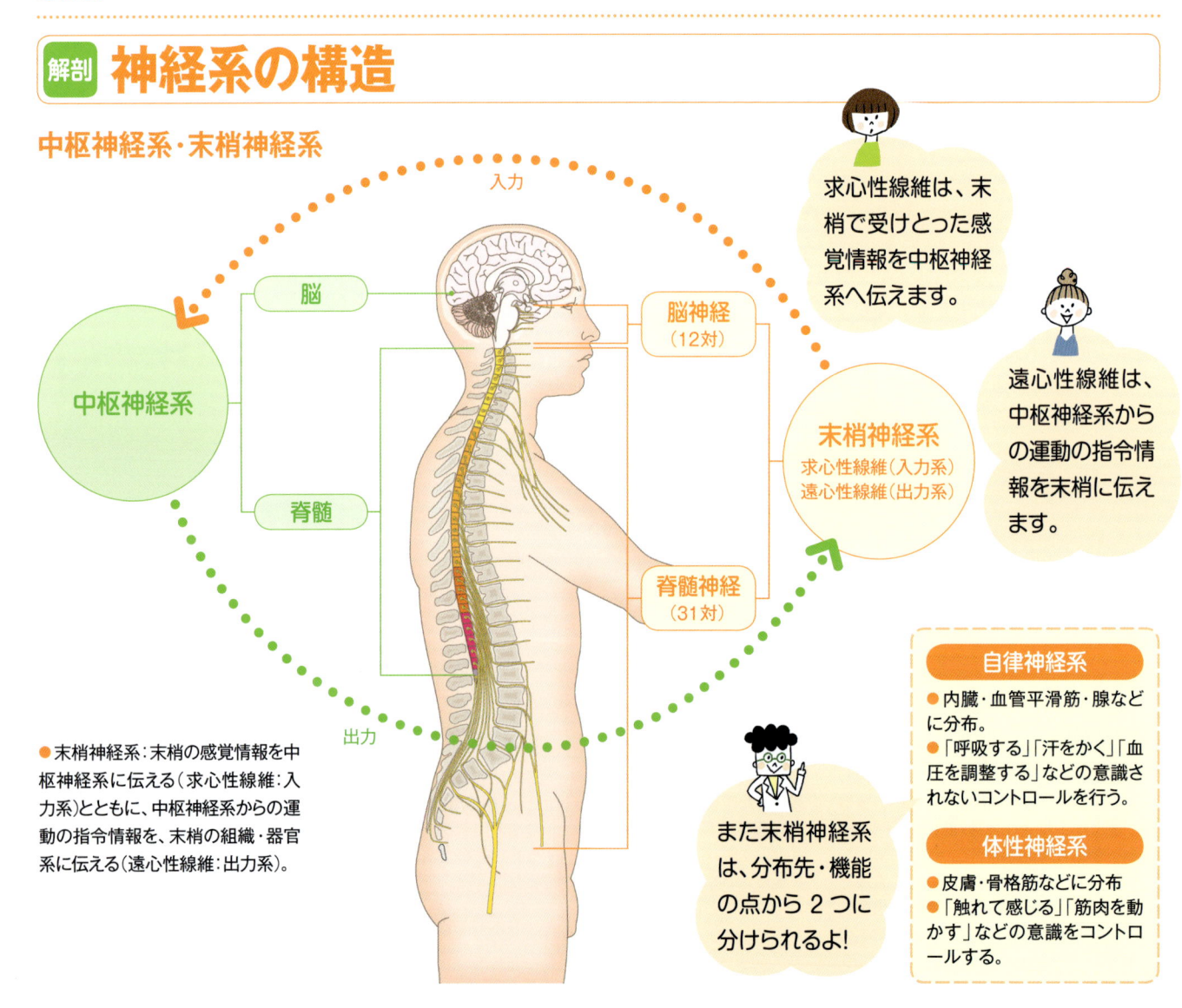

神経系の構造

- 神経系は、内分泌系とともに、他の器官系を統合・制御している。
- 神経系は、構造的に中枢神経系(脳・脊髄)と、ここから伸びる末梢神経系(脳神経12対・脊髄神経31対)に区別される。
- 脳の重量は、約1,200〜1,500gである。
- 脊髄は直径約1cm、長さ約40cmで、脳と同様に、髄膜に覆われて保護されている。
- 末梢神経系は、機能的に自律神経系と体性神経系(運動神経・感覚神経)とに分類される。
- 自律神経系は、おもに内臓と中枢を連絡し、内臓や血管の平滑筋・腺、心筋などを支配して、呼吸、発汗、分泌、血圧などの不随意的な制御を行う。遠心性線維は、交感神経系と副交感神経系からなり、両者は拮抗作用を示す。また、内臓求心性線維が内臓感覚を中枢に伝える。
- 体性神経系は、体壁・体表や四肢と中枢を連絡し、体表の情報を受容・知覚したり、骨格筋を動かすなどの随意的な制御を行う。

解剖 ニューロン(神経細胞)の構造

運動ニューロン

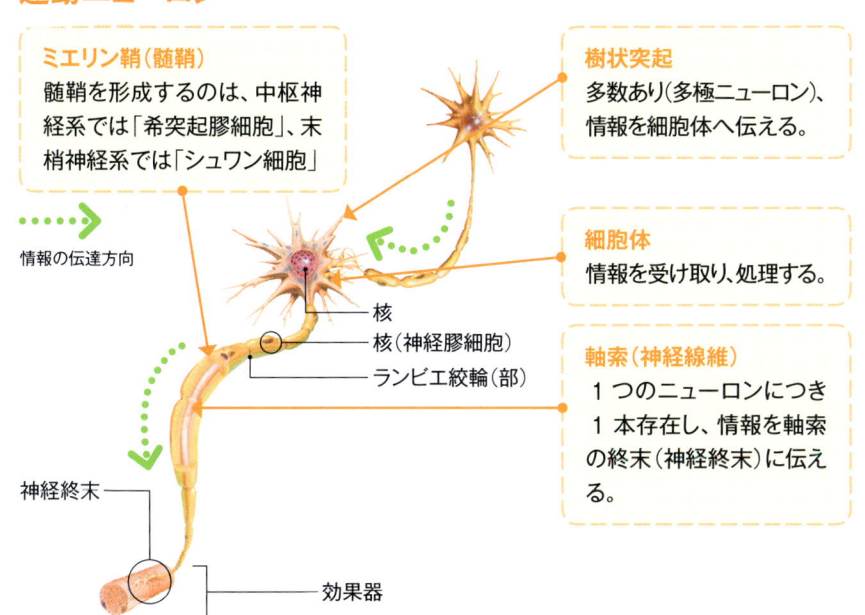

ミエリン鞘(髄鞘)
髄鞘を形成するのは、中枢神経系では「希突起膠細胞」、末梢神経系では「シュワン細胞」

情報の伝達方向

樹状突起
多数あり(多極ニューロン)、情報を細胞体へ伝える。

細胞体
情報を受け取り、処理する。

軸索(神経線維)
1つのニューロンにつき1本存在し、情報を軸索の終末(神経終末)に伝える。

- 核
- 核(神経膠細胞)
- ランビエ絞輪(部)
- 神経終末
- 効果器

感覚ニューロン(単極ニューロン)

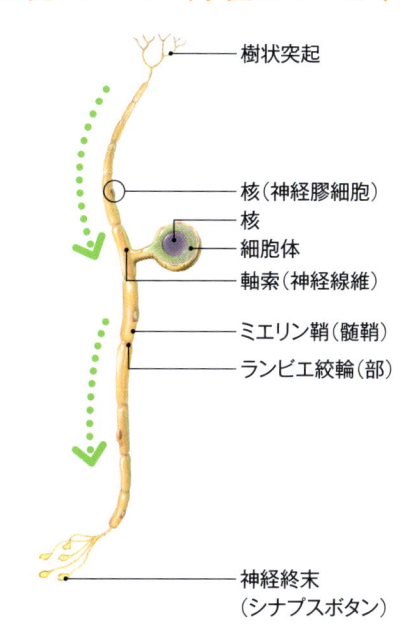

- 樹状突起
- 核(神経膠細胞)
- 核
- 細胞体
- 軸索(神経線維)
- ミエリン鞘(髄鞘)
- ランビエ絞輪(部)
- 神経終末(シナプスボタン)

ニューロン(神経細胞)の構造

- 神経系における構造・機能上の最小単位をニューロン(neuron)と呼ぶ。
- ニューロンは、細胞体、樹状突起、神経線維である軸索(神経線維)からなる。
- ニューロンは、他のニューロンや筋細胞などとシナプスを介して連結し、ニューロン間は複雑なネットワークを形成する。
- ニューロン間のシナプスは結合の様式により、軸索・細胞体シナプス、軸索・樹状突起シナプス、軸索・軸索シナプス、樹状突起・樹状突起シナプスなどがある。
- 軸索(神経線維)の大部分は、白色の脂質に富むミエリン鞘と呼ばれる髄鞘に覆われた有髄線維である。髄鞘は漏電を抑え、伝導効率を増している。髄鞘を形成するのは神経膠(グリア)細胞で、中枢神経系では希突起膠細胞、末梢神経系ではシュワン細胞である。
- 有髄線維が多く存在し、肉眼的に白くみえる部分を白質と呼ぶ。一方、有髄線維が少なく、細胞体の多い部分は灰色にみえるため灰白質と呼ぶ(大脳皮質、大脳基底核など)。

生理 ニューロンのシナプスにおける情報伝達

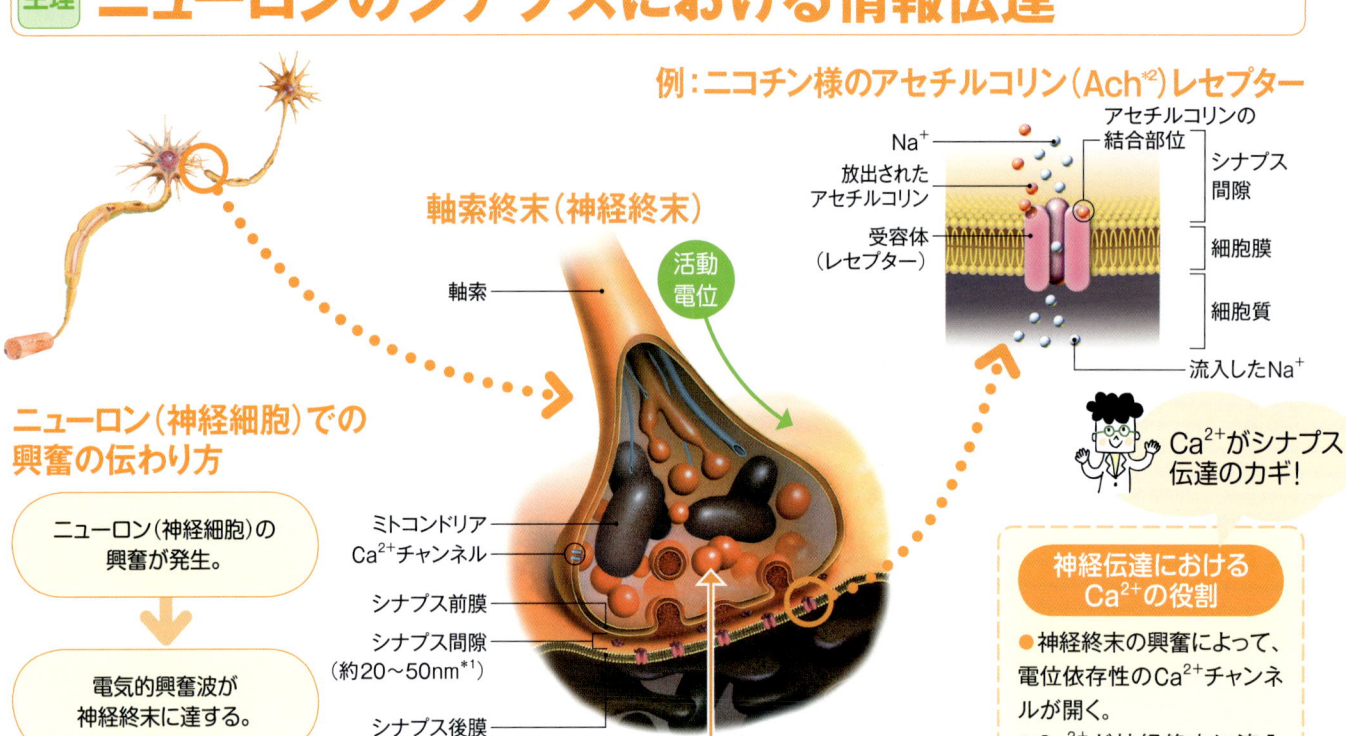

例：ニコチン様のアセチルコリン（Ach*²）レセプター

- Na⁺
- 放出されたアセチルコリン
- アセチルコリンの結合部位
- 受容体（レセプター）
- シナプス間隙
- 細胞膜
- 細胞質
- 流入したNa⁺

軸索終末（神経終末）

- 軸索
- 活動電位
- ミトコンドリア
- Ca^{2+}チャネル
- シナプス前膜
- シナプス間隙（約20〜50nm*¹）
- シナプス後膜
- シナプス小胞：細胞体やシナプス前で合成された神経伝達物質が蓄えられている。

Ca^{2+}がシナプス伝達のカギ！

ニューロン（神経細胞）での興奮の伝わり方

1. ニューロン（神経細胞）の興奮が発生。
2. 電気的興奮波が神経終末に達する。
3. シナプス部で神経伝達物質を介して、次の細胞に伝えられる。

神経伝達におけるCa^{2+}の役割

- 神経終末の興奮によって、電位依存性のCa^{2+}チャネルが開く。
- Ca^{2+}が神経終末に流入し、Ca^{2+}濃度が上昇する。
- 神経伝達物質がシナプス間隙に開口分泌（エクソサイトーシス）される。

*1 nm：ナノメートル＝10^{-9}m
*2 Ach：acetylcholine
*3 小分子伝達物質（Ach、生体アミン、アミノ酸など）と神経ペプチド伝達物質に大別される

ニューロンのシナプスにおける伝達

- シナプスでは、神経終末から放出される**神経伝達物質***³により、情報が一方向性に、次のニューロン（シナプス後ニューロン）などの細胞膜上に存在する**受容体（レセプター）**との結合を介して伝達される。
- 電気的興奮波（活動電位）は**ランビエ絞輪**（髄鞘と髄鞘の間の部分）を、信号強度の損失なしに跳躍伝導する。有髄線維の神経伝導速度は、無髄線維より約100倍速いとされる。

中枢神経系でのシナプス伝達

中枢神経系でのシナプス伝達には、以下の特徴があり、神経筋接合部と大きく異なる。

1. 1つのニューロンには多数のニューロンがシナプス結合しており、活動電位の発生は、多数の入力を統合して行っている。
2. 多種の神経伝達物質が存在し、かつ各伝達物質に複数の受容体（異なる応答を示す）がある。
3. 興奮性（脱分極させる）と抑制性（過分極させる）のシナプス伝達がある。

- シナプス前抑制（興奮性シナプスを抑制）
- 興奮
- 抑制
- 出力

36　Ⅲ　脳・神経系

III 脳・神経系

生理 ニューロンと神経膠細胞のはたらき

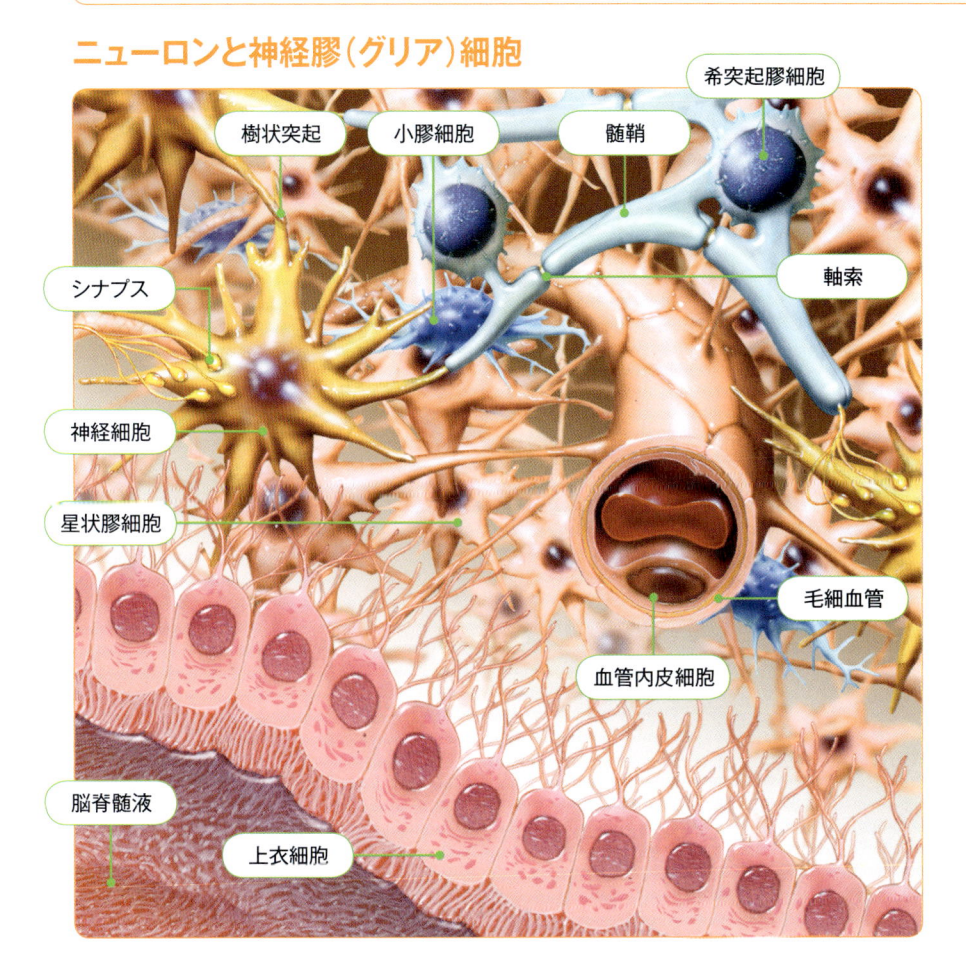

ニューロンと神経膠（グリア）細胞

（図：ニューロンと神経膠細胞。ラベル：樹状突起、小膠細胞、髄鞘、希突起膠細胞、シナプス、軸索、神経細胞、星状膠細胞、毛細血管、血管内皮細胞、脳脊髄液、上衣細胞）

神経膠（グリア）細胞の種類

部位	細胞の種類	作用
中枢神経系（脳・脊髄）	星状膠細胞（アストロサイト）	●ニューロンと毛細血管間で、血液脳関門の機能をもつ
	小膠細胞（ミクログリア）	●異物・老廃物の貪食・処理
	上衣細胞（エペンディモサイト）	●脳脊髄液を産生 ●血液髄液関門を形成
	希突起膠細胞（オリゴデンドロサイト）	●髄鞘の形成
末梢神経系（脳神経・脊髄神経）	シュワン細胞 外套細胞	●髄鞘の形成 ●神経節のニューロンを包み、保護・栄養

ニューロンと神経膠細胞のはたらき

● 脳組織は、膨大な数の**ニューロン**（**神経細胞**）と、その支持・栄養・保護・電気的絶縁作用を担う**神経膠細胞**（**グリア細胞**）、血管などから構成されている。

● 神経膠細胞は、中枢神経系に4種類（**星状膠細胞、小膠細胞、上衣細胞、希突起膠細胞**）、末梢神経系に2種類（**シュワン細胞、外套細胞**）存在する。

● 神経膠細胞は、ニューロンと異なり、再生・増殖力がある。

● ニューロン細胞体は通常、**血液脳関門**により、血液中の有害物質から保護されている。

● 血液脳関門は、脳の毛細血管壁に小窓が少ないこと、星状膠細胞の突起が覆っていること、血管内皮細胞がタイトジャンクション（狭い交通路）であることなどによって形成されている。

● 脂溶性物質のアルコール、鎮静薬、麻酔薬、筋弛緩薬などは、水、酸素、二酸化炭素とともに血液脳関門を通過しやすい。これらは、ニューロンの細胞膜のNa^+透過性を抑制して、活動電位の発現・伝導を低下させ、酔い、鎮静、麻酔、筋弛緩作用などを示す。

● 細胞体は、活動電位、神経伝達物質（アセチルコリン、ノルアドレナリン、ドーパミン、セロトニン、γ-アミノ酪酸GABA、エンドルフィンほか）などによる情報の受け渡しを介して機能することで神経系の主役を担っている。

解剖 生理 脳の構造と機能

脳は大脳半球（前頭葉、頭頂葉、側頭葉、後頭葉）と間脳、脳幹、小脳からなるよ！

脳（左側面）*

大脳

前頭葉
- 高次精神機能・知的活動
- 見当識
- 行動の抑制性制御
- 随意運動
- 眼球運動
- 運動性言語（優位半球）

大脳辺縁系
脳梁をC字型に取り囲む大脳領域。間脳との境界部に沿った神経核と伝導路で構成され、海馬、海馬傍回、帯状回、扁桃体、乳頭体などがある。記憶の形成（学習・長期記憶の保持）、感情の創出、本能・情動との関連行動などに関与する

頭頂葉
- 体性感覚
- 思考の認識・統合
- 身体部位認識
  非優位半球：着衣、半側空間認識、病態認識
  優位半球：左右認識および計算、読字、書字

側頭葉
- 感覚性言語（優位半球）
- 聴覚認識
- 記憶
- 嗅覚
- 物体認知
- 右半球：音楽

後頭葉
- 視覚中枢
- 眼球運動

中心溝（ローランド溝）
中心前回
中心後回
外側溝（シルビウス溝）
頭頂後頭溝

間脳

視床
- 感覚神経の中継基地
- 錐体外路系
- 大脳皮質活性化・覚醒

視床上部
- 松果体

視床下部
- 自律神経最高中枢
- 内分泌最高中枢
- 体温調節中枢
- 日内リズムの調節（視交叉上核）
- 摂食・満腹中枢

下垂体
- 内分泌器官

小脳
- 筋緊張
- 運動
- 姿勢
- 平衡

脊髄
- 神経伝導路
- 脊髄反射中枢
- 31対の脊髄神経（頸8、胸12、腰5、仙骨5、尾骨1：混合神経）

脳幹
中脳／橋／延髄

- 脳神経核
- 脳幹網様体（上行性網様体賦活系：覚醒）

中脳
- 神経走行路
- 視覚反射中枢
- 大脳基底核の活動調節

橋
- 呼吸調節・持続吸息中枢

延髄（球ともいう）
- 呼吸・心拍・血圧・嚥下・嘔吐中枢

＊大脳半球に覆われている部分（間脳、脳幹と小脳の一部）は、透視図として描いている。

脳の構造と機能

- 中枢神経系（脳）は、感覚情報と運動に関する指令情報の統合、処理、調整などを行い、また知性、思考、記憶、情緒などの高次脳機能を担う場である。
- 脳は、外界などからの情報を認知するとともに、知性・感情・意思などのさまざまな**精神活動**や、それに伴う**行動**を支配する。
- 脳は、**意識**や**覚醒・睡眠のリズム形成**にも重要である。
- 自律神経系や内分泌系などを介して、**生命維持をコントロール**する中枢でもある。
- 大脳皮質の異なる領域間は、**連合線維**（神経線維）で結ばれている。左右の大脳半球の対応する領域間は、**交連線維**が密に走行しており、**脳梁**を形成する。

III 脳・神経系

大脳皮質の機能局在

ペンフィールドにより、大脳皮質には中枢機能の局在部位（ブロードマン領域番号で示される）があることが明らかになりました。

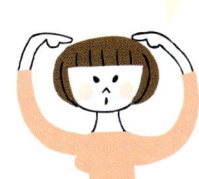

一次運動野
随意運動中枢。ここの上位運動ニューロン（ベッツ細胞ほか）からのシグナルが下行して、骨格筋（随意筋）の運動を起こす。

体性感覚野
体性・内臓感覚中枢。感覚受容器からのシグナルは、視床でニューロンを変えて3次ニューロンとなり上行し、ここで認識される。

前運動野
前頭葉眼球注視中枢

前頭葉連合野
複雑な思考・推論・意思（自発性）・行動・判断力など高次の精神機能、性格、社会性を創出

ブローカ野（運動性言語中枢）
優位半球に存在する。「ブローカ失語（運動失語）」とは、自発言語・復唱・音読・書字などの障害である（言語理解は可能）。

連合野
感覚野と運動野を除いた新皮質領域。視覚野、聴覚野、体性感覚野などからの感覚情報を統合・分析し、記憶などに基づいて行動・意思を形成するなど、高次脳機能を担う（認知、記憶、思考、言語、行動制御など）。

角回
優位半球が傷害されると、ゲルストマン症候群（手指失認・左右失認・失算・失書）となる。

視覚性言語
文字、口の動きなどから読解する。

視覚野

ウェルニッケ野（感覚性言語中枢）
優位半球に存在。「ウェルニッケ失語（感覚失語）」とは、言語理解・復唱・音読・読解・書字などの障害である。

嗅覚野　聴覚野

記憶
前頭葉・海馬なども関与する。

← 復唱時の言語情報の流れ

意識
- 正常な覚醒状態を「意識清明」と呼ぶ。"意識がある"とは、「十分に目覚め、自己と周囲に注意を払い、対象を認知し、外界からの刺激を受け止めて状況判断し、適切に反応できる状態」をいう。
- 精神の統合である意識内容は、大脳皮質の機能（前頭葉で統合）に基づく。

覚醒
- **覚醒**に重要な役割を果たすのは、**上行性網様体賦活系**と**視床・視床下部**である。
- 上行性網様体賦活系のある**脳幹網様体**は、脳幹被蓋の正中部付近（延髄から中脳にかけて）に存在する。視床、視床下部へ広がる多数のニューロンの細胞体が多数のシナプスを形成しつつ、散在性に分布し、これが神経線維、樹状突起とともに網様となっている。
- 上行性網様体賦活系の活性化は、脳幹網様体から広い範囲の大脳皮質へ投射することで、大脳全体が興奮し、覚醒レベルや注意力が上がり、感覚刺激に対する反応が増強する。
- 大脳皮質は上行性網様体賦活系により刺激される一方、フィードバック機構により、網様体賦活系を再活性化する。
- 視床下部には**意識賦活系**と**抑制系**が存在し、覚醒・睡眠のリズムをとっている。

（美田誠二）

〈文献〉
1) 遠山稿二郎, 佐藤洋一, 後藤薫, 他訳：神経系. カラー人体解剖学 構造と機能. Martini FH, Timmons MJ, McKinley Mp著, 井上貴央監訳, 西村書店, 東京, 2003：261-388.
2) 河田光博, 稲瀬正彦：カラー図解 人体の正常構造と機能 Ⅷ神経系(1). 日本医事新報社, 東京, 2005：2-75.
3) 篠原幸人, 栗原照幸, 大石実, 他：神経疾患. 新臨床内科学. 池田康夫, 伊藤貞嘉, 沖田極, 他編, 医学書院, 2002：1409-1457.
4) 水澤英洋, 三苫博, 下川雅士：神経系の構造・機能とその異常. 神経・筋疾患のとらえかた 眼でみるベッドサイドの病態生理. 水澤英洋編, 文光堂, 東京, 2001：1-36.

III 脳・神経系

②運動神経

POINTS

中枢神経系における運動ニューロンの伝導路には、錐体路、錐体外路と小脳路がある。

錐体路には「皮質延髄路」と「皮質脊髄路」がある。骨格筋の随意運動にかかわる。

錐体外路系は、感覚情報などを統合し、錐体路系の随意運動機能を制御・調節し、円滑にしている。

解剖 錐体路・錐体外路の走行

錐体路・錐体外路の走行

- 中枢神経系からの随意運動指令を骨格筋に伝える神経を、運動神経（運動ニューロン）という。
- このうち大脳皮質（主に前頭葉の一次運動野）から起始するものを上位運動ニューロン、脳神経運動核や脊髄前角細胞から起始するものを下位運動ニューロンという。皮質以外でのニューロン細胞体の集まりを、（神経）核という。
- 神経系における運動ニューロンの通り道（神経路、伝導路）には、錐体路、錐体外路、ならびに小脳路がある。
- 特に手指や口唇の運動については、一次運動野で広い領域が占められ、多くの運動ニューロンが関与することで精微なものにしている。

錐体路

- 錐体路とは、大脳皮質前頭葉の一次運動野（一部は運動前野、頭頂葉）に存在するベッツ（Betz）細胞などの細胞体を起点とする、上位運動ニューロン軸索（神経線維）の下行（伝導）路を総称したものである。
- 錐体路は、行き先により次の2つのルートがある。
①脳幹（一部を除く）の脳神経運動核に至るルート：皮質延髄路（皮質核路）
②脊髄前角細胞に至るルート：皮質脊髄路
- 皮質延髄路を走行する上位運動ニューロンは、中脳・橋・延髄（一部、頸髄上部）で大部分が交叉して反対側を、一部は非交叉のまま同側を下行し、いずれも各脳神経運動核に（一部、脳幹網様体の介在ニューロンを介して）至る。そして頸から上の骨格筋を支配する下位運動ニューロン（脳神経）細胞体にシナプス結合していく。
- 皮質延髄路では、大部分の各脳神経運動核が、左右の上位運動ニューロンから神経線維を受け、両側性支配を受けている。ただし一部は、主に反対側（顔面神経の顔面下半分、舌下神経）や、主に同側（副神経）からの支配を受けている。
- 皮質脊髄路（走行ルート上、真の"錐体路"）の上位運動ニューロンは、延髄腹側の錐体を通り、延髄下部で束になり、錐体交叉する。ごく一部はそのまま下行し、前皮質脊髄路と呼ばれる。錐体交叉後、外側皮質脊髄路を下行し、脊髄前角

(本文：p.42につづく)

> 脳からの"運動する！"という指令を骨格筋に伝えるのが、運動神経（運動ニューロン）だよ！

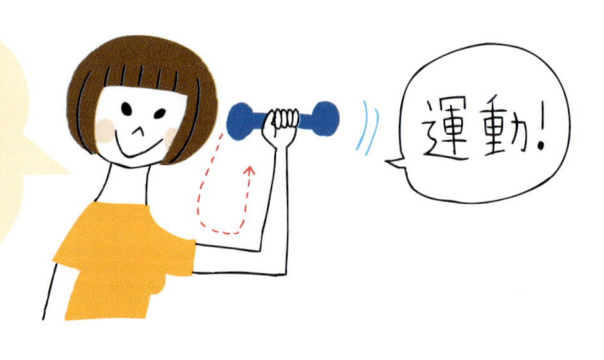

運動！

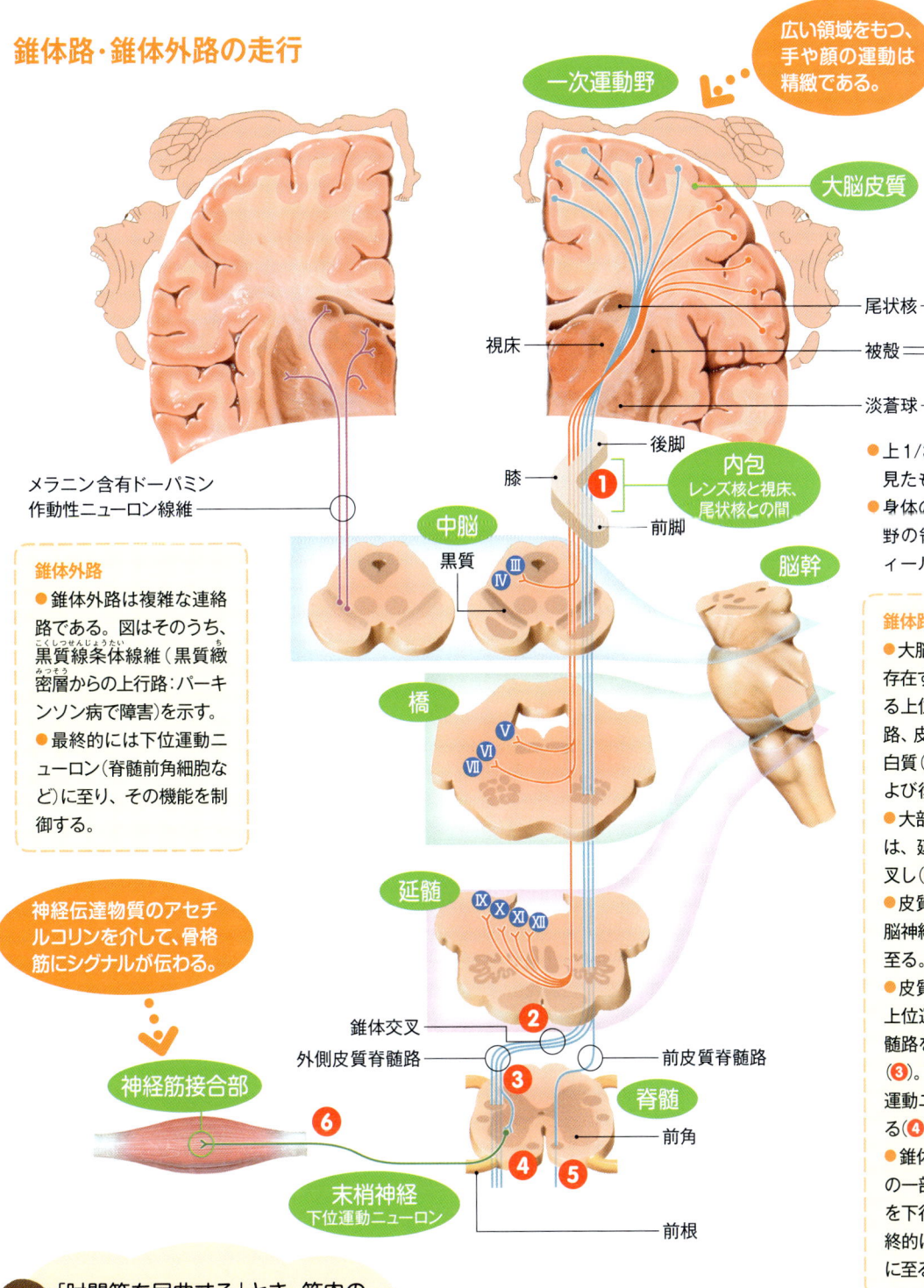

錐体路・錐体外路の走行

広い領域をもつ、手や顔の運動は精緻である。

一次運動野

大脳皮質

錐体路には、「皮質脊髄路」と「皮質延髄路」の2つのルートがある！

尾状核 ─┐
     　├ 線条体 ─┐
被殻 ─┘   　├ 大脳基底核
     レンズ核 ──┘
淡蒼球

視床

後脚
膝　　内包
前脚　レンズ核と視床、尾状核との間 ❶

中脳
黒質　Ⅲ
　　　Ⅳ

脳幹

橋
Ⅴ
Ⅵ
Ⅶ

延髄
Ⅸ Ⅹ Ⅺ Ⅻ

錐体交叉
外側皮質脊髄路　❷　前皮質脊髄路
　　　　　　　❸
　　　　　　　　　脊髄
　　　　　❹　❺　前角
末梢神経
下位運動ニューロン　　前根

メラニン含有ドーパミン作動性ニューロン線維

錐体外路
- 錐体外路は複雑な連絡路である。図はそのうち、黒質線条体線維（黒質緻密層からの上行路：パーキンソン病で障害）を示す。
- 最終的には下位運動ニューロン（脊髄前角細胞など）に至り、その機能を制御する。

神経伝達物質のアセチルコリンを介して、骨格筋にシグナルが伝わる。

神経筋接合部　❻

「肘関節を屈曲する」とき、筋肉の「収縮・弛緩」の調節を円滑にする*のが錐体外路系だよ！
*屈筋の上腕二頭筋が収縮すると同時に、伸筋の上腕三頭筋が同程度伸展する必要があり、これを調節する。

── 皮質延髄路（上位運動ニューロン）
── 皮質脊髄路（上位運動ニューロン）
── 下位運動ニューロン

- 上1/3が前額断、他は水平断から見たもの
- 身体の各部位と対応する一次運動野の領域を図示したもの（ペンフィールドの小人）

錐体路（皮質脊髄路、皮質延髄路）
- 大脳皮質前頭葉の一次運動野に存在する、ベッツ細胞などに始まる上位運動ニューロン（皮質脊髄路、皮質延髄路）は、ともに皮質下白質（放線冠）を経て、内包の膝および後脚の一部を下行する（❶）。
- 大部分（85〜90％）の神経線維は、延髄下部の錐体交叉までに交叉し（❷）、反対側を支配する。
- 皮質延髄路は、反対側の脳幹の脳神経運動核（Ⅲ〜Ⅶ、Ⅸ〜Ⅻ）に至る。
- 皮質脊髄路では、錐体交叉した上位運動ニューロンが外側皮質脊髄路を下り、脊髄前角細胞に至る（❸）。ここで下位運動ニューロン（α運動ニューロン）とシナプス連結する（❹）。
- 錐体交叉しなかった皮質脊髄路の一部神経線維は、前皮質脊髄路を下行し、頸髄以下で交叉し、最終的には、反対側の脊髄前角細胞に至る（❺）。

- 下位運動ニューロンは、末梢神経として（❻）、効果器（骨格筋）に至る。

に至る。ここで頸より下の骨格筋を支配する下位運動ニューロン（脊髄神経）の（脊髄前角）細胞体にシナプス結合していく。

錐体外路

- 錐体外路は、錐体路系と小脳系以外の運動機能制御系であり、「感覚情報を統合し、錐体路を制御する系」である。
- 最終的に脊髄前角細胞の興奮程度を直接・間接（介在ニューロン、γ運動ニューロンなどの関与）に制御し、筋トーヌス（緊張）の調節など、随意運動の円滑化を図る。
- 錐体外路の主要構成部位は、大脳基底核の線条体（尾状核＋被殻）、淡蒼球（＋被殻＝レンズ核）、扁桃体、前障のほか、視床下核・視床、黒質・赤核（中脳に存在）、さらに大脳皮質（主に第4・6野）、脳幹網様体・赤核・前庭神経核から脊髄へ至る下行路（皮質脊髄路とほぼ伴走し、脊髄前角に至る：赤核脊髄路など）、ほかである。
- 相互に複雑な連絡路（求心路・遠心路）があり、興奮性・抑制性ニューロンの線維が出入りする。
- 主な連絡路のループは、「大脳皮質―線条体―淡蒼球―視床―大脳皮質（一次運動野、運動前野）」である。これを、副ループである「線条体―淡蒼球―黒質（黒質線条体ニューロンはメラニン含有ドーパミン作動性ニューロンで抑制的にはたらく：パーキンソン病で障害）」などが修飾している。

生理 随意運動の指令（錐体路系）とその制御（錐体外路系）

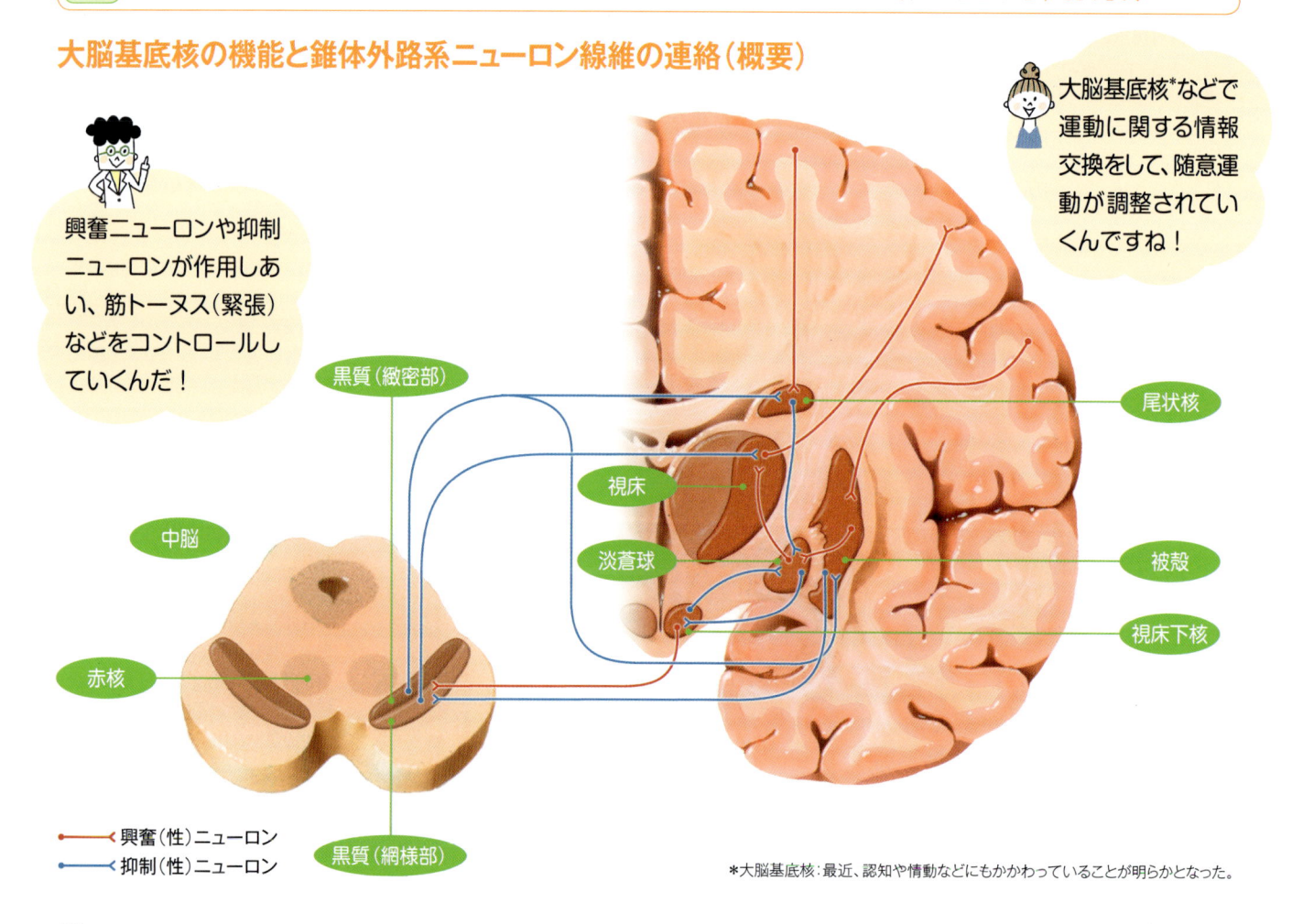

大脳基底核の機能と錐体外路系ニューロン線維の連絡（概要）

興奮ニューロンや抑制ニューロンが作用しあい、筋トーヌス（緊張）などをコントロールしていくんだ！

大脳基底核*などで運動に関する情報交換をして、随意運動が調整されていくんですね！

黒質（緻密部）
尾状核
視床
中脳
淡蒼球
被殻
視床下核
赤核
黒質（網様部）

― 興奮（性）ニューロン
― 抑制（性）ニューロン

＊大脳基底核：最近、認知や情動などにもかかわっていることが明らかとなった。

III 脳・神経系

大脳皮質からの運動指令とその制御*

たとえば生卵を"つぶさず""落とさない"力の入れ加減は、このように制御されているよ！

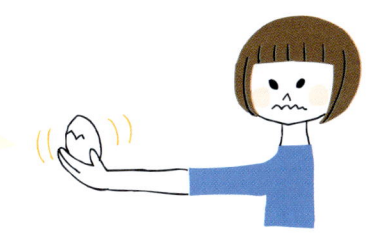

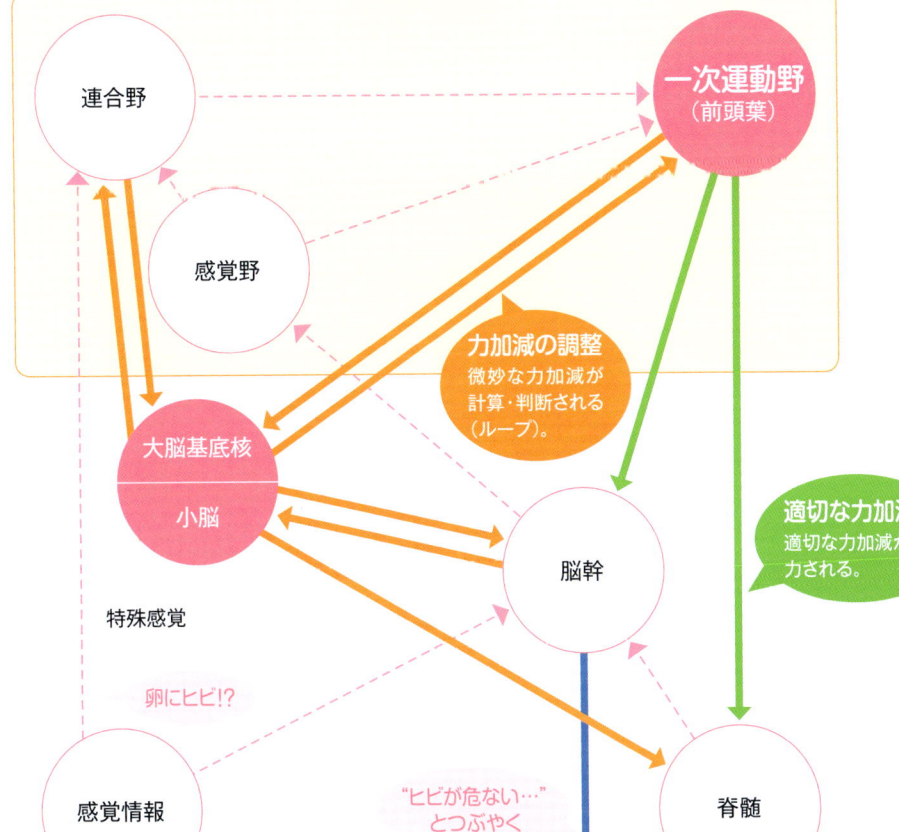

運動の指令と制御（コントロール）

- 大脳皮質前頭葉一次運動野のベッツ細胞（錐体路系）以外の神経細胞からの運動指令は、大脳基底核や小脳に下行して、再び大脳皮質に戻ってくるループを描いている（錐体外路系）。
- 通常、随意運動を行う場合、それに先だち、関連する脳内の諸中枢・連合野などでは、入力・伝達された感覚情報や経験・記憶、知識など、さまざまな分析情報が行き交い、適切になるよう企画されていく。
- こうして錐体外路系や小脳系により、頭のなかで"イメージとしての運動"がなされ、その結果が再び大脳皮質（第4野、第6野）に戻される。
- これらの調整結果が錐体路の運動指令の制御にはたらき、最終的に脊髄前角細胞へ伝えられ、円滑な運動に結びつく。

微妙な調節にも、錐体外路系や小脳が関与しているんだね！

大脳皮質：連合野、感覚野、一次運動野（前頭葉）

力加減の調整：微妙な力加減が計算・判断される（ループ）。

大脳基底核／小脳

脳幹

適切な力加減：適切な力加減が出力される。

特殊感覚

卵にヒビ！？

感覚情報

"ヒビが危ない…"とつぶやく

脊髄

筋肉の収縮状態：筋肉の収縮状態（長さと力）が、感覚情報として中枢神経系に伝えられる。

体性感覚

制御された筋収縮：筋収縮に適度な抑制を効かせる情報が、錐体外路系を介して脊髄前角細胞に伝達される。

骨格筋

凡例：
- - - → 感覚伝達
- → 錐体路（運動系）：上位運動ニューロン
- → 下位運動ニューロン
- → 錐体外路・小脳系（制御系）

*簡略化した一例であり、表記以外にも、さまざまな情報（「卵が冷たい」「冷たくて鳥肌が立つ」など）が、複数のルートで複雑にやりとりされている。

②運動神経

生理 筋肉の調節（長さ・緊張・力の調節）

筋肉の長さ・筋トーヌス（緊張）の調節

> 筋肉が動くのは、「長さ」「緊張」「力」の調節の結果なんだ！

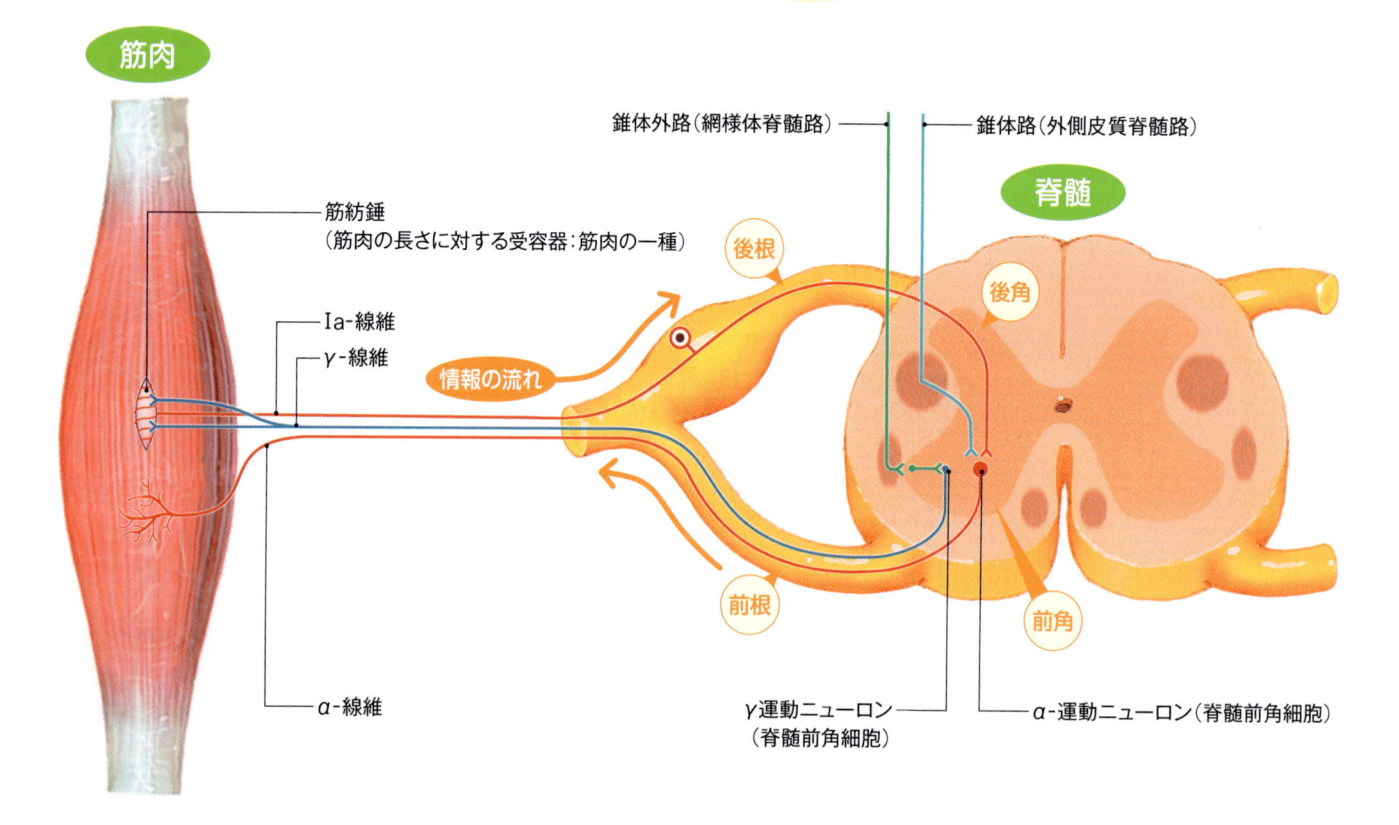

筋肉

- 筋紡錘（筋肉の長さに対する受容器：筋肉の一種）
- Ia-線維
- γ-線維
- 情報の流れ
- α-線維

脊髄

- 錐体外路（網様体脊髄路）
- 錐体路（外側皮質脊髄路）
- 後根
- 後角
- 前根
- 前角
- γ運動ニューロン（脊髄前角細胞）
- α-運動ニューロン（脊髄前角細胞）

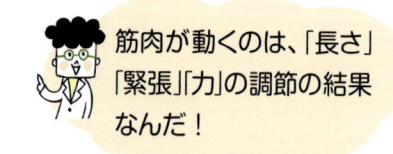

筋肉の長さの調節回路（筋紡錘）

- 筋肉とともに筋紡錘のセンサーが引き伸ばされた情報は、Ia-線維（環ラセン線維）を介して、脊髄前角細胞へ伝わる。
- 筋がちぎれないように、脊髄前角細胞のうちα-運動ニューロン（α-線維：太い）を介した筋収縮が起こる（例：深部腱反射など）。

筋トーヌス（緊張）の調節

- 脊髄前角細胞の中のγ-運動ニューロン（γ-線維：細い）は、錐体外路系（網様体脊髄路など）の上位運動ニューロンの支配・命令を受けている。γ-線維を介して筋紡錘の両端を収縮させ、筋紡錘センサー部分を引き伸ばす作用がある。
- そのため筋肉は"引き伸ばされた"と感じ、深部腱反射と同様に感度が鋭敏になり、筋肉全体を収縮させる方向に促す。この制御により、筋トーヌス（緊張）を調節している。

Ⅲ 脳・神経系

筋肉に加わる力の調節（腱紡錘：ゴルジ器官）

骨格筋のなかにはさまざまなセンサーがあるんだね！

筋肉に加わる力の調節（腱紡錘：ゴルジ器官）

- 腱に強い力が加わると、腱紡錘（ゴルジ器官）のセンサーが感知し、"これ以上強い収縮は筋肉を壊すぞ"との情報を脊髄へ送り、加わる力を調節する。
- Ib-線維と脊髄前角細胞の間に抑制性の介在ニューロンが存在し、Ib-線維からの情報を受けると、脊髄前角細胞のα-運動ニューロンを抑制する。それにより、筋肉の収縮力は落ち、筋肉の破壊を防いでいる。

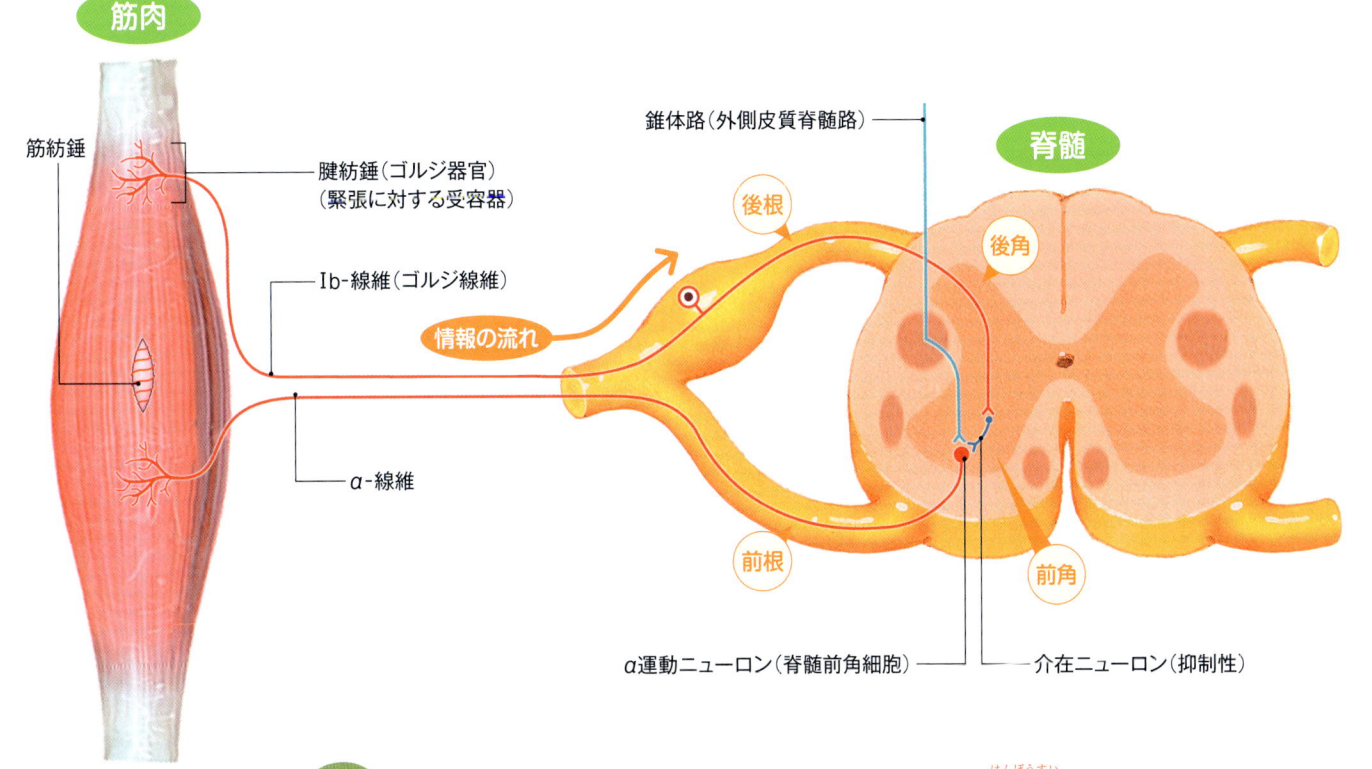

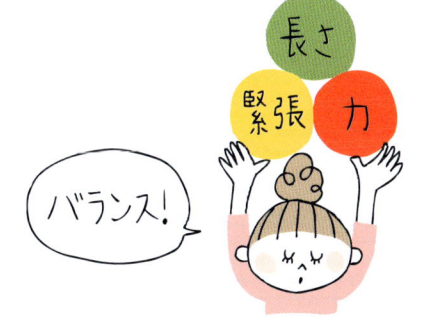

筋肉
- 筋紡錘
- 腱紡錘（ゴルジ器官）（緊張に対する受容器）
- Ib-線維（ゴルジ線維）
- 情報の流れ
- α-線維

脊髄
- 錐体路（外側皮質脊髄路）
- 後根
- 後角
- 前根
- 前角
- α運動ニューロン（脊髄前角細胞）
- 介在ニューロン（抑制性）

長さ・緊張・力　バランス！

筋肉の調節とは

- 骨格筋の中には、"長さ"を測るセンサーがある。これを**筋紡錘**（筋肉の一種）という受容器が担い、筋トーヌス（緊張）の調節にかかわっている。
- "力"を測るセンサーは、腱の中に存在する**腱紡錘**（ゴルジ器官）である。
- これら筋紡錘、腱紡錘からの情報は、求心性の**Ia-線維**、**Ib-線維（ゴルジ線維）**を通って、脊髄後根から後角に入る。そして前角の脊髄前角細胞にシナプス伝達され、反応を引き起こす。その一方、深部感覚として、脊髄小脳路を上行し、小脳へも送られる。

（美田誠二）

〈文献〉
1) 遠山稿二郎, 佐藤洋一, 後藤薫, 他訳：神経系. カラー人体解剖学 構造と機能. Martini FH, Timmons MJ, McKinley Mp著, 井上貴央監訳, 西村書店, 東京, 2003：261-388.
2) 河田光博, 稲瀬正彦：カラー図解 人体の正常構造と機能 Ⅷ神経系(1). 日本医事新報社, 東京, 2005：2-75.
3) できった編集委員会編著：新・病態生理できった内科学 7神経疾患. 村川裕二総監修, 医学教育出版社, 東京, 2006：3-74.

III 脳・神経系

③ 感覚の伝導、脳神経・自律神経

POINTS

感覚ニューロン（体性・内臓）の伝導路には、後索（内側毛帯）路、脊髄視床路、脊髄小脳路などがある。

脳神経（12対）は、脳から直接出入りし、頸部から上に分布（Ⅹ以外）して運動・感覚を担う。

自律神経系の「交感神経」と「副交感神経」は、内臓・血管・腺などを無意識下に制御する。

解剖 感覚の伝導のしくみ：感覚ニューロン

感覚の伝導のしくみ

- 感覚は、光・音・温度・化学物質・外力などの刺激を受けたさまざまな**感覚受容器**からの情報が、**求心性線維**（感覚ニューロンなど）によって、中枢神経系に伝達されて生じる。
- 感覚は表1のように大別される。
- 頭・頸部の**体性感覚**（❶）は、まず脳神経のⅤをはじめ、Ⅶ・Ⅸ・Ⅹに含まれる**感覚ニューロン**（一次ニューロン）が**脳幹へ伝達**する（❷）。
- 次いで、脳幹からの**二次ニューロン**（❸）は、対側へ交叉後に上行し（三叉神経毛帯・三叉神経視床路など）、**視床**（三次ニューロンへの中継基地）に至る（❹）。非識別型の深部感覚は別ルートで小脳へ至る。
- 視床を起点とする**三次ニューロン**は、視床皮質路を上行し、頭頂葉の体性感覚野へ感覚情報を伝える（❺）。
- 脊髄神経の**感覚ニューロン**（一次ニューロン）は、必ず後根から脊髄へ入る（Ⓐ）。
- **内臓感覚**（腹痛など）は、胃・肝胆道系が$T^{*1}_{6～9}$、小腸～盲腸がT_{10}、結腸が$T_{11}～_{12}$、腎・尿路・精巣が$T_{10}～L^{*2}_2$、骨盤内臓器が仙髄（一部$L_1～_2$）の後根から入力される。

表1 ヒトの感覚の分類

体性感覚 皮膚・粘膜・筋・関節などに由来する

表在感覚
- 皮膚・粘膜に由来する。
- 温度覚、痛覚、微細なあるいは局在性の低い"粗大な"触覚・圧覚、振動覚、かゆみ、などが含まれる。
- 体性感覚野に投射される。

深部感覚
- 皮膚より深部にある筋・腱・骨・関節に由来する。

識別型
体性感覚野に投射され、「意識される」（振動覚、"微細な"触覚・圧覚：2点識別覚など）。

非識別型
小脳に投射されるため、「意識されない」（筋紡錘・腱紡錘・関節包などに由来し身体運動が刺激する感覚：筋緊張度、関節の圧、関節位置覚など）。

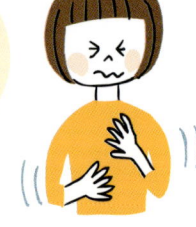

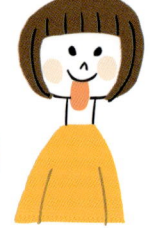

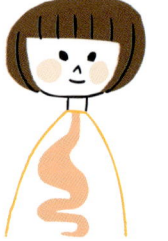

特殊感覚 嗅覚、視覚、味覚、聴覚、平衡感覚である

内臓感覚 自律神経求心路が関与している

*1 T：胸神経　*2 L：腰神経

ヒトの感覚は、「体性感覚」「特殊感覚」「内臓感覚」の3つに分けられるよ！

感覚ニューロンの伝導路

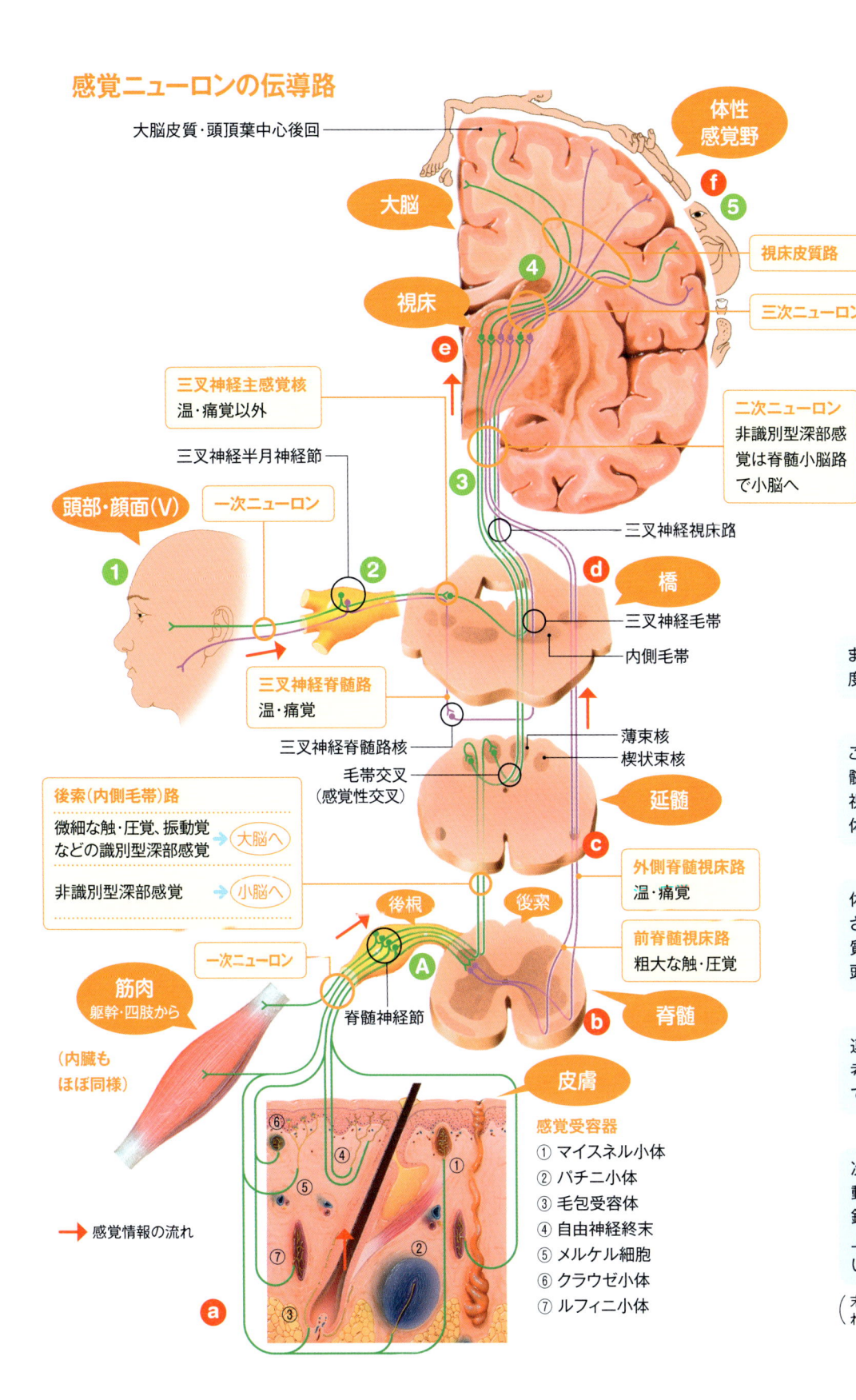

- 大脳皮質・頭頂葉中心後回
- 体性感覚野
- 大脳
- 視床皮質路
- 三次ニューロン
- 視床
- 二次ニューロン　非識別型深部感覚は脊髄小脳路で小脳へ
- 三叉神経主感覚核　温・痛覚以外
- 三叉神経半月神経節
- 頭部・顔面(V)
- 一次ニューロン
- 三叉神経視床路
- 橋
- 三叉神経毛帯
- 内側毛帯
- 三叉神経脊髄路　温・痛覚
- 三叉神経脊髄路核
- 薄束核
- 楔状束核
- 毛帯交叉（感覚性交叉）
- 後索（内側毛帯）路　微細な触・圧覚、振動覚などの識別型深部感覚 → 大脳へ　非識別型深部感覚 → 小脳へ
- 延髄
- 外側脊髄視床路　温・痛覚
- 後根
- 後索
- 前脊髄視床路　粗大な触・圧覚
- 一次ニューロン
- 脊髄神経節
- 脊髄
- 筋肉　躯幹・四肢から
- （内臓もほぼ同様）
- 皮膚
- 感覚受容器
  ① マイスネル小体
  ② パチニ小体
  ③ 毛包受容体
  ④ 自由神経終末
  ⑤ メルケル細胞
  ⑥ クラウゼ小体
  ⑦ ルフィニ小体
- → 感覚情報の流れ

想像してみよう！冷房の効いた教室で、"寒い"と感じて"上着をはおる"

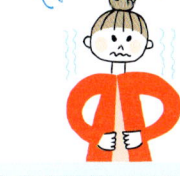

まず、皮膚（末梢）の受容器に低い温度刺激が情報として入力される ⓐ 。

この表在（温度覚）刺激の情報は、脊髄 ⓑ →延髄 ⓒ →橋 ⓓ へと上行し、視床 ⓔ を介して、大脳皮質頭頂葉の体性感覚野 ⓕ へと伝達される。

体性感覚野で、"寒い"と感じる（意識される）。そしてこの情報は、大脳皮質の各連合野（前頭・運動・頭頂・後頭・側頭）へと伝達されていく。

連合野で情報が交換され、高度な思考・分析・統合などを通して、前頭葉で適切な最終的意思が決定される。

次いで、意思に基づく指令が一次運動野から出され錐体路系を下行し、錐体外路系・小脳系の調整を受けつつ、上肢に伝達され、"上着をはおる"という合理的・円滑な行動となる。

（末梢の表在感覚情報が、中枢神経系に伝達され、合理的な随意運動につながるという例）

③感覚の伝導、脳神経・自律神経

解剖 脳神経系の分布

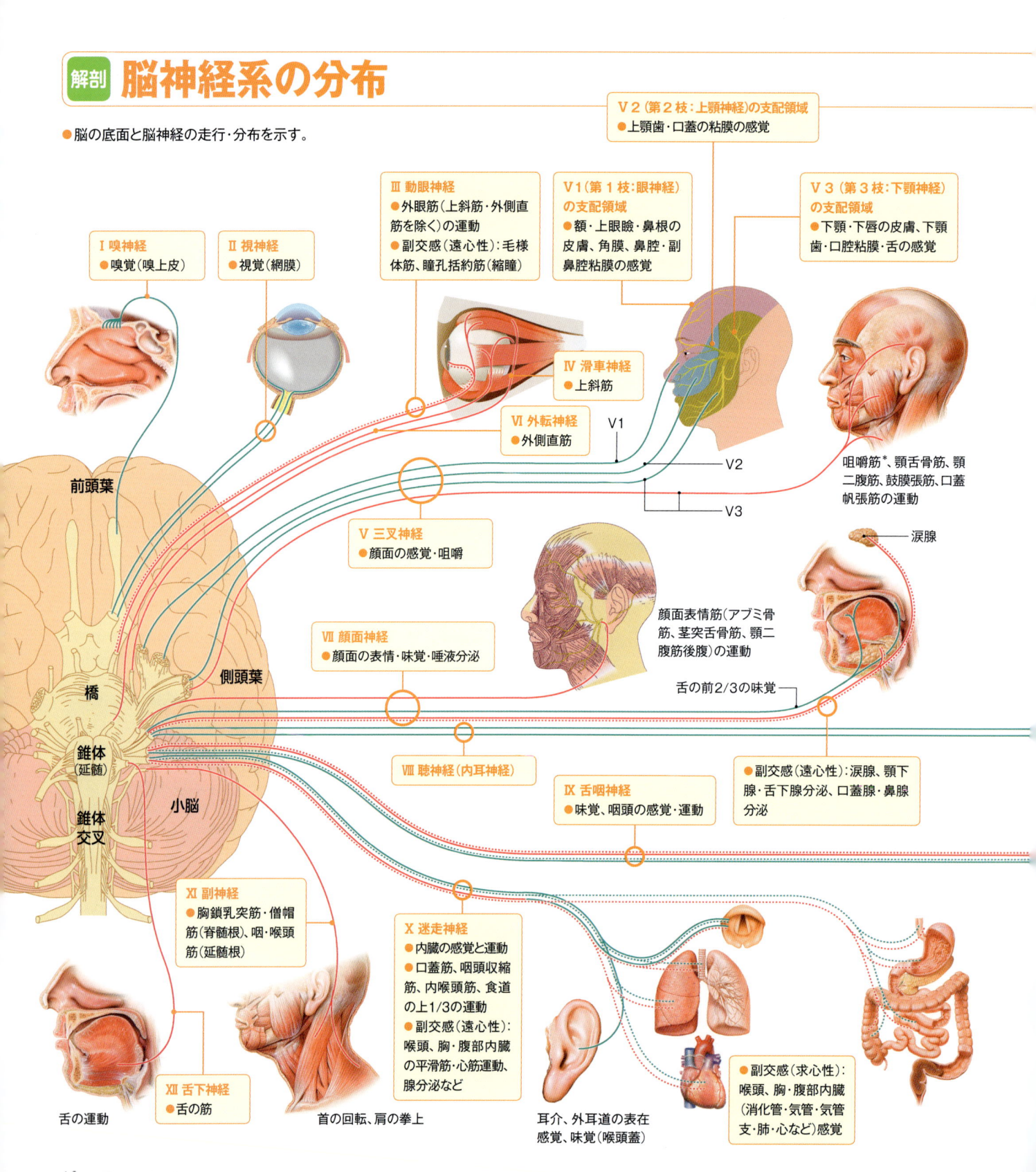

- 脳の底面と脳神経の走行・分布を示す。

Ⅰ 嗅神経
- 嗅覚（嗅上皮）

Ⅱ 視神経
- 視覚（網膜）

Ⅲ 動眼神経
- 外眼筋（上斜筋・外側直筋を除く）の運動
- 副交感（遠心性）：毛様体筋、瞳孔括約筋（縮瞳）

Ⅳ 滑車神経
- 上斜筋

Ⅵ 外転神経
- 外側直筋

V1（第1枝：眼神経）の支配領域
- 額・上眼瞼・鼻根の皮膚、角膜、鼻腔・副鼻腔粘膜の感覚

V2（第2枝：上顎神経）の支配領域
- 上顎歯・口蓋の粘膜の感覚

V3（第3枝：下顎神経）の支配領域
- 下顎・下唇の皮膚、下顎歯・口腔粘膜・舌の感覚

咀嚼筋*、顎舌骨筋、顎二腹筋、鼓膜張筋、口蓋帆張筋の運動

Ⅴ 三叉神経
- 顔面の感覚・咀嚼

Ⅶ 顔面神経
- 顔面の表情・味覚・唾液分泌

顔面表情筋（アブミ骨筋、茎突舌骨筋、顎二腹筋後腹）の運動

涙腺

舌の前2/3の味覚

- 副交感（遠心性）：涙腺、顎下腺・舌下腺分泌、口蓋腺・鼻腺分泌

Ⅷ 聴神経（内耳神経）

Ⅸ 舌咽神経
- 味覚、咽頭の感覚・運動

Ⅺ 副神経
- 胸鎖乳突筋・僧帽筋（脊髄根）、咽・喉頭筋（延髄根）

Ⅹ 迷走神経
- 内臓の感覚と運動
- 口蓋筋、咽頭収縮筋、内喉頭筋、食道の上1/3の運動
- 副交感（遠心性）：喉頭、胸・腹部内臓の平滑筋・心筋運動、腺分泌など

- 副交感（求心性）：喉頭、胸・腹部内臓（消化管・気管・気管支・肺・心など）感覚

Ⅻ 舌下神経
- 舌の筋

前頭葉　側頭葉　橋　錐体（延髄）　錐体交叉　小脳

舌の運動　首の回転、肩の拳上　耳介、外耳道の表在感覚、味覚（喉頭蓋）

*咀嚼筋：咬筋、内・外側翼状筋、側頭筋

III 脳・神経系

― 運動ニューロン（神経）
…… 運動ニューロンのうち副交感神経（遠心性線維）
― 感覚ニューロン（神経）
…… 感覚ニューロンのうち副交感神経（求心性線維）

聴覚の蝸牛神経
平衡感覚の前庭神経
蝸牛（コルチ器官）
前庭・三半器官

● 舌の後1/3の味覚、副交感（求心性）：軟口蓋・咽頭、頸動脈洞・頸動脈小体の感覚

● 茎突咽頭筋の運動、副交感（遠心性）：耳下腺分泌

脳神経系の分布

● **脳神経**は、左右12対、前頭葉側から、Ⅰ～Ⅻの番号がつけられている。
● 脳神経の中には、（下位）運動ニューロン（皮質延髄路の上位運動ニューロンとシナプス結合）、感覚ニューロン、自律神経（副交感ニューロン）が単独や混在でみられる。
● 脳神経は、脳幹（一部は頸髄）から出たり（運動ニューロン・遠心性の副交感ニューロン）、入ったり（感覚ニューロン・求心性の副交感ニューロン）する。ただし、Ⅰ：嗅神経（嗅球から直接、大脳皮質に至る）とⅡ：視神経（視床の外側膝状体に至る）を除く。
● Ⅰ：嗅神経とⅡ：視神経は二次ニューロンなので、厳密には中枢神経系に属する（中枢神経系脱髄疾患の多発性硬化症では、球後視神経炎が最多である）。
● 各脳神経核の部位は、Ⅲ・Ⅳは中脳に、Ⅴ・Ⅵ・Ⅶ・Ⅷは橋に、Ⅸ・Ⅹ・Ⅺ（一部は頸髄に及ぶ）・Ⅻは延髄に存在する。
● 31対の脊髄神経は、運動・感覚ニューロンおよび自律神経がすべて混在した混合神経である。

各脳神経の特徴と線維構成による分類

番号	脳神経の名称	特徴	分類
Ⅰ	嗅神経	唯一、視床を経由しない	感覚ニューロン
Ⅱ	視神経		感覚ニューロン
Ⅲ	動眼神経	遠心性の副交感ニューロンを含む	運動ニューロン
Ⅳ	滑車神経	唯一、脳幹の背側から出る	運動ニューロン
Ⅴ	三叉神経		運動ニューロン＋感覚ニューロン
Ⅵ	外転神経		運動ニューロン
Ⅶ	顔面神経	遠心性の副交感ニューロンを含む	運動ニューロン＋感覚ニューロン
Ⅷ	聴（内耳）神経		感覚ニューロン
Ⅸ	舌咽神経	求心性・遠心性の副交感ニューロンを含む	運動ニューロン＋感覚ニューロン
Ⅹ	迷走神経	求心性・遠心性の副交感ニューロンを含む	運動ニューロン＋感覚ニューロン
Ⅺ	副神経		運動ニューロン
Ⅻ	舌下神経		運動ニューロン

覚え方の例 嗅いで視る、動く車の三の外、顔聴く舌や、迷う副舌下

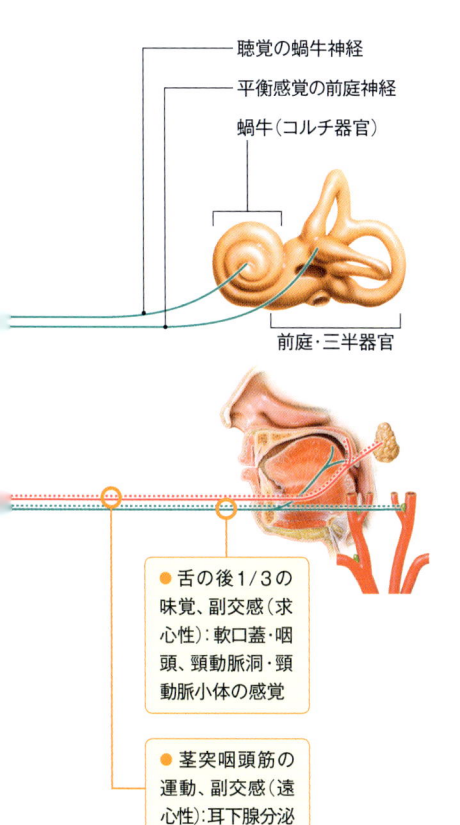

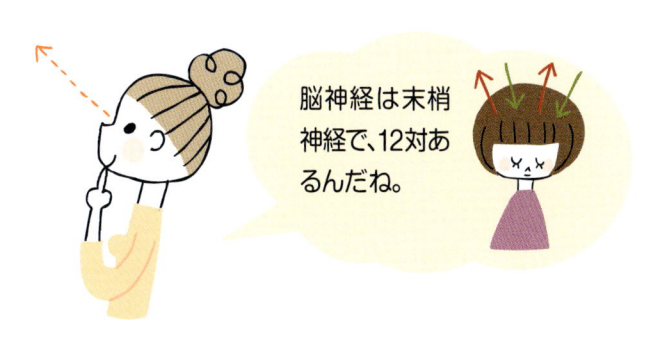

脳神経は末梢神経で、12対あるんだね。

生理 自律神経のはたらき

交感神経系
- ストレスや緊急時・活動時（脳や骨格筋を使う）に適した身体状況に対応する

副交感神経系
- 安定した状況下で、活力を蓄える身体状況に対応する

交感神経の分布
- 交感神経系の節前ニューロンは、脊髄（T_1〜L_3）の灰白質の側角細胞からはじまる。
- 交感神経幹の中の神経節、腹腔神経節、上・下腸間膜動脈神経節でシナプスを介して、新たなニューロン（節後ニューロン）にバトンタッチして、それぞれの支配域に分布する。

交感神経系

交感神経系は"闘争と逃走"と表現される！

脊髄の側角細胞

交感神経幹
- 上頸神経節
- 中頸神経節
- 下頸（星状）神経節

上頸心臓神経
中頸心臓神経
下頸心臓神経
胸心臓神経

腹腔神経節
大内臓神経
小内臓神経

上腸間膜（動脈）神経節
下腸間膜（動脈）神経節

腰内臓神経
下腹神経

仙骨内臓神経

骨盤神経叢*1
（下下腹神経叢）

涙液分泌抑制 — 涙腺
内頸動脈神経 — 散瞳 — 瞳孔
外頸動脈神経 — 唾液分泌抑制 — 唾液腺
気管支拡張 — 気管・肺
心収縮力上昇、心拍数増加 — 心臓・心臓神経叢*2
消化液分泌、蠕動の抑制 — 肝臓・胃・脾臓・膵臓
排便抑制 — 小腸・大腸・直腸
アドレナリン分泌 — 副腎髄質
排尿抑制 — 腎臓・膀胱
生殖器

交感神経系
- 節前ニューロン
- 節後ニューロン

副交感神経系
- 節前ニューロン
- 節後ニューロン

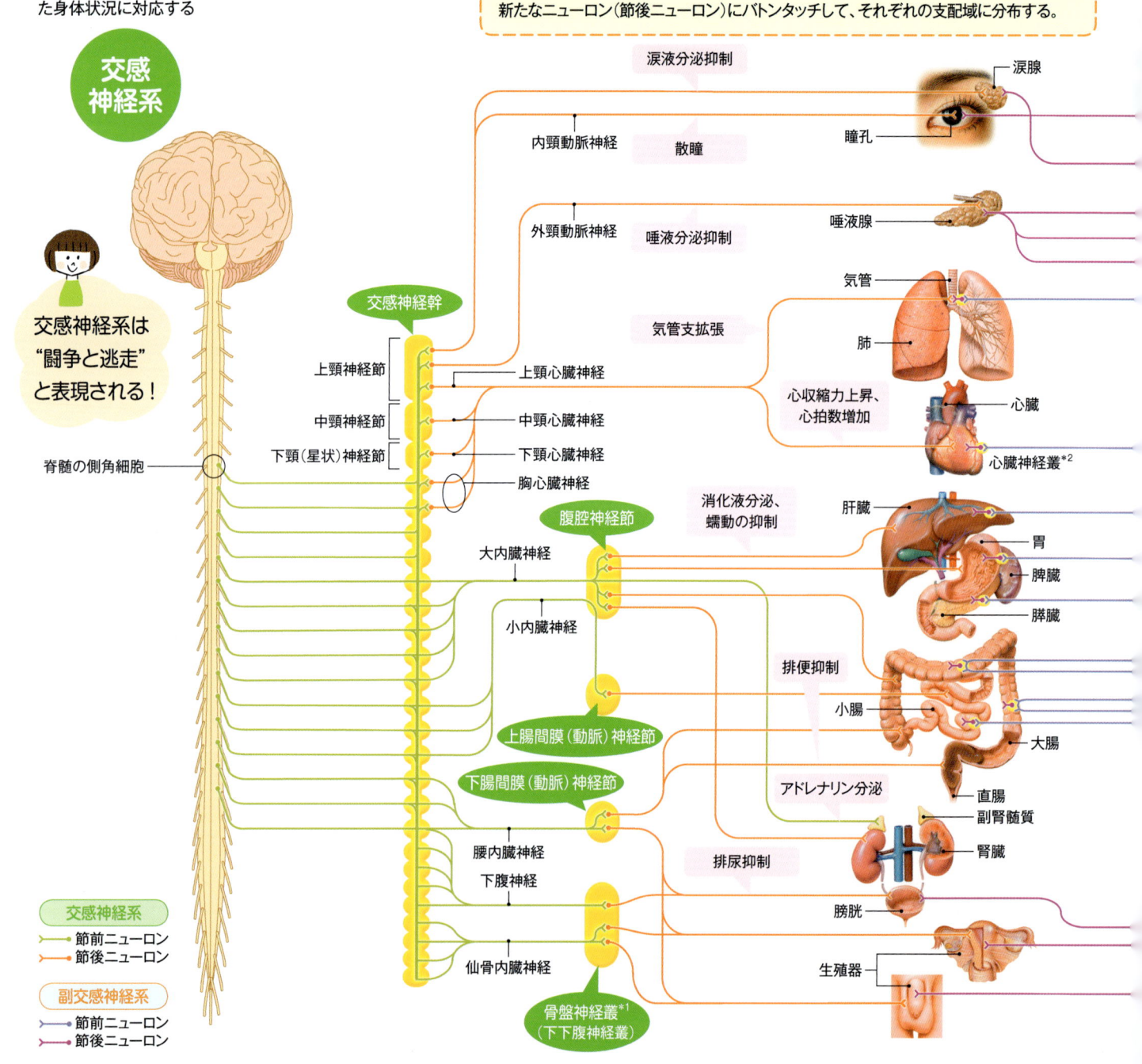

*1 骨盤神経叢：交感神経の下腹神経、仙骨内臓神経と、副交感神経の骨盤内臓神経から形成される。
*2 心臓神経叢：心筋・刺激伝導系、冠動脈に分布する。交感・副交感ニューロンから形成される。

Ⅲ 脳・神経系

副交感神経の分布
- 副交感神経の節前ニューロンは、中脳・延髄・仙髄（S_2〜S_4）からはじまる。
- 分布すべき器官のすぐ近くの神経節で、新たなニューロン（節後ニューロン）に変わり、標的器官に入る。

副交感神経系は"休息と消化"と表現されるんだ！

副交感神経系

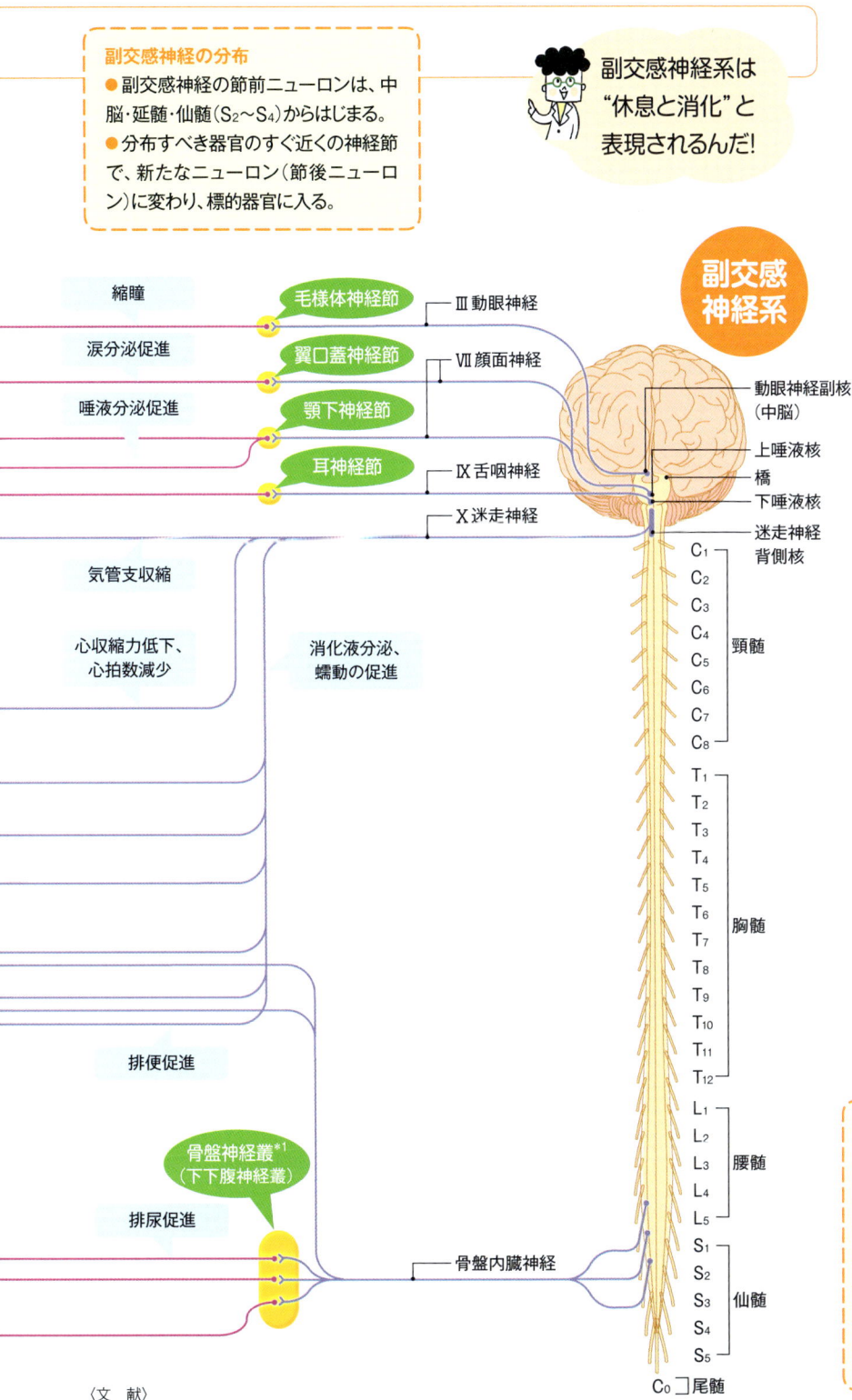

縮瞳 — 毛様体神経節 — Ⅲ 動眼神経
涙分泌促進 — 翼口蓋神経節 — Ⅶ 顔面神経
唾液分泌促進 — 顎下神経節
　　　　　　　 耳神経節 — Ⅸ 舌咽神経
　　　　　　　　　　　　　Ⅹ 迷走神経

動眼神経副核（中脳）
上唾液核
橋
下唾液核
迷走神経背側核

気管支収縮
心収縮力低下、心拍数減少
消化液分泌、蠕動の促進

C_1〜C_8 頸髄
T_1〜T_{12} 胸髄
L_1〜L_5 腰髄
S_1〜S_5 仙髄
C_0 尾髄

排便促進
骨盤神経叢[*1]（下下腹神経叢）
排尿促進
骨盤内臓神経

自律神経のはたらき

- **自律神経**（系）は、呼吸、循環、代謝、消化、分泌、体温、生殖など生命活動の基本的機能の**ホメオスタシス**（恒常性）を保つうえで、重要な役割を果している。
- 自律神経系の**節前ニューロン**では、**アセチルコリン**が神経伝達物質である。
- **交感神経**の節後ニューロンでは、**ノルアドレナリン**が神経伝達物質であり、**副腎髄質**ではアドレナリンである。
- **副交感神経**の節後ニューロンでは、**アセチルコリン**が神経伝達物質である。
- 内臓は、**自律神経系のかかわる反射弓**：「受容器（入力）→求心性ニューロン→中枢（視床・視床下部など）−遠心性ニューロン−効果器（出力）」の**フィードバック機構**による**反射性調節**を受ける。
- 自律神経の関与が入力・出力双方の内臓−内臓反射（伸展・化学受容器刺激による心・腎での循環調節ほか、大半の臓器調節）、入力のみの内臓−体性反射（呼吸反射、嚥下反射ほか）、出力のみの体性−内臓反射（対光反射、疼痛での昇圧、寒冷での末梢血管収縮ほか）などがある。

（美田誠二）

自律神経系による拮抗的・二重支配
- 自律神経系は、心筋・内臓・血管平滑筋・腺分泌などを無意識下に支配・調節し、生命活動に重要な内部環境の維持・ホメオスタシスを担う。
- 自律神経系は、「交感神経系」と「副交感神経系」に分けられる。両者は、内臓や血管などを拮抗的に支配・制御している（拮抗的支配、二重支配）。
- 自律神経系の遠心路を統括する最高中枢は、視床下部に存在する（求心路は視床に存在する）。

〈文献〉
1) 遠山稿二郎, 佐藤洋一, 後藤薫, 他訳：神経系. カラー人体解剖学 構造と機能. Martini FH, Timmons MJ, McKinley Mp著, 井上貴央監訳, 西村書店, 東京, 2003：261-388.
2) 河田光博, 稲瀬正彦：カラー図解 人体の正常構造と機能 Ⅷ神経系（1）. 日本医事新報社, 東京, 2005：2-75.
3) できった編集委員会編著：新・病態生理できった内科学 7神経疾患. 村川裕二総監修, 医学教育出版社, 東京, 2006：3-74.
4) 松村讓兒：イラスト解剖学 第5版. 中外医学社, 東京, 2007：547-626.

III 脳・神経系

④脳血管、脳脊髄液

POINTS

ニューロン活動を支える酸素・ブドウ糖（エネルギー源）などの供給には、十分な血流が不可欠である。

頭蓋内への血液供給は、左右一対の内頸動脈ならびに椎骨動脈が担っている。

脳・脊髄は、骨（頭蓋骨・椎骨）、髄膜（硬膜・クモ膜・軟膜）、脳脊髄液により保護されている。

解剖 脳血管の性質・動脈系の走行

脳の動脈系の走行
（脳を左下方から見上げた図）

中大脳動脈
- 外側へ向かい、シルビウス溝に沿って走行する。
- 穿通枝のレンズ核線条体動脈などを分枝後、皮質枝となる。

前大脳動脈
- 大脳縦裂内を、脳梁に沿って走行する。
- 穿通枝（内側線条体動脈や反回動脈：尾状核・被殻の前1/3内側、内包前脚などを栄養）、前交通動脈を分枝後、皮質枝となる。

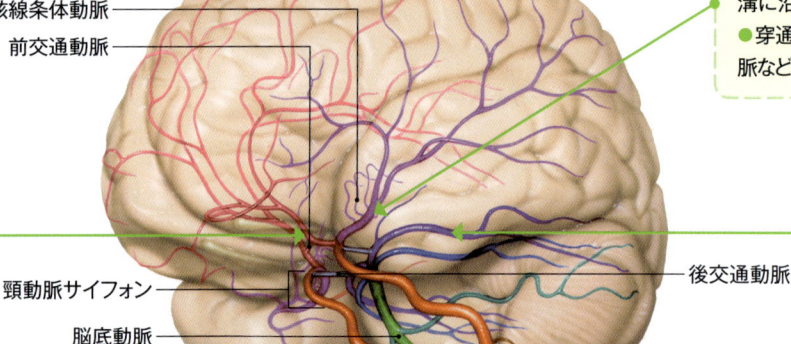

後大脳動脈
- 後交通動脈、穿通枝の後脈絡叢動脈、視床膝状体動脈（黒質、視床、動眼神経核ほかを栄養）などを分枝後、皮質枝となる。

図中ラベル：レンズ核線条体動脈、前交通動脈、頸動脈サイフォン、脳底動脈、後交通動脈

内頸動脈
- 総頸動脈から分岐し、側頭骨の頸動脈管から頭蓋腔*に入る。
- 海綿静脈洞を貫き、前進し、眼動脈、後交通動脈（内包後脚前部などを栄養）、穿通枝の前脈絡叢動脈（側脳室脈絡叢を形成。扁桃体、視索・外側膝状体、内包後脚後部ほかを栄養）などを分枝後、後上方へUターンする（頸動脈サイフォン）。
- その後、視交叉の前で脳表面に達し、前大脳動脈・中大脳動脈に分枝する。

椎骨動脈
- 鎖骨下動脈から分かれ、頸椎の横突孔を上行し、大後頭孔から頭蓋腔に入る。
- 後下小脳動脈（延髄外側、小脳などに分布）、前脊髄動脈を分枝したのち、橋・延髄境界部で左右が合流し、脳底動脈となる。
- 前下小脳動脈、上小脳動脈、橋動脈を分枝し、中脳・橋の境界部で、左右の後大脳動脈に分かれる。

*頭蓋（とうがい）：「ずがい」とも呼ばれる（頭蓋骨：とうがいこつ／ずがいこつ）。

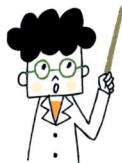

「前大脳動脈」「中大脳動脈」「後大脳動脈」は、脳の表面に分布する**皮質枝**と、脳の深い部分に分布する**穿通枝**とに区別されるよ！

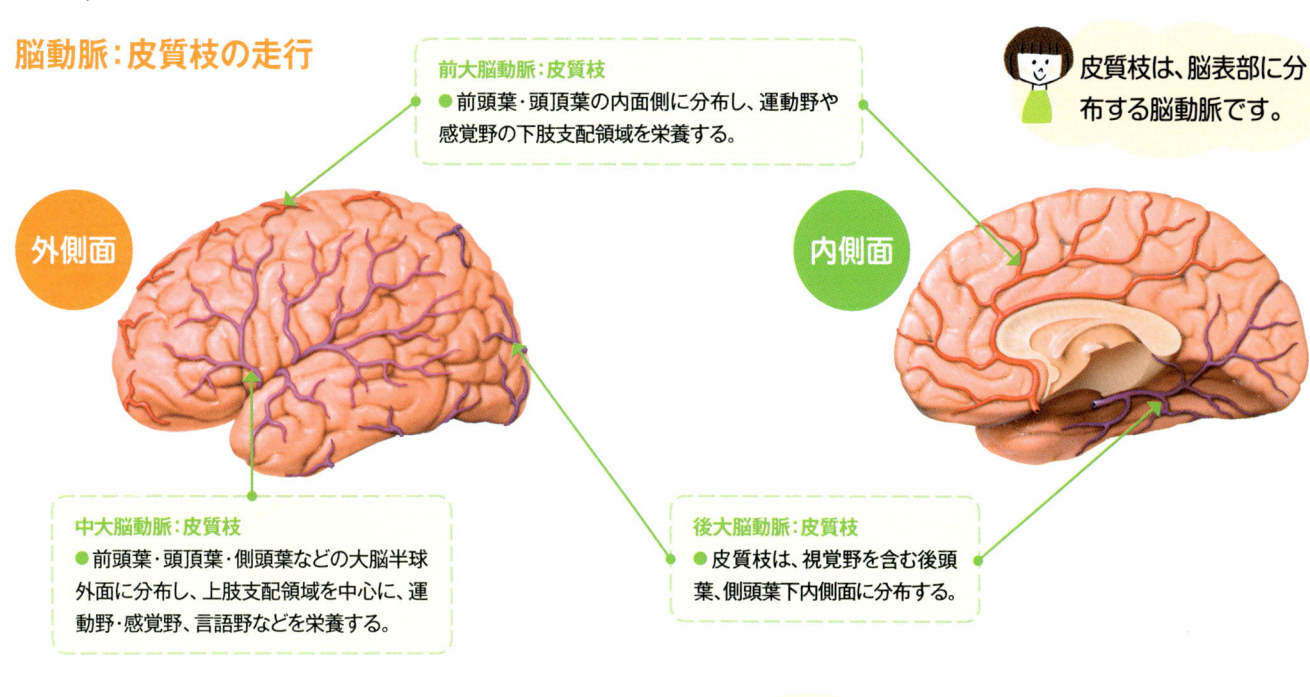

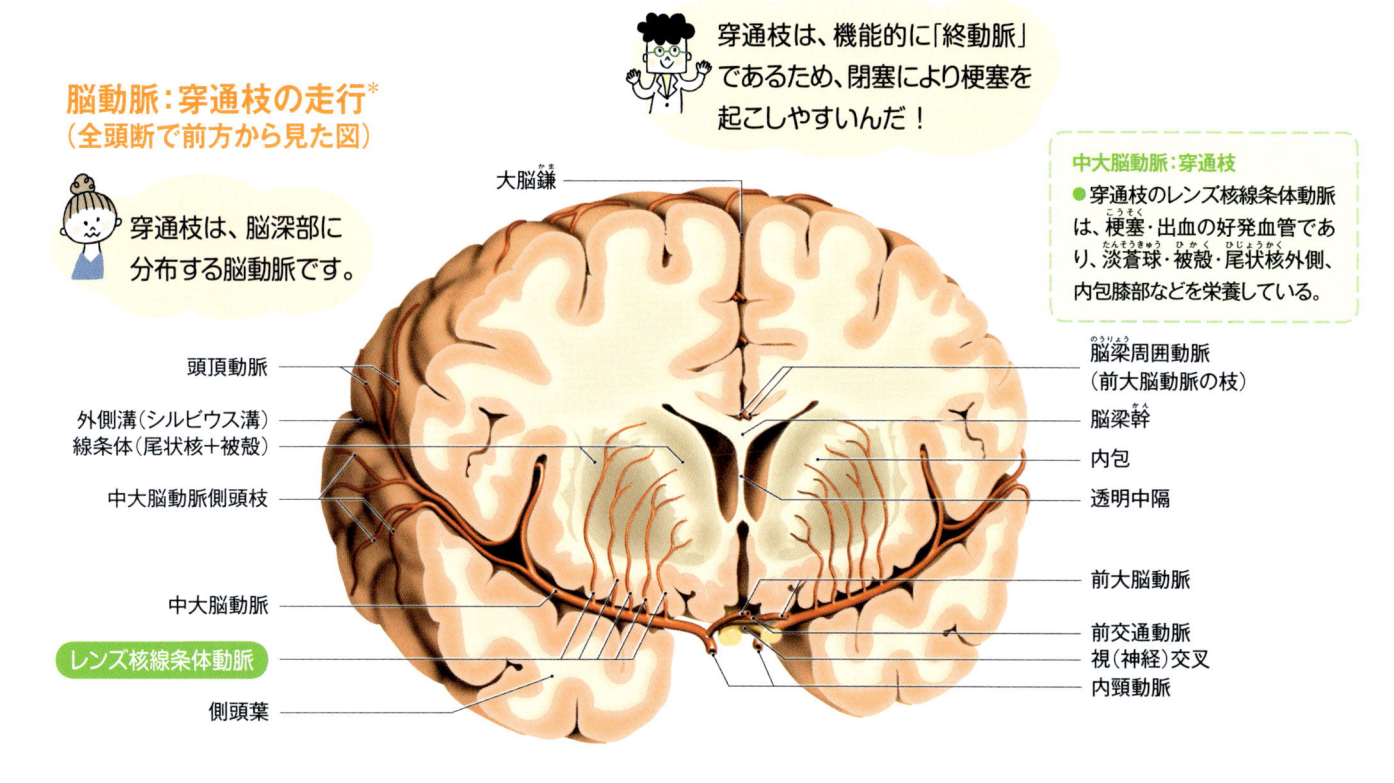

脳動脈：皮質枝の走行

前大脳動脈：皮質枝
- 前頭葉・頭頂葉の内面側に分布し、運動野や感覚野の下肢支配領域を栄養する。

皮質枝は、脳表部に分布する脳動脈です。

外側面　　内側面

中大脳動脈：皮質枝
- 前頭葉・頭頂葉・側頭葉などの大脳半球外面に分布し、上肢支配領域を中心に、運動野・感覚野、言語野などを栄養する。

後大脳動脈：皮質枝
- 皮質枝は、視覚野を含む後頭葉、側頭葉下内側面に分布する。

脳動脈：穿通枝の走行＊
（全頭断で前方から見た図）

穿通枝は、脳深部に分布する脳動脈です。

穿通枝は、機能的に「終動脈」であるため、閉塞により梗塞を起こしやすいんだ！

中大脳動脈：穿通枝
- 穿通枝のレンズ核線条体動脈は、梗塞・出血の好発血管であり、淡蒼球・被殻・尾状核外側、内包膝部などを栄養している。

頭頂動脈
外側溝（シルビウス溝）
線条体（尾状核＋被殻）
中大脳動脈側頭枝
中大脳動脈
レンズ核線条体動脈
側頭葉

大脳鎌
脳梁周囲動脈（前大脳動脈の枝）
脳梁幹
内包
透明中隔
前大脳動脈
前交通動脈
視（神経）交叉
内頸動脈

＊穿通枝のうち、レンズ核線条体動脈（中大脳動脈の穿通枝）を示す。

脳動脈：ウィリス動脈輪

●脳底部で、左右の前大脳動脈の連結と、内頸動脈・後大脳動脈の連結により形成される動脈輪（図中には緑色の囲み文字で示した）

> 脳底部の血流維持に好都合なリング（輪）ですね！

ウィリス動脈輪
● 左右の前大脳動脈の連結は1本の前交通動脈による。内頸動脈と後大脳動脈の連結は、2本の後交通動脈による。
● いずれかの血管閉塞が生じても、別の血管から血流が供給され、脳底部の血流が維持されるという特徴をもつ。
● 視交叉と下垂体を取り囲み、嚢状動脈瘤（風船状の動脈瘤）の好発部位でもある（脳内での約90%）。

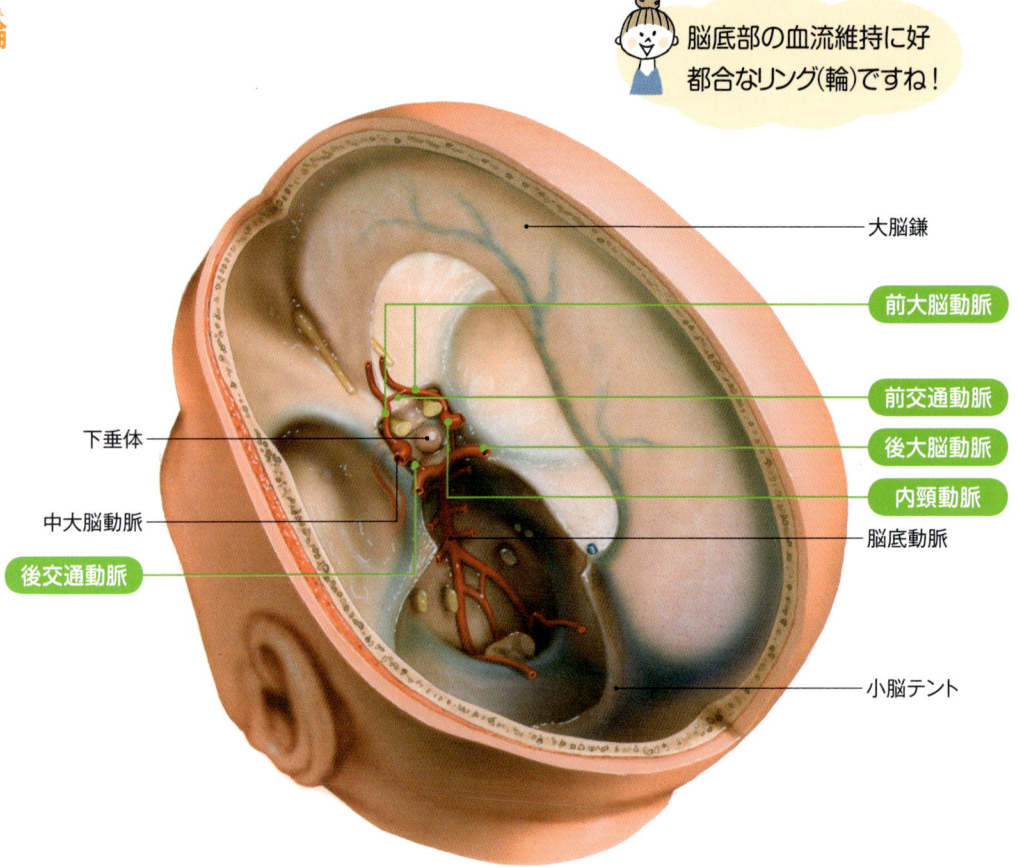

図中ラベル：大脳鎌／前大脳動脈／前交通動脈／後大脳動脈／内頸動脈／脳底動脈／小脳テント／下垂体／中大脳動脈／後交通動脈

脳血管の性質・動脈系の走行

● 脳は、全身の重量の約2〜3%を占める臓器である。
● 脳は多量の酸素（全体の20%）、ブドウ糖（全体の60%）を消費する。そのため、十分な脳血流（全血流量の13〜15%）が必須である。
● ニューロン（神経細胞）は、もっぱらブドウ糖をエネルギー源とする（ケトン体は利用可能）。他の栄養素、たとえば脂肪酸はアルブミンとの結合で血液・脳関門を通過できず、アミノ酸からの糖新生もできない。
● ニューロンの細胞体は非常にデリケートである。酸素供給が10〜20%以下になると、不可逆的変化を起こす。脳血流停止後、2〜3分以内に重篤な障害に陥る。

動脈系の解剖

● 頭蓋内への血液供給は、左右一対の内頸動脈ならびに椎骨動脈が担っている。
● 内頸動脈は、総頸動脈（右は腕頭動脈由来、左は大動脈弓由来）から分岐し、おもに前大脳動脈と中大脳動脈になり、大脳前・中部などを中心に栄養する。
● 椎骨動脈は、鎖骨下動脈から分枝し、おもに脳底動脈と後大脳動脈になり、脳幹・小脳・大脳後部などを栄養する。
● 前大脳動脈・中大脳動脈・後大脳動脈は、皮質枝と穿通枝に分けられる。
● 皮質枝は、脳底部から脳表面に沿ってクモ膜下腔を走行し、脳表部実質（皮質主体）に分布し栄養する。
● 穿通枝は、脳底部からただちに脳実質に進入して上行し、脳深部の間脳や基底核などに分布・栄養する。
● 脳血管の特徴の1つに、側副血行路の発達がある（ただし、穿通枝は除く）。
● 脳動脈の中膜、外膜は薄く、破綻をきたしやすい。

III 脳・神経系

解剖 静脈系の走行

大脳の静脈：浅静脈の走行

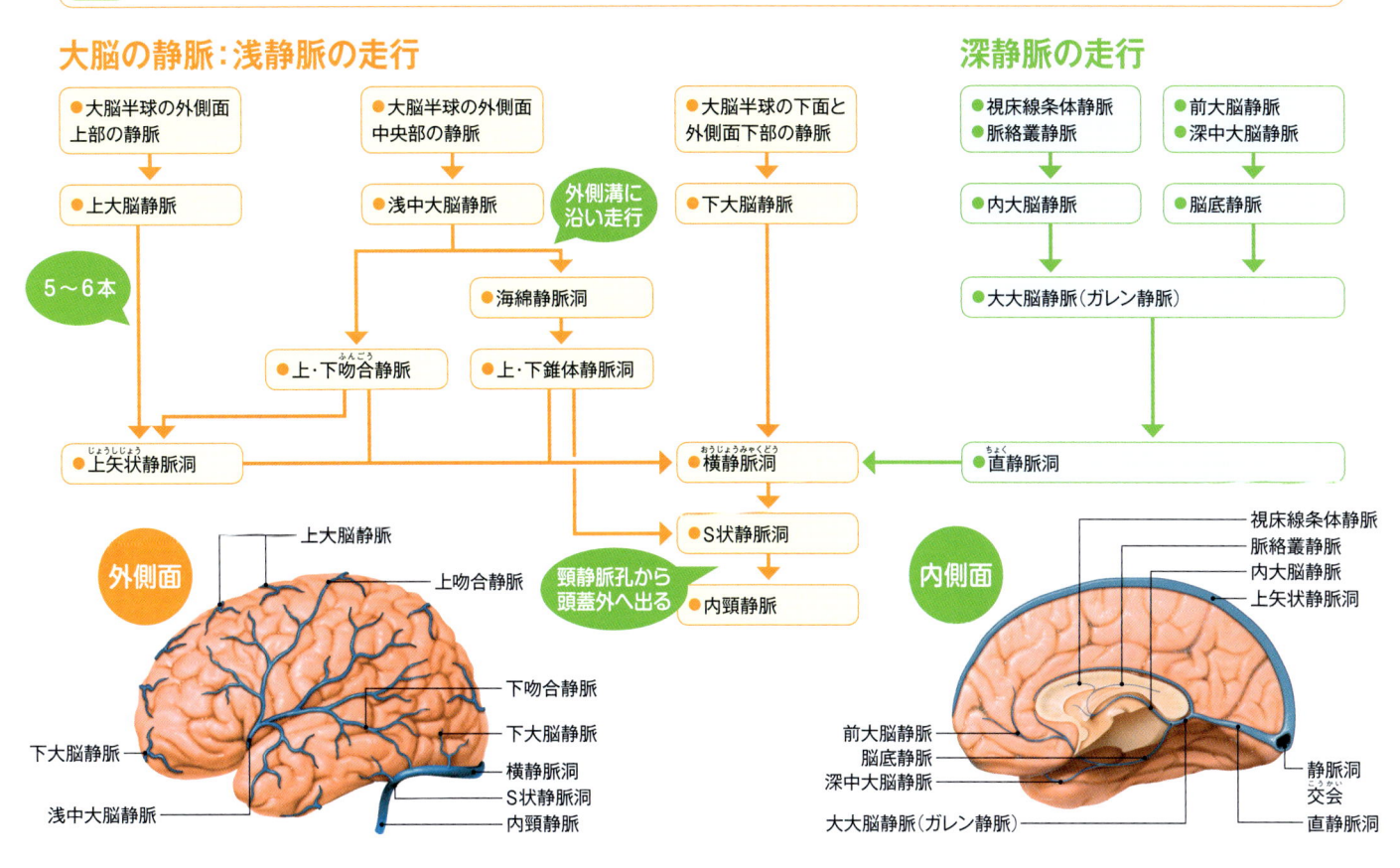

- 大脳半球の外側面上部の静脈
  → ●上大脳静脈（5〜6本）→ ●上矢状静脈洞

- 大脳半球の外側面中央部の静脈
  → ●浅中大脳静脈（外側溝に沿い走行）
  → ●海綿静脈洞
  → ●上・下吻合静脈 → ●上矢状静脈洞
  → ●上・下錐体静脈洞 → ●横静脈洞

- 大脳半球の下面と外側面下部の静脈
  → ●下大脳静脈 → ●横静脈洞 → ●S状静脈洞 →（頸静脈孔から頭蓋外へ出る）→ ●内頸静脈

深静脈の走行

- ●視床線条体静脈
- ●脈絡叢静脈
  → ●内大脳静脈

- ●前大脳静脈
- ●深中大脳静脈
  → ●脳底静脈

→ ●大大脳静脈（ガレン静脈）→ ●直静脈洞 → ●横静脈洞

外側面：上大脳静脈、上吻合静脈、下吻合静脈、下大脳静脈、横静脈洞、S状静脈洞、内頸静脈、下大脳静脈、浅中大脳静脈

内側面：視床線条体静脈、脈絡叢静脈、内大脳静脈、上矢状静脈洞、前大脳静脈、脳底静脈、深中大脳静脈、大大脳静脈（ガレン静脈）、静脈洞交会、直静脈洞

脳静脈：海綿静脈洞（前頭断を後方から見た図）

- 海綿静脈洞の中には、内頸動脈と脳神経（Ⅲ、Ⅳ、V₁：眼神経、V₂：上顎神経、Ⅵ：外転神経）が通る。この部位の炎症・腫瘍などで、神経圧迫症状が出現しやすい（海綿静脈洞症候群）。
- また、上眼静脈を介して顔面の静脈と交通しており、顔面部の炎症が波及しやすい。

図中ラベル：トルコ鞍、鞍隔膜、動眼神経（Ⅲ）、滑車神経（Ⅳ）、三叉神経の枝：眼神経（V₁）、三叉神経の枝：上顎神経（V₂）、蝶形骨洞、蝶形骨、下垂体、視交叉、内頸動脈、外転神経（Ⅵ）、静脈洞、硬膜

静脈系の走行

- 大脳の静脈には**浅静脈**と**深静脈**がある。**浅静脈は脳表面**の、**深静脈は脳深部**の静脈を集め、硬膜に包まれた**静脈洞**（弁・平滑筋なし）に注ぎ、**内頸静脈**に至る。
- 硬膜静脈洞のうち**海綿静脈洞**は、**トルコ鞍**の両側で下垂体を取り囲むようにつながっている。上眼窩裂から側頭骨錐体尖にかけて存在する。内腔は結合組織の小柱で貫かれ、海綿状を呈する。
- **脳の静脈系**には、**弁がない**という特徴がある。

④脳血管、脳脊髄液

生理 脳脊髄液の循環

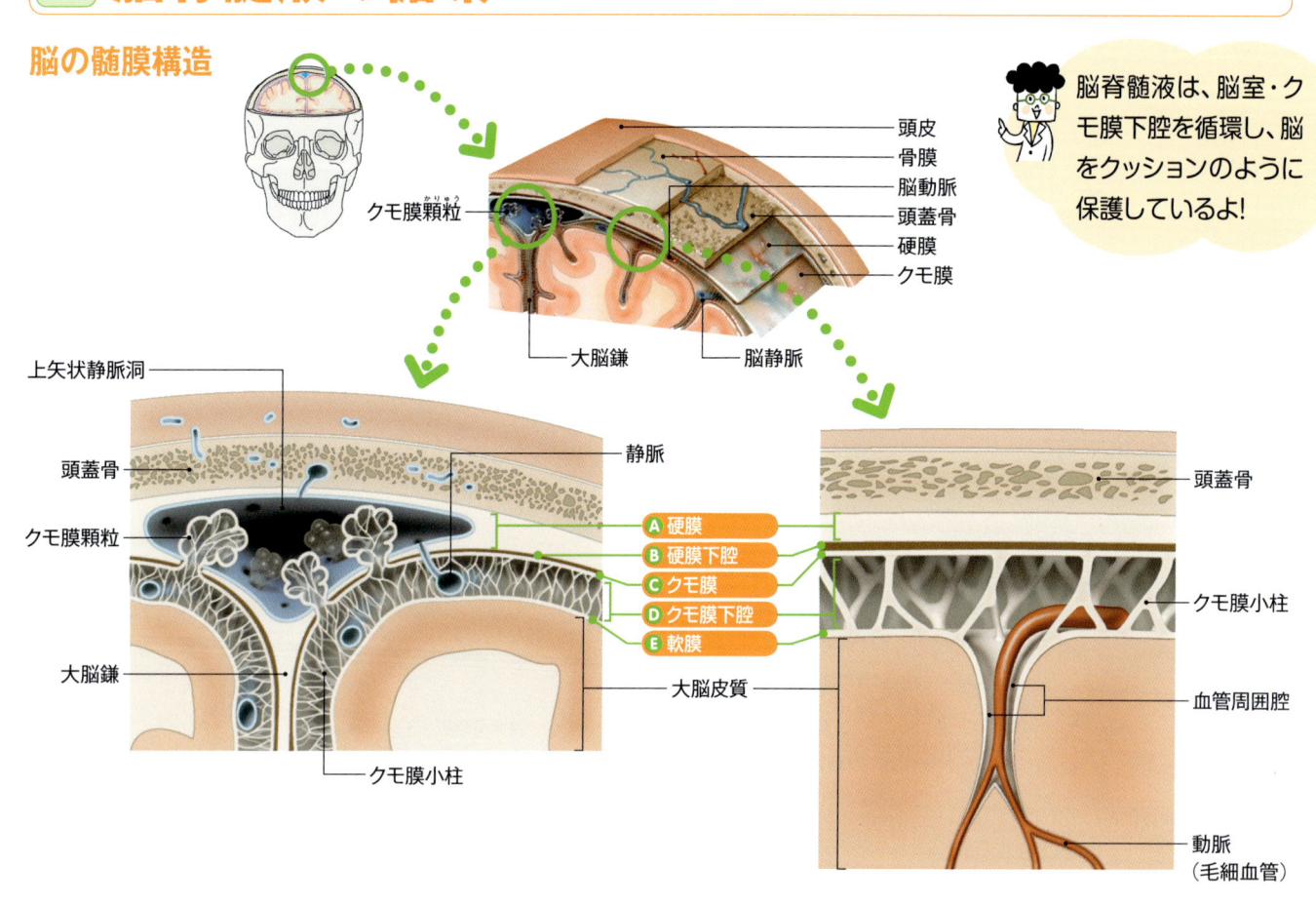

脳の髄膜構造

脳脊髄液は、脳室・クモ膜下腔を循環し、脳をクッションのように保護しているよ！

A 硬膜

- 髄膜の最外層（内葉・外葉の二層）
- 内葉は、外葉（骨膜）と離れ、静脈洞や、脳の位置を安定させる中隔（①〜④）を形成する。
  - ①大脳鎌（大脳縦裂部）
  - ②小脳鎌（左右の小脳半球間）
  - ③小脳テント（後頭葉・側頭葉と小脳の間：開放部のテント切痕には中脳）
  - ④鞍隔膜（大脳と下垂体の間）
- 前・中・後硬膜動脈（おもに頭蓋骨を栄養）が分布。中硬膜動脈は、側頭骨骨折で硬膜外血腫の原因になりやすい。
- 脊髄硬膜（内葉）は脊髄を覆う。

B 硬膜下腔

- 硬膜とクモ膜との間（通常は密着）
- 架橋静脈（脳表面から静脈洞へ向かう静脈：上大脳静脈の枝などが通り、損傷により慢性硬膜下血腫を起こすことがある。

C クモ膜

- 髄膜の中間層。無数の突起（クモ膜小柱）が、クモ膜と軟膜をつなぐ。
- クモ膜顆粒（クモ膜が特殊に突出した腺組織）が、硬膜内葉を貫通して硬膜静脈洞に達している（上矢状静脈洞の頭頂部に多い）。脳脊髄液が静脈へ吸収される部位となる。

D クモ膜下腔

- クモ膜と軟膜の間。クモ膜小柱によりクモの巣状になっている。
- 特に広いところを脳槽（クモ膜下槽）という。
- 脳脊髄液（脳部に約30mL、脊髄部に約80mL）が循環している。
- 脳・脊髄の実質と出入りする動脈・静脈が走行している。
- ここの嚢状動脈瘤の破裂や動静脈奇形の出血は、クモ膜下出血を生じる。

E 軟膜

- 髄膜の最内層にあり、脳・脊髄の表面を密着して覆う、薄い膜

III 脳・神経系

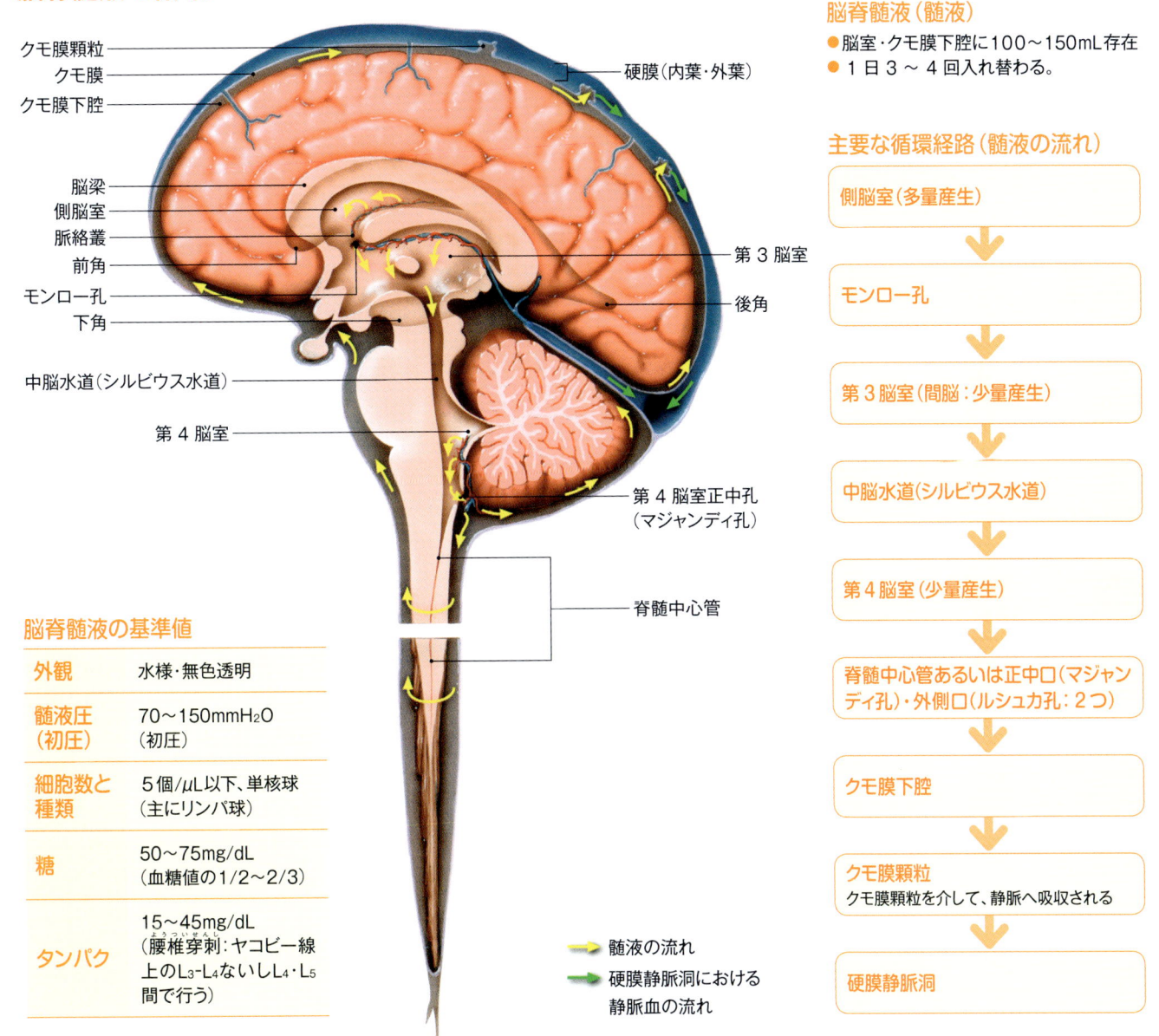

脳脊髄液の循環

図中ラベル（左側、上から）:
- クモ膜顆粒
- クモ膜
- クモ膜下腔
- 脳梁
- 側脳室
- 脈絡叢
- 前角
- モンロー孔
- 下角
- 中脳水道（シルビウス水道）
- 第4脳室

図中ラベル（右側）:
- 硬膜（内葉・外葉）
- 第3脳室
- 後角
- 第4脳室正中孔（マジャンディ孔）
- 脊髄中心管

凡例:
- → 髄液の流れ
- → 硬膜静脈洞における静脈血の流れ

脳脊髄液（髄液）
- 脳室・クモ膜下腔に100～150mL存在
- 1日3～4回入れ替わる。

主要な循環経路（髄液の流れ）

側脳室（多量産生）
↓
モンロー孔
↓
第3脳室（間脳：少量産生）
↓
中脳水道（シルビウス水道）
↓
第4脳室（少量産生）
↓
脊髄中心管あるいは正中口（マジャンディ孔）・外側口（ルシュカ孔：2つ）
↓
クモ膜下腔
↓
クモ膜顆粒
クモ膜顆粒を介して、静脈へ吸収される
↓
硬膜静脈洞

脳脊髄液の基準値

外観	水様・無色透明
髄液圧（初圧）	70～150mmH₂O（初圧）
細胞数と種類	5個/μL以下、単核球（主にリンパ球）
糖	50～75mg/dL（血糖値の1/2～2/3）
タンパク	15～45mg/dL（腰椎穿刺：ヤコビー線上のL₃-L₄ないしL₄・L₅間で行う）

脳脊髄液の循環

- **神経細胞**は、繊細で再生能がなく、衝撃などから厳重に保護される必要がある。
- **脳・脊髄**は、**骨**（頭蓋骨、椎骨）に囲われ、**髄膜**（硬膜、クモ膜、軟膜）に包まれるほか、ほぼ同比重の**脳脊髄液**（**髄液**）中に浮かび、そのクッション効果により保護される。
- **髄液**は、各脳室（約2/3は側脳室）の脈絡叢（毛細血管、脳室上衣細胞、軟膜からなる）などで、血液から産生（1日約500mL）される。
- 髄液の流れは上図の通りである。
- **頭蓋内圧**（脳圧＝脳脊髄液圧＝髄液圧）は**180mmH₂O以上**が**頭蓋内圧亢進**とされる。

（美田誠二）

〈文献〉
1) 金井正光編：臨床検査法提要 改訂32版. 金原出版, 東京, 2005：248-263.
2) 宿谷賢一, 下澤達雄, 宮本勝一, 他：血液, 尿以外の検査. 臨床検査データブック 2007-2008. 黒川清, 春日雅人, 北村聖編, 医学書院, 東京, 2007：655-659.
3) 松村讓兒：イラスト解剖学 第5版. 中外医学社, 東京, 2007：443-532.
4) 河田光博, 稲瀬正彦：カラー図解 人体の正常構造と機能 VIII神経系(1). 日本医事新報社, 東京, 2005：16-73.

④脳血管、脳脊髄液

IV 消化器系

① 上部・下部消化管

POINTS

消化器系は、口腔から肛門まで通じた消化管と、肝・胆・膵からなる。

口腔、食道・胃・小腸のうち十二指腸までを上部消化管、下部小腸の空腸・回腸および大腸を下部消化管と呼ぶ。

消化管は、食物を噛みくだいて消化を行い、栄養素を吸収できる状態にまで分解して血管およびリンパ管中に吸収し、脈管系に送り込むはたらきをもつ。

解剖 生理 消化管（上部・下部）の構造と機能

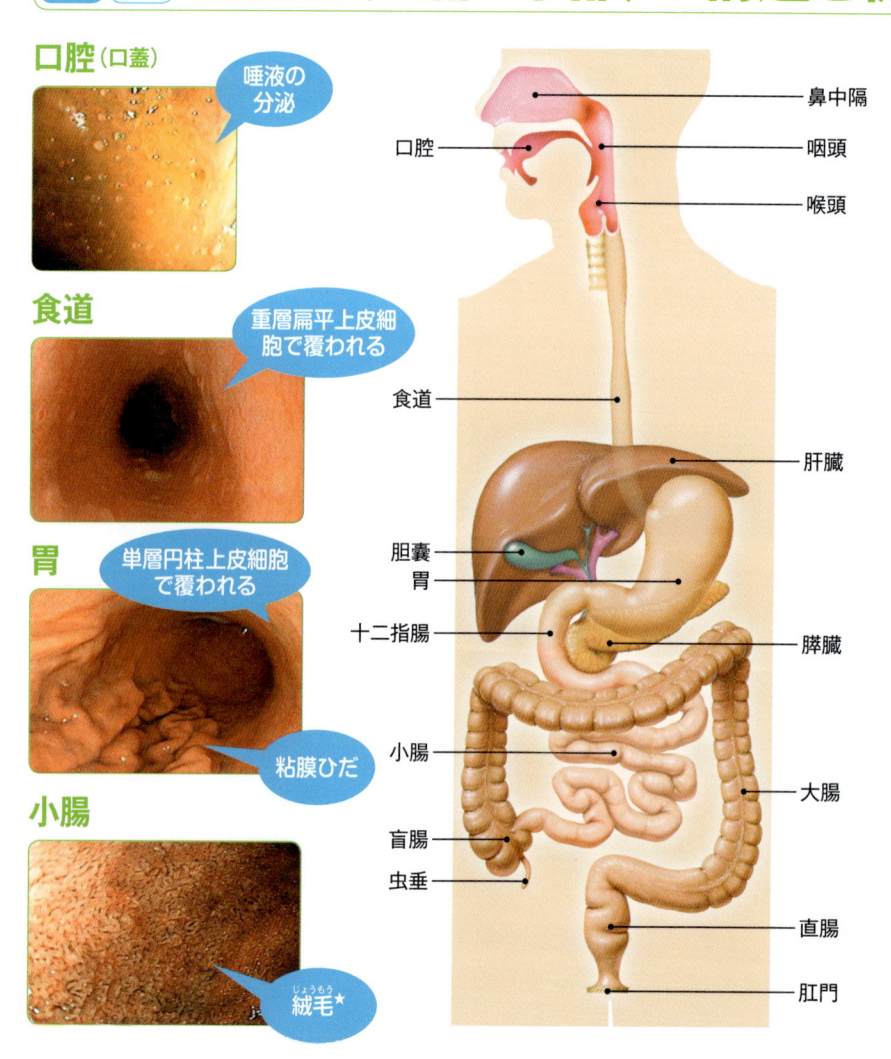

口腔（口蓋）　唾液の分泌

食道　重層扁平上皮細胞で覆われる

胃　単層円柱上皮細胞で覆われる　粘膜ひだ

小腸　絨毛★

図中ラベル：鼻中隔、口腔、咽頭、喉頭、食道、肝臓、胆嚢、胃、十二指腸、膵臓、小腸、大腸、盲腸、虫垂、直腸、肛門

- 消化管は口腔から肛門までつながった1本の管である。
- 内腔は粘膜で覆われている。消化管の粘膜表面は、食道では**重層扁平上皮細胞**、それ以下の胃から肛門管の上部までは**単層円柱上皮細胞**で覆われている。
- 消化管、口腔では食物を噛みくだいて消化（機械的消化）する。
- 食物は胃の中で吸収できる状態にまで分解され（化学的消化）、これを小腸で血液・リンパ中に吸収し、**脈管系**（血管系・リンパ系）へと送り込む。

> 消化管は、口腔・食道・胃・小腸・大腸と続く1本の管と、それにかかわる臓器である肝臓・胆嚢・膵臓から成り立ちます。

解剖 消化管壁の構造

- 管壁は、内腔より①粘膜（上皮）、②粘膜固有層、③粘膜筋板、④粘膜下組織、⑤筋層、⑥漿膜（外膜）からなる。
- 粘膜からは、消化酵素、粘液、消化管ホルモンなどが生成・分泌される。
- 粘膜下組織には、血管、自律神経、リンパ管が通る。
- 筋層は、内側より輪走筋、縦走筋に分かれる。胃の体部にはさらに、特徴的な筋層として斜走筋がある。筋層は、嚥下や蠕動などの機械的消化にかかわる。つまり、消化管の筋層の動きで、食物や消化物を前方へと送り込むことができる。
- 漿膜（外膜）は、消化管のいちばん外側にあり、他の臓器と接する。胃、十二指腸近位部、小腸、横行結腸、下行結腸、S状結腸では漿膜（腹膜）と呼ばれ、食道、十二指腸遠位部、盲腸などの後腹膜器官では、外膜（結合組織性膜）と呼ばれる。

食道の例

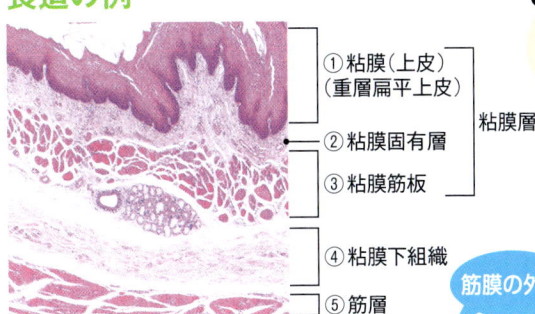

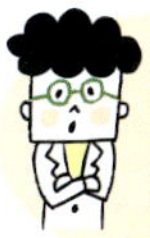

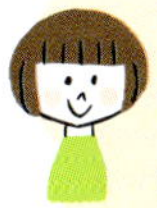

① 粘膜（上皮）（重層扁平上皮）
② 粘膜固有層
③ 粘膜筋板
粘膜層

④ 粘膜下組織
⑤ 筋層
⑥ 外膜（漿膜）← 筋膜の外側

消化管は、食道から大腸まで、すべてこのような構造をしているよ。

管の壁自体も、消化のための分泌や蠕動といったはたらきをもつのですね。

解剖 上部消化管：食道の構造

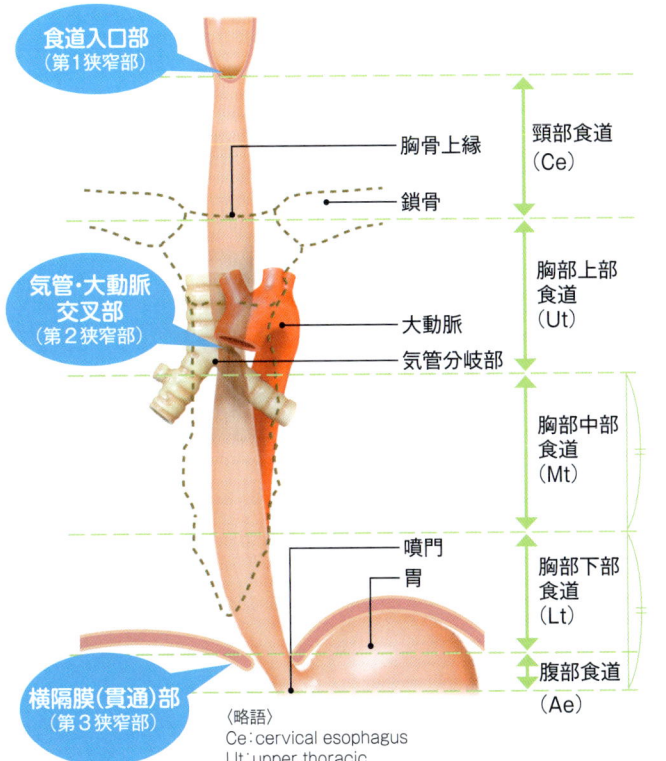

- 食道は、第6頸椎前方より始まる。気管と心臓のうしろを通り、第10胸椎の高さで横隔膜（食道裂孔）を貫通し、胃噴門につながる。
- 食道は頭側より、頸部食道、胸部上部食道、胸部中部食道、胸部下部食道、腹部食道に分けられる。
- 食道の長さは、門歯から胃噴門まで約40cm、食道入口部からの平均は約25cmである。
- 生理的狭窄部が3か所ある。食道入口部（第1狭窄部）、気管・大動脈交叉部（大動脈弓交叉部、第2狭窄部）、横隔膜（貫通）部（第3狭窄部）である。これらの狭窄部には、異物が停滞しやすい。

食道入口部（第1狭窄部）
気管・大動脈交叉部（第2狭窄部）
横隔膜（貫通）部（第3狭窄部）

胸骨上縁
鎖骨
大動脈
気管分岐部
噴門
胃

頸部食道（Ce）
胸部上部食道（Ut）
胸部中部食道（Mt）
胸部下部食道（Lt）
腹部食道（Ae）

生理的狭窄部

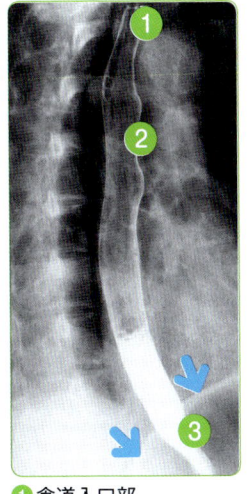

❶ 食道入口部
❷ 気管・大動脈交叉部
❸ 横隔膜（貫通）部

→は横隔膜。食道は、心臓のうしろ、胸椎（背骨）のすぐ左前面を走行している。

〈略語〉
Ce：cervical esophagus
Ut：upper thoracic
Mt：middle thoracic esophagus
Lt：lower thoracic esophagus
Ae：addominal esophagus

解剖 生理 上部消化管：胃の構造、胃液の分泌と消化

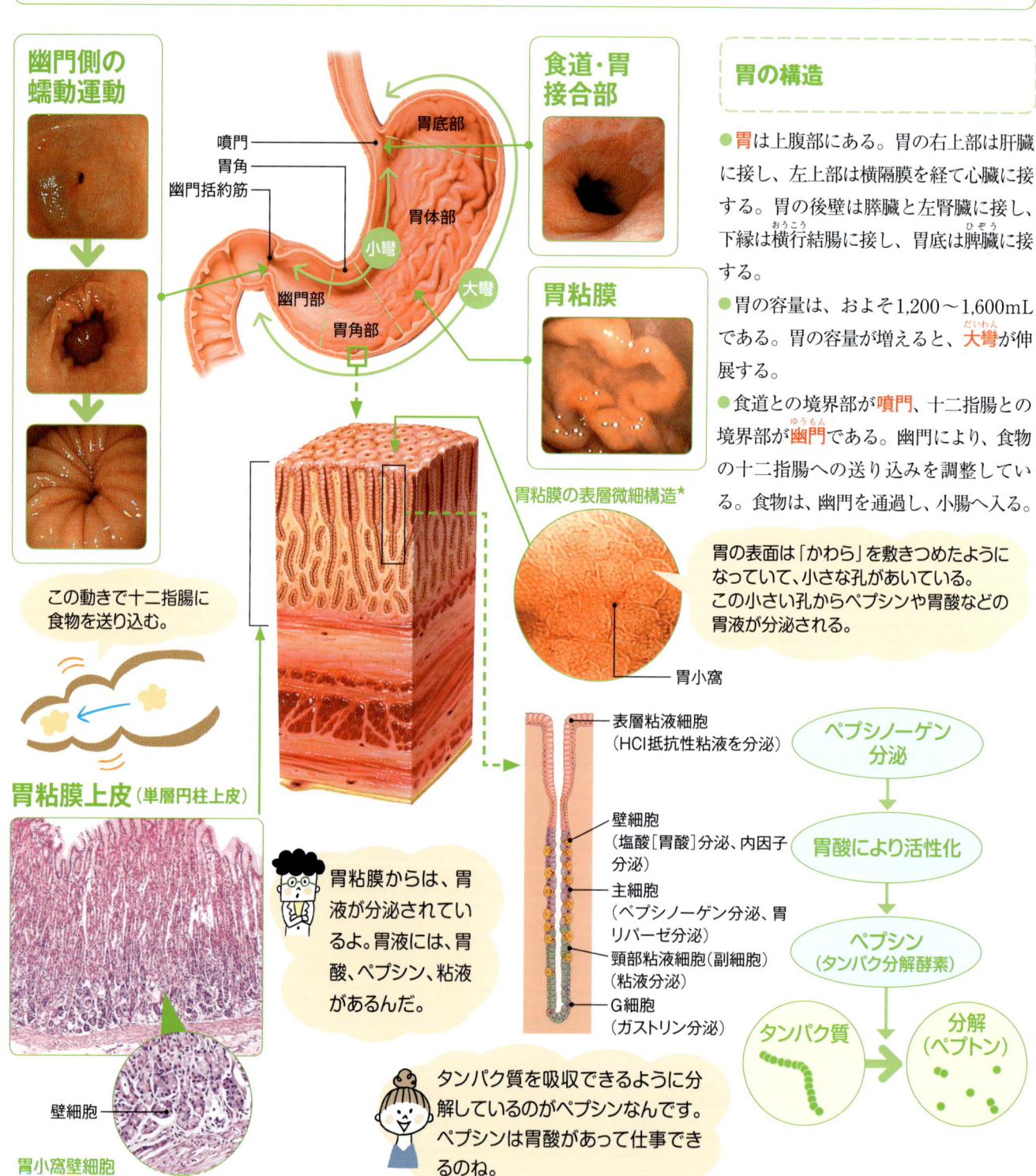

胃の構造

- 胃は上腹部にある。胃の右上部は肝臓に接し、左上部は横隔膜を経て心臓に接する。胃の後壁は膵臓と左腎臓に接し、下縁は横行結腸に接し、胃底は脾臓に接する。
- 胃の容量は、およそ1,200〜1,600mLである。胃の容量が増えると、大彎が伸展する。
- 食道との境界部が噴門、十二指腸との境界部が幽門である。幽門により、食物の十二指腸への送り込みを調整している。食物は、幽門を通過し、小腸へ入る。

幽門側の蠕動運動

この動きで十二指腸に食物を送り込む。

食道・胃接合部

胃粘膜

噴門／胃角／幽門括約筋／胃底部／胃体部／小彎／大彎／幽門部／胃角部

胃粘膜の表層微細構造*

胃の表面は「かわら」を敷きつめたようになっていて、小さな孔があいている。この小さい孔からペプシンや胃酸などの胃液が分泌される。

胃小窩

胃粘膜上皮（単層円柱上皮）

壁細胞
胃小窩壁細胞

胃粘膜からは、胃液が分泌されているよ。胃液には、胃酸、ペプシン、粘液があるんだ。

- 表層粘液細胞（HCl抵抗性粘液を分泌）
- 壁細胞（塩酸[胃酸]分泌、内因子分泌）
- 主細胞（ペプシノーゲン分泌、胃リパーゼ分泌）
- 頸部粘液細胞（副細胞）（粘液分泌）
- G細胞（ガストリン分泌）

タンパク質を吸収できるように分解しているのがペプシンなんです。ペプシンは胃酸があって仕事できるのね。

ペプシノーゲン分泌 → 胃酸により活性化 → ペプシン（タンパク分解酵素） → タンパク質 → 分解（ペプトン）

IV　消化器系

胃液による消化の進み方

- 食物は胃に入ると胃液により消化される。迷走神経の作用により蠕動を生じ、濃いクリーム状の物質になった食物（び粥＝ジュース）が、十二指腸に送り出される。
- 胃液を分泌する胃腺の名称は、胃の部位により噴門腺、胃底腺、幽門腺の3種類に分けられる。
- 胃では、1日に2〜3Lの胃液を分泌する。これには塩酸（胃酸）、内因子、ペプシノーゲン、胃リパーゼ等が含まれる。
- 噴門腺、胃底腺では、表層粘液細胞からHCl抵抗性粘液を分泌、壁細胞から胃酸・内因子を産生・分泌、主細胞からペプシノーゲンを産生・分泌し、頸部粘液細胞（副細胞）から粘液の分泌が行われている。
- ペプシノーゲンは胃酸により活性化されて、タンパク分解酵素のペプシンとなる。ペプシンはタンパク質を分解して、ペプトンにする。

胃液による消化

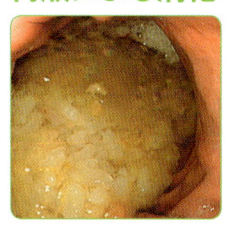

- 食物が濃いクリーム状の物質（び粥）になり、十二指腸へと送られる。
- 蠕動運動の繰り返しで消化が進む。

- 幽門腺は粘液腺でもあり、ガストリン（胃液、ペプシンの分泌を刺激する消化管ホルモン）を分泌する。
- 胃液の分泌は、迷走神経で促進的に、交感神経で抑制的にはたらく。

解剖 生理 下部消化管（小腸・大腸）の構造と機能

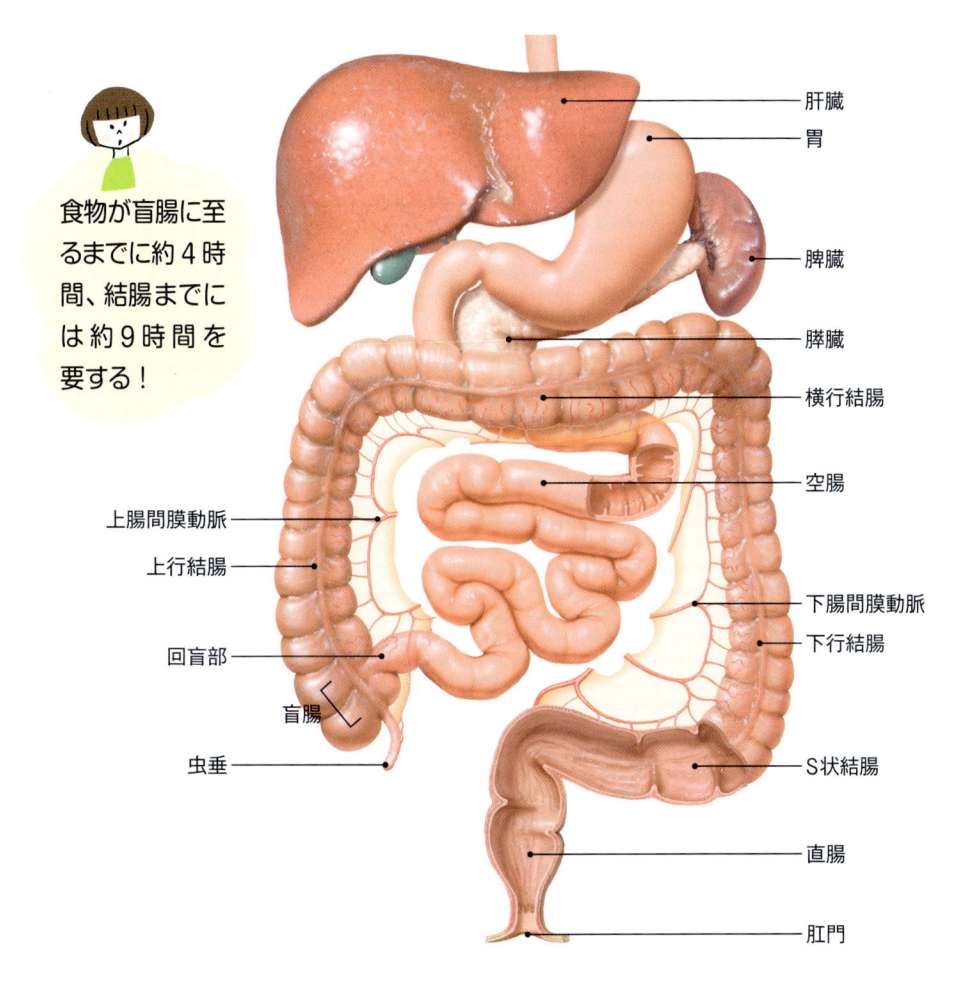

食物が盲腸に至るまでに約4時間、結腸までには約9時間を要する！

（図中ラベル）肝臓／胃／脾臓／膵臓／横行結腸／空腸／下腸間膜動脈／下行結腸／S状結腸／直腸／肛門／上腸間膜動脈／上行結腸／回盲部／盲腸／虫垂

下部消化管の構造と機能

- 小腸は長さ約5〜7m、大腸は長さ約1.5mの管腔よりなる。
- 食物中の水分と各消化液を合わせると、消化管には約8〜10Lと大量の水分が入ってくる。そして、大腸を通過するまでには、その約90％が吸収される。大部分は小腸で吸収され、残りは上行結腸で吸収される。
- 腹腔、骨盤腔の内面を覆う膜は、漿膜の一種である腹膜のうちの壁側腹膜である。さらに、腹腔内臓の表面にまで伸びてきて、これを覆う腹膜を臓側腹膜という。
- 腹膜の表面積は、成人で約1.7m²あり、体表面積とほぼ等しい。
- 腹膜は吸収、滲出、漏出、癒着などの機能をもっている。さらに、腹膜に炎症が起きたときに、フィブリンの滲出等による癒着を生じることで、炎症を限局化しようとするはたらきをもつ。

解剖 下部消化管：小腸の構造

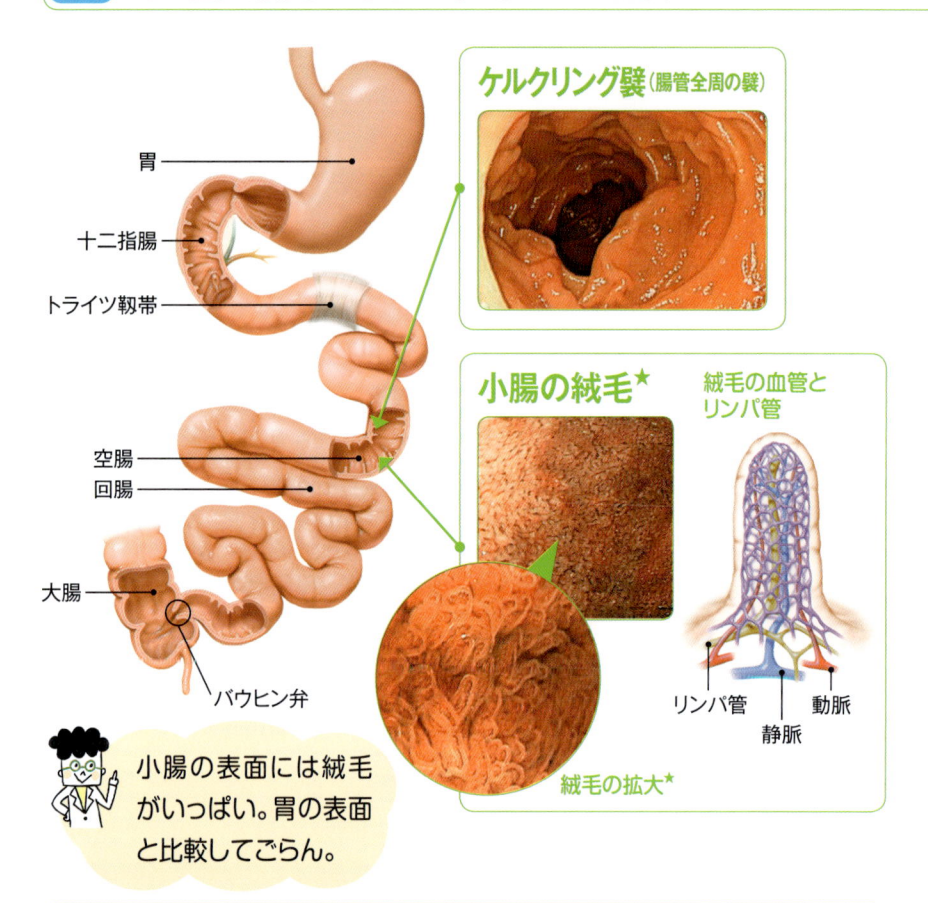

ケルクリング襞（腸管全周の襞）

小腸の絨毛*

絨毛の血管とリンパ管

絨毛の拡大*

- 胃
- 十二指腸
- トライツ靱帯
- 空腸
- 回腸
- 大腸
- バウヒン弁
- リンパ管
- 静脈
- 動脈

小腸の表面には絨毛がいっぱい。胃の表面と比較してごらん。

- **小腸**は長さ5〜7 mの腹腔内管腔臓器で、**十二指腸**、**空腸**、**回腸**からなる。上側の起始部は、**十二指腸球(部)**とも呼ばれる。
- **トライツ靱帯**は、十二指腸・空腸曲を後腹膜（横隔膜腰椎部）に固定するための平滑筋組織である。
- **バウヒン弁**は、回腸の出口にある括約弁であり、消化物の逆流を抑える（食道から胃、胃から十二指腸［小腸］、小腸から大腸を通過する際、機能的弁があり逆流を阻止している）。
- 小腸の粘膜には、内腔に突出する**ケルクリング襞**がみられる。表面が**絨毛**で覆われ、吸収面積を大きくしている。イソギンチャクの触手をイメージするとよい。
- 絨毛には毛細血管とリンパ管（中心乳ビ管）がはりめぐらされている。これらで**脂肪**、**糖質**、**アミノ酸**、**ビタミン**、**カルシウム**、**鉄**を吸収する。

生理 小腸における吸収のしくみ

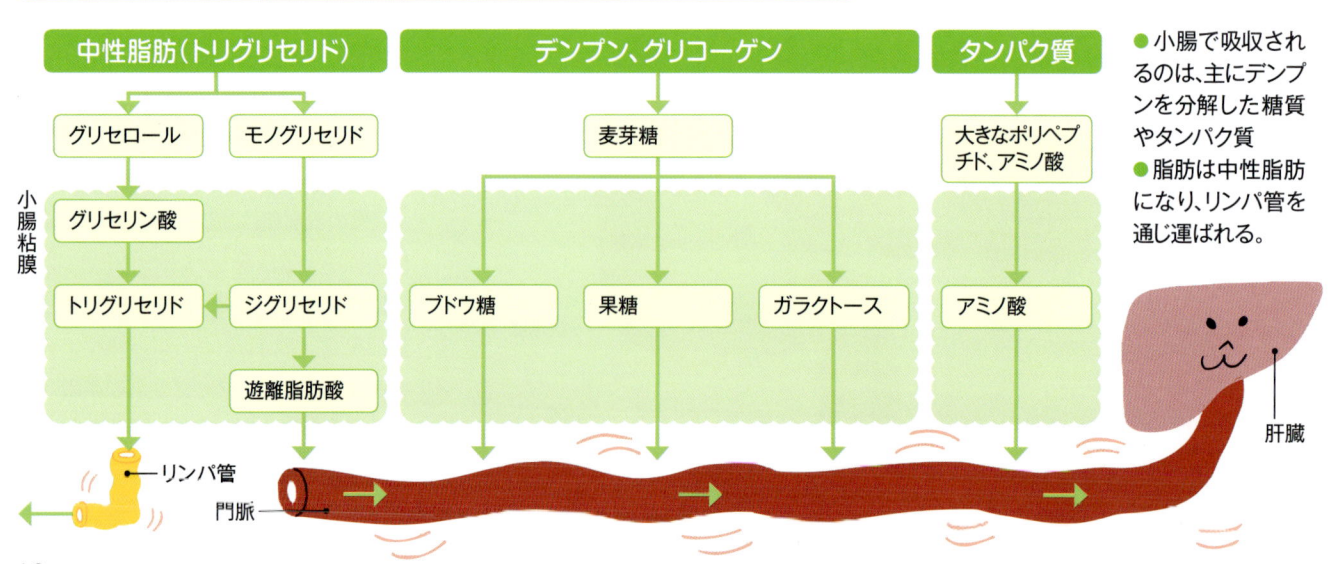

中性脂肪（トリグリセリド）
- グリセロール
- モノグリセリド

小腸粘膜
- グリセリン酸
- トリグリセリド
- ジグリセリド
- 遊離脂肪酸

デンプン、グリコーゲン
- 麦芽糖
- ブドウ糖
- 果糖
- ガラクトース

タンパク質
- 大きなポリペプチド、アミノ酸
- アミノ酸

- リンパ管
- 門脈
- 肝臓

- 小腸で吸収されるのは、主にデンプンを分解した糖質やタンパク質
- 脂肪は中性脂肪になり、リンパ管を通じ運ばれる。

IV 消化器系

小腸での吸収の進み方

- 3大栄養素である糖質、タンパク質、脂肪は、小腸から吸収される。
- 糖質はアミラーゼ、マルターゼ、ラクターゼなどの消化酵素により、ブドウ糖、果糖、ガラクトースに分解される。
- タンパク質は、ペプシン、トリプシンによりアミノ酸に分解される。
- 吸収された糖質、タンパク質は主に血液によって肝臓で蓄えられる。
- 一方、脂肪はリンパ行性に全身を循環したあと、肝臓やその他の組織で利用される。
- これらの吸収は、主に小腸上部で行われている。

解剖 下部消化管：大腸の構造

- 大腸は長さ約1.5mの臓器で、盲腸、結腸、直腸、肛門管に分かれる。
- 結腸は上行結腸、横行結腸、下行結腸、S状結腸からなる。
- 盲腸から長さ約6.5cm、太さが鉛筆ほどの虫垂が伸びる。虫垂管壁には、消化管リンパ装置として多数のリンパ小節がある。
- 肛門管は直腸の下端部約3cmの長さで、上部、中部、下部に分けられる。
- 肛門管の周囲には、内肛門括約筋（平滑筋からなる）と、外肛門括約筋（横紋筋からなる）があり、排便を調整する。通常、排便時以外は肛門は閉じている。

（川嶋一成／清木勘治）

〈文　献〉
1) 黒川清, 江藤澄哉, 中原一彦編著：内科診断学 改訂8版. 吉利和原編著, 金芳堂, 京都, 1997.
2) 清木勘治：解剖学 改訂7版. 金芳堂, 京都, 1995.

虫垂（断面）

〈略語〉
Rs：rectosigmoid
Ra：rectum above the peritoneal reflection
Rb：rectum below the peritoneal reflection

★の内視鏡写真は、川崎市立川崎病院・外科 大森泰先生にご提供いただきました。深謝いたします。

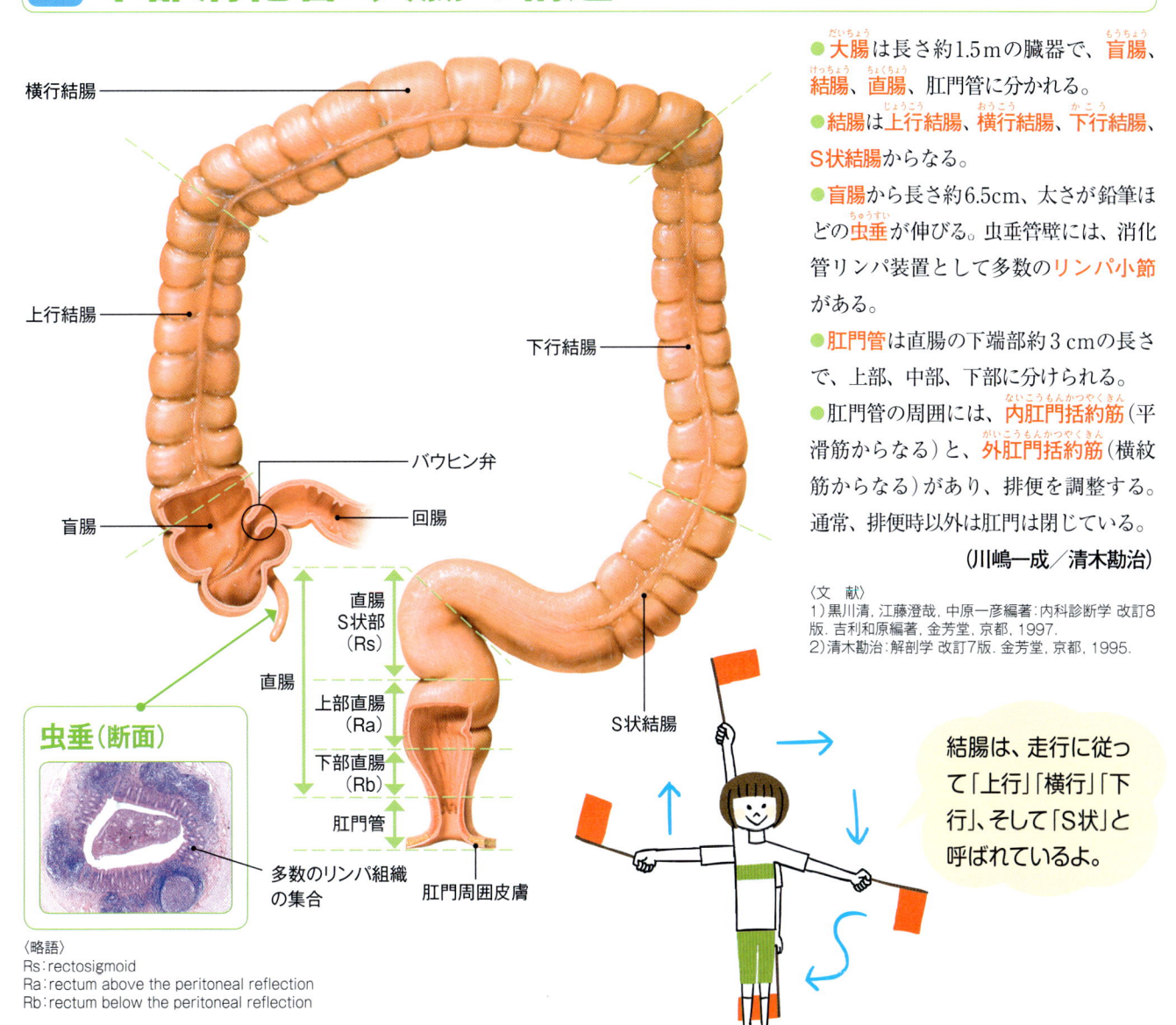

結腸は、走行に従って「上行」「横行」「下行」、そして「S状」と呼ばれているよ。

Ⅳ 消化器系

②肝、胆、膵

POINTS

肝臓の最も重要な機能は代謝である。門脈からの血液が、類洞内を中心静脈に向かう際に、肝細胞と血液の間で物質交換が行われる。

胆嚢から分泌される胆汁は、脂肪を乳化させ、消化酵素の消化作用を受けやすくする。

膵臓から分泌される膵液には、さまざまな酵素（タンパク分解酵素、核酸分解酵素、炭水化物分解酵素、脂肪分解酵素など）が含まれる。

解剖 肝臓の構造

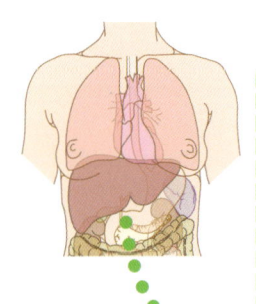

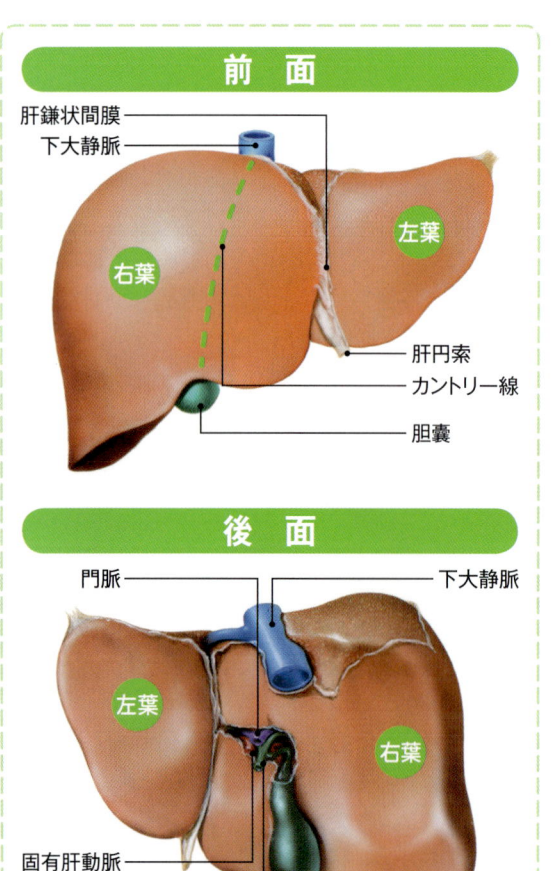

前面
- 肝鎌状間膜
- 下大静脈
- 右葉
- 左葉
- 肝円索
- カントリー線
- 胆嚢

右葉は左葉の6倍も重いんですね！

後面
- 門脈
- 下大静脈
- 左葉
- 右葉
- 固有肝動脈
- 総胆管
- 胆嚢

肝臓の亜区域
S1～S8

亜区域はS1～S8で示される。外科手術などで対象となる位置を示すために用いられるよ。

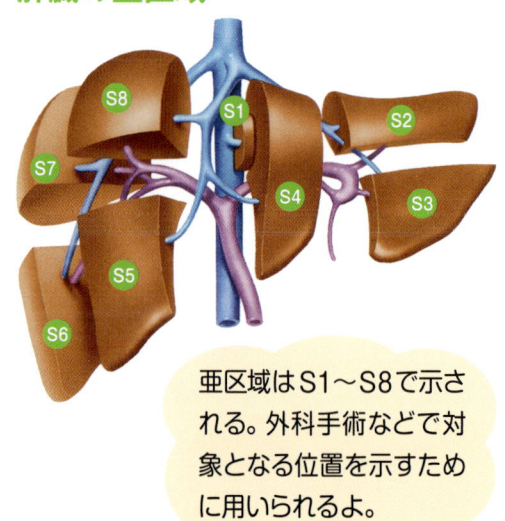

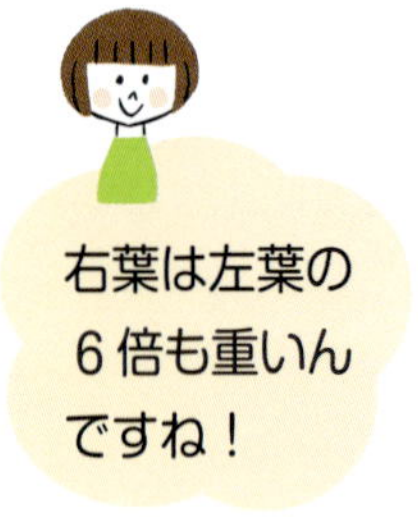

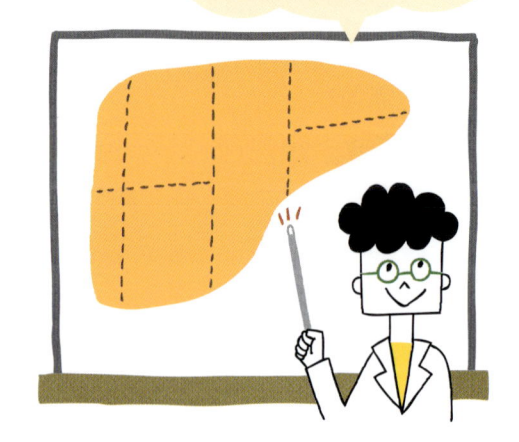

肝臓の構造

- **肝臓**は右上腹部にあり、横隔膜の直下に位置している。
- 腹部では**最大の臓器**である。その重量は男性で約1,300g、女性では約1,200gで、体重の1/50強の重量を占める。
- 肝臓は**右葉**と**左葉**に大別され、右葉は左葉の**約6倍の重量**がある。
- 右葉・左葉の境界は、胆嚢床と下大静脈を結ぶ**カントリー線**である。なお、肝臓前面は**肝鎌状間膜**により左右に分けられるように見えるが、本来の右葉・左葉の境界線とは異なっている。
- 肝臓は、一般にS1～S8まで8つの区域に分けられる（8つの**亜区域分類**と呼ばれる）。大きくは、**左葉外側区**（S2、S3）、**左葉内側区**（S4）、**右葉前区**（S5、S8）、**右葉後区**（S6、S7）の4区域に分けられる。
- **S1**は**左葉内側区**に属すが、下大静脈の左側から前方にあり、他の亜区域から独立しているため、**尾状葉**とも呼ばれる。

解剖／生理 肝臓の役割と血管の走行

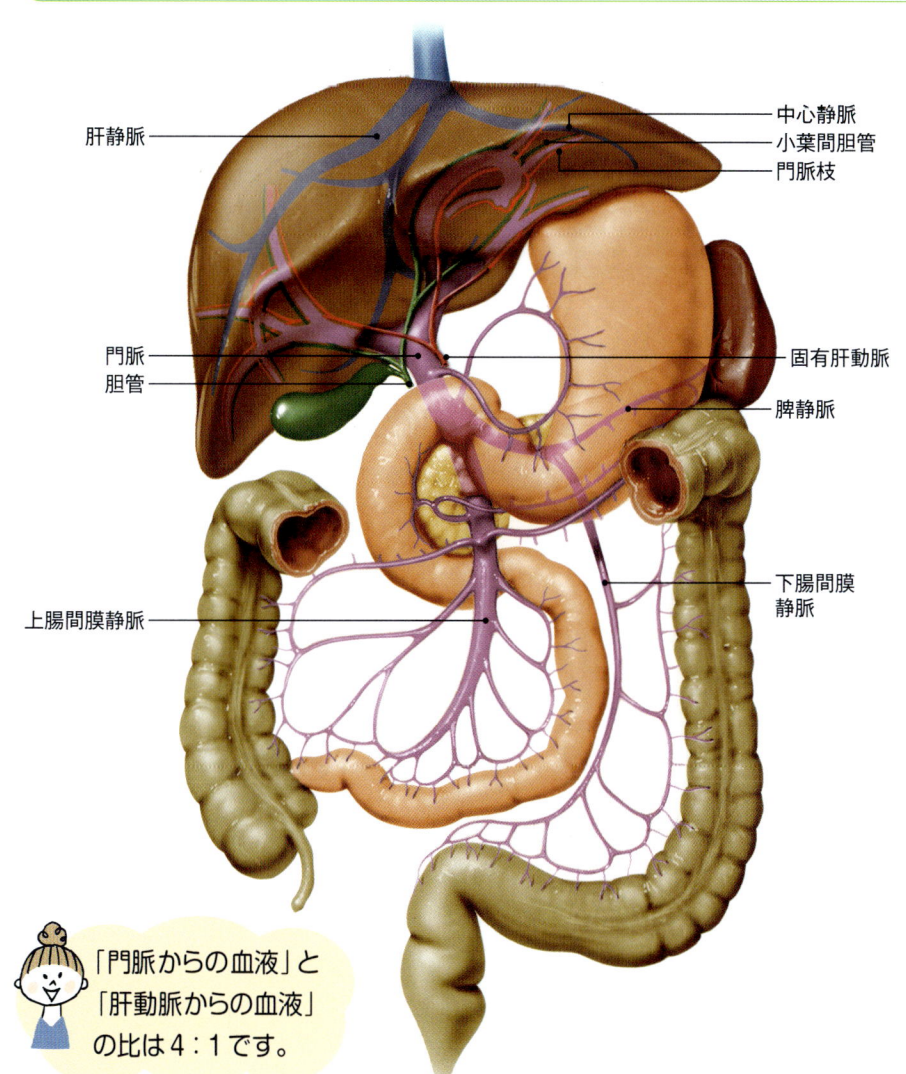

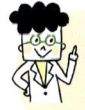

> 肝臓に血液を運ぶのは門脈と肝動脈なんだね。

肝臓の役割

- 肝臓に流入する血液は、静脈性の**門脈**と、**肝動脈**により供給される。その割合はおよそ**4：1**（門脈血：肝動脈血）で、門脈血のほうが多い。
- 門脈は、**上腸間膜静脈**と**脾静脈**が合流して、本幹となる。**下腸間膜静脈**は脾静脈に注いでいる。
- 門脈血中には、消化管から吸収された**栄養素**が多く含まれている。一方、肝臓から流出する血液は**肝静脈**に集まり、**右肝静脈**、**左肝静脈**、**中肝静脈**の3本が別々に下大静脈に流入している。
- 肝臓では**リンパ液**も豊富に作られている。**肝細胞**で生成し、分泌される胆汁は、胆管を経て十二指腸に排出される。

> 「門脈からの血液」と「肝動脈からの血液」の比は4：1です。

解剖 生理 肝小葉の構造と機能

肝小葉

- 中心静脈
- グリソン鞘

血液は肝小葉の類洞(るいどう)に流れ込み、そこでさまざまな物質がやりとりされているよ！

肝小葉の構造単位

- 肝細胞
- 中心静脈
- 小葉間胆管
- 門脈枝
- 肝動脈枝

肝臓からは、1日1,500～2,000mLもの胆汁が分泌されます。

肝細胞索

- 中心静脈
- クッパー細胞
- ピット細胞
- 脂肪貯蔵細胞
- 類洞
- ディッセ腔
- 毛細胆管
- 類洞内皮細胞
- 小葉間胆管
- 門脈枝
- 肝動脈枝

肝小葉の構造と機能

- 肝臓は**肝小葉**(かんしょうよう)と呼ばれる小さな構造単位が、数百万個集合した臓器である。
- 門脈や肝動脈の末端の枝(**小葉間門脈**(しょうようかんもんみゃく)、**小葉間動脈**(しょう))は、**グリソン鞘**と呼ばれる場所から肝小葉内に流入し、肝細胞が索状に並んでいる肝細胞索の間(**類洞**(るいどう))を通り、中心静脈に注いでいる。
- 類洞を通過する間に、血液の流れはゆるやかになり、肝細胞と血液との間でさまざまな物質の移動が行われる。
- 類洞には、ビタミンAの貯蔵や線維化に関係する**脂肪貯蓄細胞**(しぼうちょちくさいぼう)、網内系細胞である**クッパー細胞**や**類洞内皮細胞**(ないひ)、悪性腫瘍の転移の抑制に関与する**ピット細胞**(**肝NK細胞**)が存在している。
- **胆汁**は、類洞に面していない肝細胞と肝細胞の間(**毛細胆管**(もうさいたんかん))を通って、グリソン鞘の胆管に流入する。
- 肝臓の細胞の約90％は**肝細胞**(**肝実質細胞**(かんじっしつさいぼう))であり、さまざまな物質の代謝・解毒機能や、胆汁の排泄機能を果たす。

IV 消化器系

生理 肝臓のはたらき

糖質代謝
- 余剰エネルギーの蓄積（グルコース→グリコーゲン、中性脂肪）
- 蓄積されたエネルギーの供給（グリコーゲン→グリコーゲンの分解、糖新生、ケトン体産生）

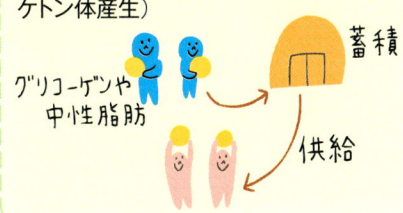

解毒作用
- アンモニアを解毒して尿素に

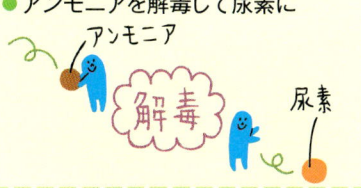

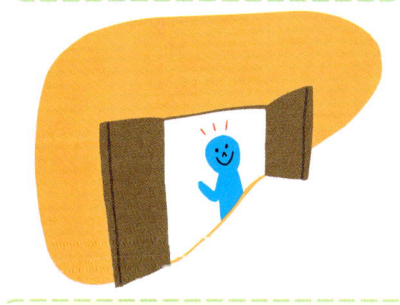

ビリルビン代謝
- ヘモグロビンから生成→抱合型ビリルビン→胆汁中へ排泄

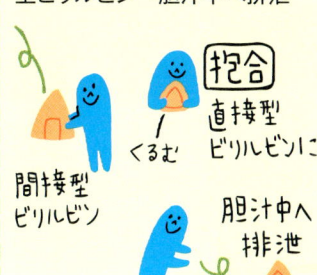

脂質代謝
- 脂肪酸、中性脂肪、コレステロールの合成
- アポタンパク、リポタンパクの分泌

タンパク質代謝、アミノ酸代謝

ビタミン代謝
ホルモン代謝
薬物・アルコール代謝
異物処理　など

肝臓のはたらき

- 肝臓は「人体の生化学工場」といわれるように、さまざまな**栄養素の代謝**において中心的な役割を果たしている。

糖質代謝
- **糖質の代謝**では、肝臓は生体に一定のエネルギーを供給するために、飽食時に余ったエネルギーを蓄える。そして絶食時には蓄えたエネルギーを利用可能なかたちに変換して、生体に供給する。
- 肝臓は食後に過剰となった**グルコース**を取り込んで、**グリコーゲンや中性脂肪**（**トリグリセリド**）に変換してエネルギーを蓄える。エネルギー不足時にはグリコーゲンを分解したり、糖を新たに作り出して**糖新生**エネルギーを提供する。
- エネルギーがさらに不足すると、**脂肪酸**を動員して糖新生を補助し、新たなエネルギー源として**ケトン体**も産生する。

脂質代謝
- **脂質の合成**については、肝臓は**脂肪酸**、**中性脂肪**、**コレステロール**など、ほぼすべての脂質を合成する。
- 脂質は、おもに肝臓で合成される**アポタンパク**とともに**リポタンパク**のかたちで分泌され、脂質は生体各所に輸送される。また、肝臓はリポタンパクを取り込んでエネルギー源として利用したり、**胆汁**中に**胆汁酸**やコレステロールとして分泌する。

タンパク質代謝・アミノ酸代謝
- 血液中のタンパク質の大部分は肝臓で合成されるので、肝臓のはたらきが低下した状態では**低タンパク血症**（**低アルブミン血症**）となり、血漿浸透圧が低下、浮腫や腹水が生じる。また、血液凝固因子も低下するため、出血傾向が生じる。

解毒作用
- 肝臓は、**解毒作用**ももつ。腸管内や生体各所で生じる**アンモニア**は毒性を有するが、その大半は肝臓の**尿素サイクル**で処理され、無毒の**尿素**に変換されている。

ビリルビン代謝
- 肝臓は、**ビリルビン代謝**も行っている。ビリルビンはおもに老廃赤血球の**ヘモグロビン**から生成され、肝臓で**抱合型ビリルビン**に変えられて、胆汁に排泄される。ビリルビンが生体内に蓄積すると、**黄疸**が生じることになる。

その他
- そのほか、肝臓は**ビタミンの代謝**、**ホルモンの代謝**の中心臓器であるとともに、**薬物・アルコールの代謝**にも主要な役割を果たしている。
- 肝臓は、このほかに腸管から門脈を介して運ばれてくる**異物の処理**も果たす。

解剖　胆嚢（胆道）の構造

- 胆汁は、肝臓で作られ、胆嚢で濃縮される。十二指腸に食物が送られると胆嚢が収縮。乳頭部のオッディ括約筋（平滑筋）が弛緩することにより、濃縮された胆汁が十二指腸に1日約600mL排泄される。

右肝管／左肝管／胆嚢頸部／総肝管／胆嚢管／胆嚢粘膜／胆嚢体部／胆嚢底部／総胆管／主膵管／オッディ括約筋／ファーター乳頭

胆汁には、胆汁酸、胆汁色素（ビリルビン）、コレステロール、およびレシチンなどのリン脂質が含まれるよ！

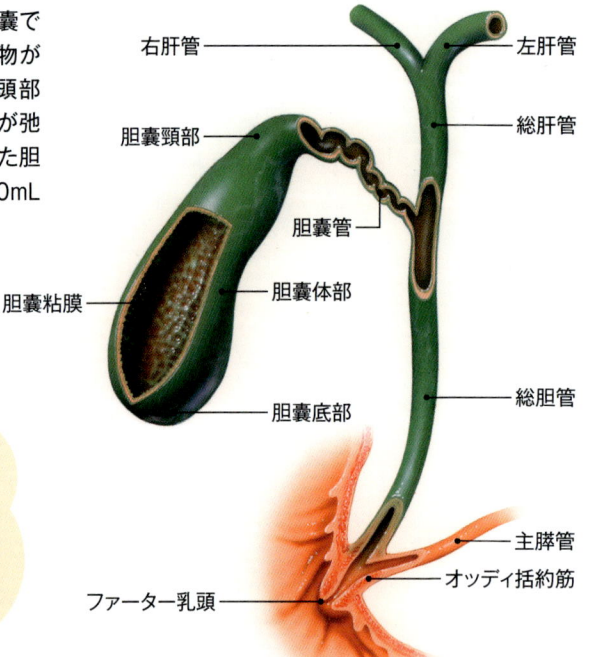

- **胆道**は、肝臓と十二指腸の間をつなぐ胆汁の排出路である。
- 胆道は、胆管と胆嚢により構成されている。胆管は左右の肝管が合流して総肝管となり、胆嚢は胆嚢管を介して胆管とつながっている。胆嚢管と総肝管の合流部（三管合流部）より下流の胆管を、総胆管と呼ぶ。
- 胆嚢は頸部、体部、底部に分けられ、その長さは約7cmである。
- 胆汁は肝管、総胆管を経てファーター乳頭開口部から十二指腸内に排出される。

生理　胆汁の分泌と役割

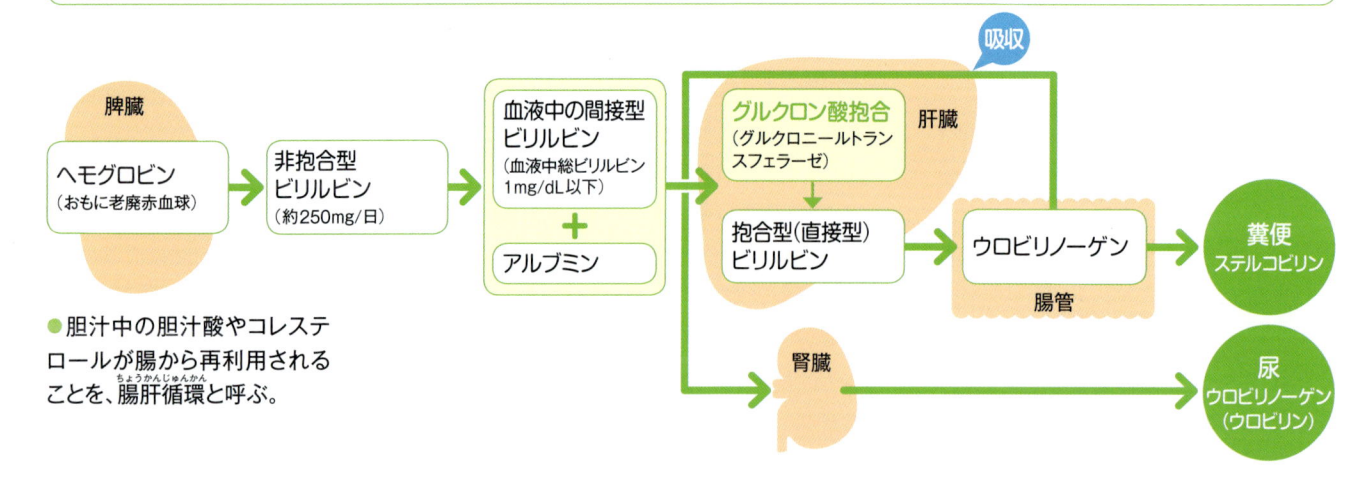

脾臓：ヘモグロビン（おもに老廃赤血球）→ 非抱合型ビリルビン（約250mg/日）→ 血液中の間接型ビリルビン（血液中総ビリルビン1mg/dL以下）＋アルブミン → 【肝臓】グルクロン酸抱合（グルクロニールトランスフェラーゼ）→ 抱合型（直接型）ビリルビン → ウロビリノーゲン【腸管】→ 糞便 ステルコビリン／腎臓 → 尿 ウロビリノーゲン（ウロビリン）　吸収

- 胆汁中の胆汁酸やコレステロールが腸から再利用されることを、腸肝循環と呼ぶ。

- 胆汁は濃い緑茶褐色のアルカリ性の液体で、固形成分はコレステロール、ビリルビン、レシチン、胆汁酸などでできている。カルシウムも含まれている。
- 胆汁は食事の摂取刺激を受けて十二指腸から分泌されるコレシストキニンの作用により分泌される。
- 胆汁の中には消化酵素は含まれていないが、脂肪の乳化によりリパーゼの消化作用を受けやすくするとともに、リパーゼ自体も活性化させる。

Ⅳ 消化器系

解剖 膵臓の構造

膵臓の内分泌部（ランゲルハンス島）では、インスリン、グルカゴン、ガストリンなどのホルモンが産生されるよ。

膵臓は消化管に1日1.5〜3Lの膵酵素を含む膵液を分泌しています。

胆嚢／総胆管／門脈／副膵管／副乳頭／ファーター乳頭／主膵管／十二指腸／脾臓／脾動脈／膵尾部／膵体部／上腸間膜静脈・動脈／膵頭部

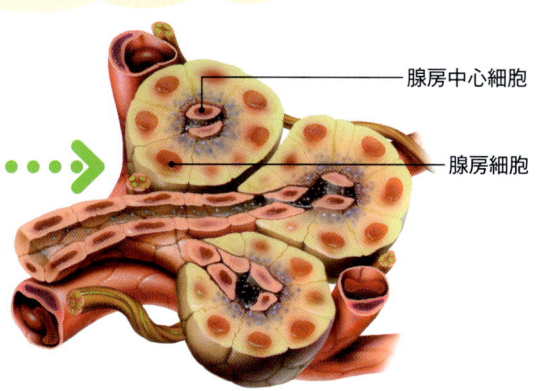

腺房中心細胞／腺房細胞

- 膵臓は、第12胸椎から第2腰椎の高さで脊柱を横切る高さにある。**頭部、体部、尾部**の3部に分けられる。
- **膵頭部**は門脈を包むように存在し、十二指腸の彎曲部に囲まれている。**膵体部**は胃体部の背側に沿っている。**膵尾部**は、左腎の前面に沿って脾臓に達している。
- 膵臓の重量は65〜160g、長さは12〜25cm、厚さは1.5〜3cmで、頭部は下方（足方）に曲がっている。
- 通常は、膵臓の頭部と体部の間に、幅2〜3cmの頸部が認められる。頸部の後面には**門脈、下大静脈、脊柱**がある。
- 膵臓は組織学的に**内分泌部（ランゲルハンス島）** と、**外分泌部（腺房細胞）、腺管系（腺房中心細胞・腺管上皮細胞）** に分けられる。外分泌部が膵臓の約90％を占める。
- 膵酵素には**タンパク質分解酵素のトリプシン**（膵臓内では**トリプシノーゲン**）、**脂肪分解酵素のリパーゼ、ホスホリパーゼ、糖質（炭水化物）分解酵素のアミラーゼ**など、多くの消化酵素が含まれる。
- **主膵管**は十二指腸の壁内で**総胆管**と合流し、**ファーター乳頭**を経て十二指腸に開口している。また、**副膵管**は**副乳頭**から十二指腸に開口する。

生理 膵酵素の役割

タンパク質を分解する
タンパク質分解酵素
トリプシン
- 膵臓内では不活化されている（トリプシノーゲン）
- 十二指腸内で、エンテロキナーゼにより活性化される

糖質を分解する
糖質（炭水化物）分解酵素
アミラーゼ
- 多糖体を分解する

脂質を分解する
脂肪分解酵素
リパーゼ
- 中性脂肪を分解する

- **膵液**は、重炭酸塩を大量に含み、**弱アルカリ性**で、胆汁とともに胃内容物を中和する。
- 膵液に含まれる代表的な酵素は、タンパク質分解酵素として**トリプシン**、糖質分解酵素として**アミラーゼ**、脂肪分解酵素として**リパーゼ**がある。そのほか、**ホスホリパーゼA、エラスターゼ**などの酵素が含まれる。

（相澤良夫）

〈文献〉
1) 亀田治男：胆道の病気. 中外医学社，東京，1974.
2) 織田敏次：膵臓の病気. 中外医学社，東京，1969.
3) 大菅俊明，門奈丈之，建部高明編：新消化器学 2肝・胆・膵. 医学書院，東京，1987.

Ⅴ 腎・尿路系

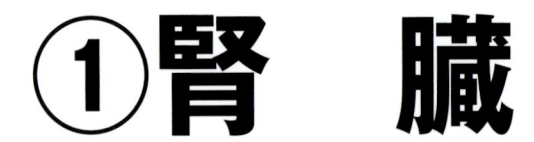

①腎臓

POINTS

腎臓は、後腹膜に存在する左右一対の実質臓器。右腎は左腎より約2cm低く位置する。

腎糸球体の係蹄壁(濾過障壁)で血液が濾過され、原尿が生成される。尿細管での分泌・再吸収を経て、最終的な尿となる。

腎糸球体とボーマン嚢からなる腎小体は、これに続く1本の尿細管とでネフロンを形成する。これが腎臓の構造上・機能上の単位となる。

解剖 腎臓の位置・構造と腎血管系

腎臓の位置・構造

- 腎臓は、腹膜腔の後方(後腹膜)に位置する、左右一対の実質臓器である。右側を右腎、左側を左腎と呼ぶ。
- 腎臓の重量は120〜150g、大きさは長径10〜12cm、横径6cm、厚さ3cm程度で、ソラマメ型をしている。
- 脊柱の両側、第12胸椎(Th₁₂)〜第3腰椎(L₃)の高さにある。右腎は肝臓の存在により、左腎より約2cm低く位置する。
- 腎臓は皮膜(線維皮膜)に、さらにその周囲は、周囲脂肪組織(脂肪皮膜)、筋膜(ゲロタ筋膜)に覆われている。
- 腎臓は強い固定組織をもたないため、呼吸・体位によって移動するほか、しばしば遊走腎、下垂腎になる。
- 腎臓は、中心部から腎盂、腎髄質、腎皮質に分けられる。
- 腎髄質には、ヘンレ係蹄(ヘンレループ)、集合管の大部分、近位尿細管、遠位尿細管の一部が存在する。
- 腎皮質には、糸球体、近位尿細管、遠位尿細管の一部が存在する。
- 腎髄質から腎皮質部にかけて、著しく発達した腎血管系と、迂曲して走行する無数のネフロンが特徴的な構造を呈する。

横断面での腎臓の位置
(腎臓、腹膜、皮膜、腎筋膜、脂肪組織、脊柱)

肝臓が上にあるために、右腎は左腎よりも2cmぐらい低く位置するんだね!

(右腎、左腎、腹大動脈、下大静脈、(左)腎動脈、(左)腎静脈、尿管、精巣静脈(男性のみ)、精巣動脈(男性のみ)、総腸骨動脈、総腸骨静脈、内腸骨動脈、直腸、膀胱、尿管口、前立腺(男性のみ)、尿道)

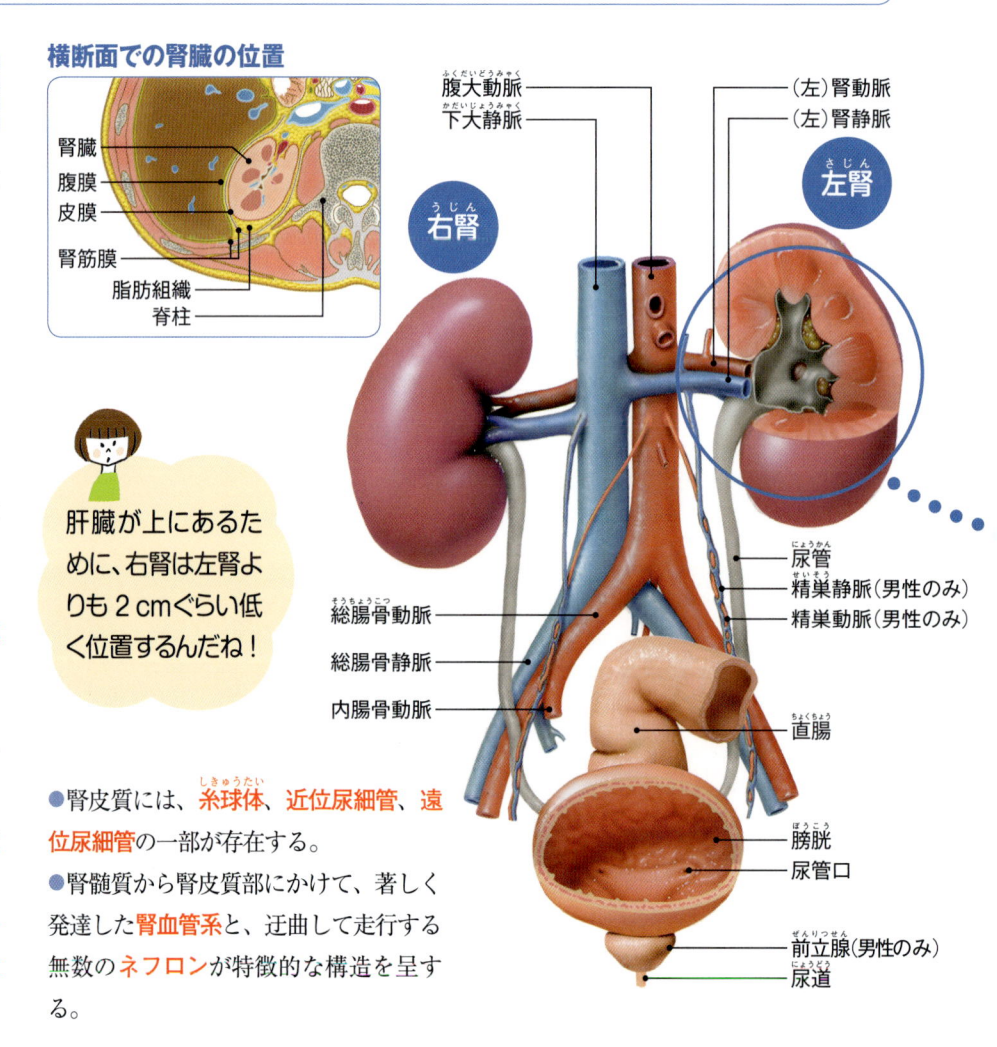

腎血管系の構造

- 腎血管系は、**腹大動脈**から出る左右一対の**腎動脈**に始まり、**腎門部**（ソラマメ型の凹んだ部分）から腎臓に入る。心拍出量の約1/5が流入する。
- 腎門部では、腹部前方からみて腎静脈（V）、腎動脈（A）、尿管（U）の順に並ぶ。
- 腎動脈は腎臓に入ると分岐して、**葉間動脈**（**腎柱**を走行）、さらに**弓状動脈**（皮質髄質移行部を走行）となり、ここから多数の**小葉間動脈**（皮質表面に向かい放射状に走行）に枝分かれする。血流の90％以上が皮質に分布する。
- 小葉間動脈の途中から、多数の**細動脈**が分岐する。その一部がさらに皮質内で分かれ、毛玉のような毛細血管網である**糸球体**という特有な構造を形成する。糸球体は、左右の腎臓に約100万個ずつ存在する。
- 糸球体に入り、毛細血管網に移行する直前の細動脈を**輸入細動脈**と呼ぶ。糸球体の毛細血管は、再び合流し、**輸出細動脈**となって糸球体を出る。糸球体を通過する過程で、血液は濾過される。
- **皮質表層部に位置する糸球体から出た輸出細動脈**は、再び毛細血管構造をとりながら、尿細管周囲を**栄養血管**（**傍尿細管毛細血管**）として走行する。
- **髄質に近い深部に位置する糸球体から出た輸出細動脈**は、分岐しながら髄質を直線状に下行する**毛細血管**（**直血管**）となり、互いに吻合しながら髄質内の尿細管周囲に至り、最終的に栄養血管（傍尿細管毛細血管）として分布する。
- 以後は細静脈へ移行する。**小葉間静脈**、**弓状静脈**、**葉間静脈**を経て、腎静脈となり下大静脈へ注ぐ。

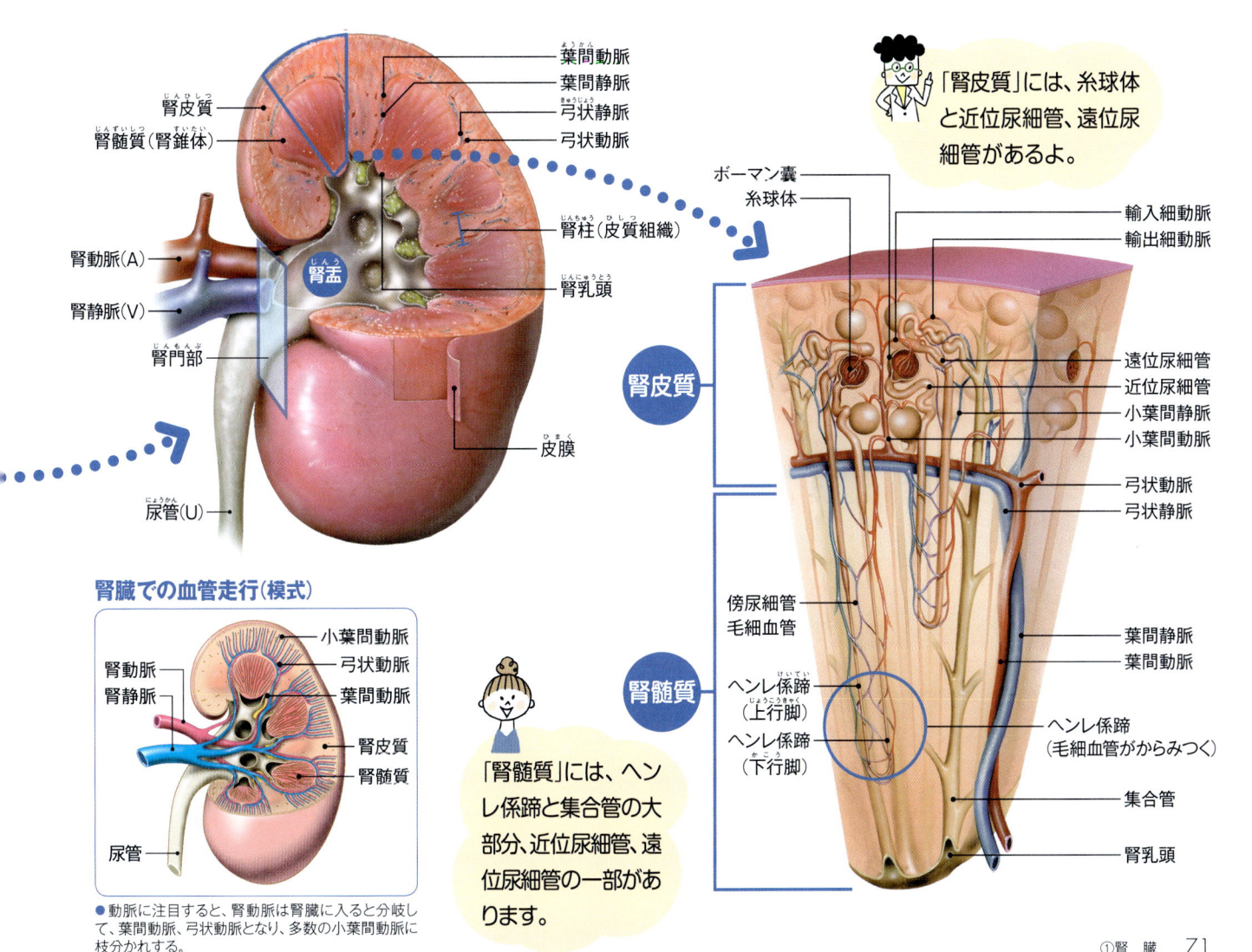

「腎皮質」には、糸球体と近位尿細管、遠位尿細管があるよ。

「腎髄質」には、ヘンレ係蹄と集合管の大部分、近位尿細管、遠位尿細管の一部があります。

腎臓での血管走行（模式）

- 動脈に注目すると、腎動脈は腎臓に入ると分岐して、葉間動脈、弓状動脈となり、多数の小葉間動脈に枝分かれする。

①腎臓

解剖 ネフロンの構造

腎小体と、これに続く1本の尿細管の単位が「ネフロン」だね！

腎小体 ─ 糸球体
　　　　ボーマン嚢

集合管

① 近位尿細管
- 上皮細胞には、特徴的に大きなミトコンドリアを多数認める。
- 尿細管腔側の細胞膜には、刷子縁の微絨毛が多数みられる。微絨毛は大きな表面積をつくり出し、大量の原尿を再吸収できる。

③ 遠位尿細管
- ヘンレ係蹄に続く遠位尿細管は、糸球体の血管極近傍を通り、その後は合流して集合管となり、最終的に髄質先端部の乳頭から腎杯に開口している。

② ヘンレ係蹄
- ヘンレ係蹄の走行は、皮質から髄質内部へ進み、そこでUターンしてヘアピン状になっている。
- 前半部の下行脚（下向きの流れ）と、後半部の上行脚（上向きの流れ）が近接して行き交う構造を対向流系といい、尿の濃縮に有用な構築である。

ネフロンの構造

- 腎皮質に存在する糸球体は、ボーマン嚢（糸球体嚢：濾過液、すなわち原尿の受け皿）に包まれている。糸球体とボーマン嚢の両者を合わせて腎小体（マルピギー小体）という。
- ボーマン嚢において細動脈が出入りする部位を血管極、その対側に位置して近位尿細管に移行していく部位を尿(細)管極と呼ぶ。
- 1つの腎小体と、これに続く1本の尿細管は、腎臓の形態的単位・機能的単位であるネフロンを構成する。
- 主に腎髄質に存在する尿細管は、①近位尿細管、②ヘンレ係蹄（ヘンレループ：下行脚、上行脚）、③遠位尿細管（合流して集合管になる）に大別される。
- 尿細管上皮の管腔膜（尿細管腔側）、側底膜ないし基底膜（間質側、毛細血管側）上には、さまざまなイオン交換系、チャンネルなどが存在し、水・電解質の移動に重要な役割を果たす。
- 糸球体の微細な構造に対して、大きな圧が持続的に負荷されている。したがって、何らかの原因で一度壊れると再生せず、残存ネフロンの糸球体が代償的に機能分担して、ときに代償性の糸球体肥大がみられる。

V 腎・尿路系

解剖 糸球体の構造

腎小体と傍糸球体装置の断面図

図中ラベル：
- 遠位尿細管
- 緻密斑*
- 糸球体外メサンギウム細胞*
- 傍糸球体細胞（顆粒細胞）*
- 平滑筋細胞*
- 血流
- 輸入細動脈
- 輸出細動脈
- 血管極
- 内皮細胞
- （ボーマン嚢臓側）上皮細胞
- （ボーマン嚢壁側）上皮細胞
- メサンギウム細胞
- ボーマン（嚢内）腔
- 尿細管極
- 糸球体
- 腎小体
- ボーマン嚢
- 糸球体小葉
- 近位尿細管
- 原尿

*傍糸球体装置を形成する細胞を示す。

> ボーマン嚢は、いわば近位尿細管のはじっこが杯状にふくらんだ「二重壁構造」と考えられるよ。

血管極を境に
- 内側
- 外側

外側（壁側）の上皮細胞が、ボーマン嚢の表面を覆っている。

内側（臓側）の上皮細胞が、糸球体基底膜の表面を覆う足細胞の層を形成

糸球体の構造

- **糸球体**は、毛細血管が糸玉状に集合した直径100〜200μm*の小球体である。
- 糸球体は、（毛細血管）**内皮細胞**、**糸球体基底膜**、および上皮細胞の3者からなる**糸球体係蹄壁**（濾過障壁）と糸球体毛細血管を結合し支持する**メサンギウム**（メサンギウム細胞、メサンギウム基質）から構成される。
- 同一ネフロンの糸球体と尿細管とが接触する**血管極**（輸入・輸出細動脈との接触部分）には、**傍糸球体装置**（JGA：juxtaglomerular apparatus）と呼ばれる細胞群が存在する。傍糸球体装置は、①遠位尿細管の緻密斑の細胞（血管極に面する小型細胞で、細胞核が密集）、②輸入および輸出細動脈の平滑筋細胞、③輸入細動脈の顆粒細胞（傍糸球体細胞：レニン顆粒を含む）、④糸球体外メサンギウム細胞（輸入・輸出細動脈と緻密斑の間にあり、これらをボーマン嚢の壁側上皮と連結している）、などから構成される。

*1 μm（マイクロメートル）＝10^{-6}m

①腎臓

生理　糸球体のはたらき

糸球体係蹄壁の微細構造

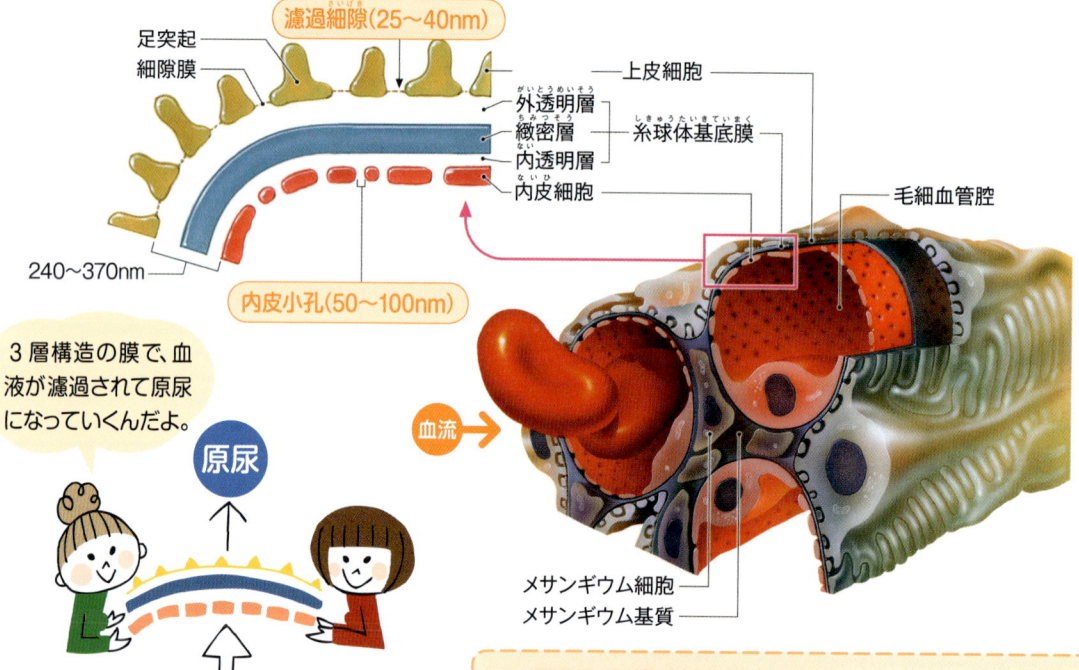

- 足突起
- 細隙膜
- 濾過細隙（25〜40nm）
- 上皮細胞
- 外透明層
- 緻密層　｝糸球体基底膜
- 内透明層
- 内皮細胞
- 毛細血管腔
- 240〜370nm
- 内皮小孔（50〜100nm）
- 血流
- メサンギウム細胞
- メサンギウム基質

3層構造の膜で、血液が濾過されて原尿になっていくんだよ。

原尿 ← 血液

- 糸球体の係蹄壁の3層構造全体が、糸球体における濾過特性を決定している。
- 赤血球など、一定の分子量・大きさ以上の物質を通さない「サイズバリアー（サイズ的な障壁）」と、アルブミンなど陰性（マイナス）荷電をしている分子を通しにくい「チャージバリアー（荷電的障壁）」という特性がある。

3層目：上皮細胞（足細胞）

- 上皮細胞は、多数の足突起をもつことから、足細胞とも呼ばれる。
- 細胞表面は陰性に荷電している。また、ボーマン嚢内腔の上皮細胞に移行している。
- 隣り合う足突起間には、幅25〜40nm*程度の濾過細隙がある。その隙間をふさぐように、細隙膜が架かっている。
- 細隙膜は構成タンパクのネフリンなどを含む。これが障害されると、タンパクが通り抜けて、タンパク尿となることがある。

2層目：糸球体基底膜（内透明層・緻密層・外透明層）

- 糸球体基底膜の厚さは約240〜370nmである。
- 電子顕微鏡により、内透明層・緻密層・外透明層に区別される。
- 緻密層は組織成分的に、Ⅳ型コラーゲンを主体に、プロテオグリカン（基底膜の陰性荷電に最も関与するヘパラン硫酸が主成分）、糖タンパクのラミニンやフィブロネクチン、などがからみ合って、網目構造を構成している。その隙間は、3〜4nmである。
- 緻密層が遺伝的に薄い例（ときに血尿）、あるいは加齢や疾患などで厚い例がある。

1層目：（毛細血管）内皮細胞

- 内皮細胞は、扁平で非常に薄い形状で、表面は陰性に荷電している。
- 内皮細胞からは薄い細胞質突起が伸び、血管内腔を覆っている。
- 細胞質突起には、糸球体基底膜と接する部分に、規則正しく配列した50〜100nmの小孔（窓）が多数みられる。ここを血液成分が通る。

*1 nm（ナノメートル）＝ 10^{-9} m

V　腎・尿路系

糸球体のはたらき

- 血液から(原)尿を生成するため、**糸球体係蹄壁**(**濾過障壁**)は、3層構造をなす。
- 糸球体係蹄壁の最内層より、1層目は(**毛細血管**)**内皮細胞**、2層目は**糸球体基底膜**、3層目は**上皮細胞**(**足細胞**)である。2層目の糸球体基底膜が、濾過障壁の主役をなしている。
- 糸球体の機能は、濾過障壁を介して反映され、①濾過する血漿量、②濾過する血液成分の選択性、の2つに要約することができる。
- **傍糸球体装置**(ぼうしきゅうたいそうち)は、レニン(プロレニンを含む)の血中分泌を介した全身の昇圧系(レニン・アンジオテンシン・アルドステロン系)として機能する(p.82〜83参照)。
- 糸球体内の**メサンギウム細胞**は、輸入・輸出細動脈の出入り口(糸球体門)の血管極から糸球体小葉のすみずみまで分岐し、周囲のボーマン嚢壁側上皮を結びつけ、**糸球体門を閉じる**はたらきをもつ。
- メサンギウム細胞は多数の突起を伸ばして内皮や基底膜と接し、**アクチン線維**主体の**収縮機構**を備えている。
- 毛細血管とメサンギウム間には特別な障壁はない。そのため、毛細血管内圧(係蹄内圧)が上がると、外向きの膨張力が基底膜とメサンギウムに加わる。したがって、形態を維持するには、対抗する内向きの牽引力が必要となる。その役割を担っているのが**メサンギウム細胞の収縮機構**であり、また、メサンギウム基質には結合・支持構造が認められる。
- メサンギウムは、血流中から流れ込んだ免疫複合体など、**さまざまな異物・物質の処理・排除**(尿細管腔へ排出)も行う。

生理 腎臓の機能

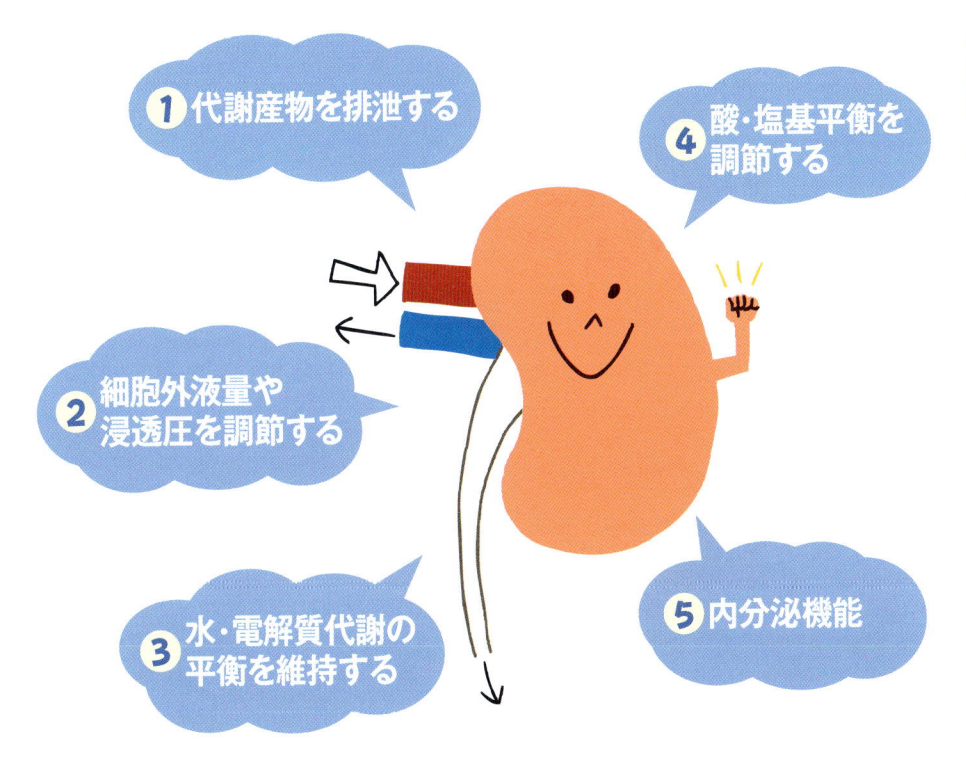

1. 代謝産物を排泄する
2. 細胞外液量や浸透圧を調節する
3. 水・電解質代謝の平衡を維持する
4. 酸・塩基平衡を調節する
5. 内分泌機能

腎臓の機能

- ネフロンの主な機能は、**糸球体での血漿の濾過**、および**尿細管での濾液の再吸収と分泌作用**であり、最終的には**腎盂・尿路系へ尿として排泄**することである。
- こうして腎臓は、①**代謝産物の排泄**、②**細胞外液量や浸透圧の調節**、③**水・電解質代謝の平衡維持**、④**酸・塩基平衡の調節**、⑤**内分泌機能**などを営み、体液の恒常性(ホメオスタシス)を維持している。
- 腎機能を知るめやすとして、**糸球体濾過率**(**GFR**)、**クレアチニン・クリアランス**(**Ccr**)などがある(p.76〜79参照)。

(美田誠二)

V 腎・尿路系

②尿の生成

POINTS
腎糸球体機能は、糸球体濾過値(GFR)、クレアチニン・クリアランス(Ccr)などで表される。

腎クリアランスは、糸球体へ流入する血漿中の物質の、単位時間当たりの尿中への排泄状況を示す。

腎臓では自己調節機能がはたらき、糸球体での濾過量をほぼ一定に保つ。

生理 腎臓の機能：糸球体濾過値、腎クリアランス、限外濾過圧

腎機能のめやす① 糸球体濾過値(GFR)

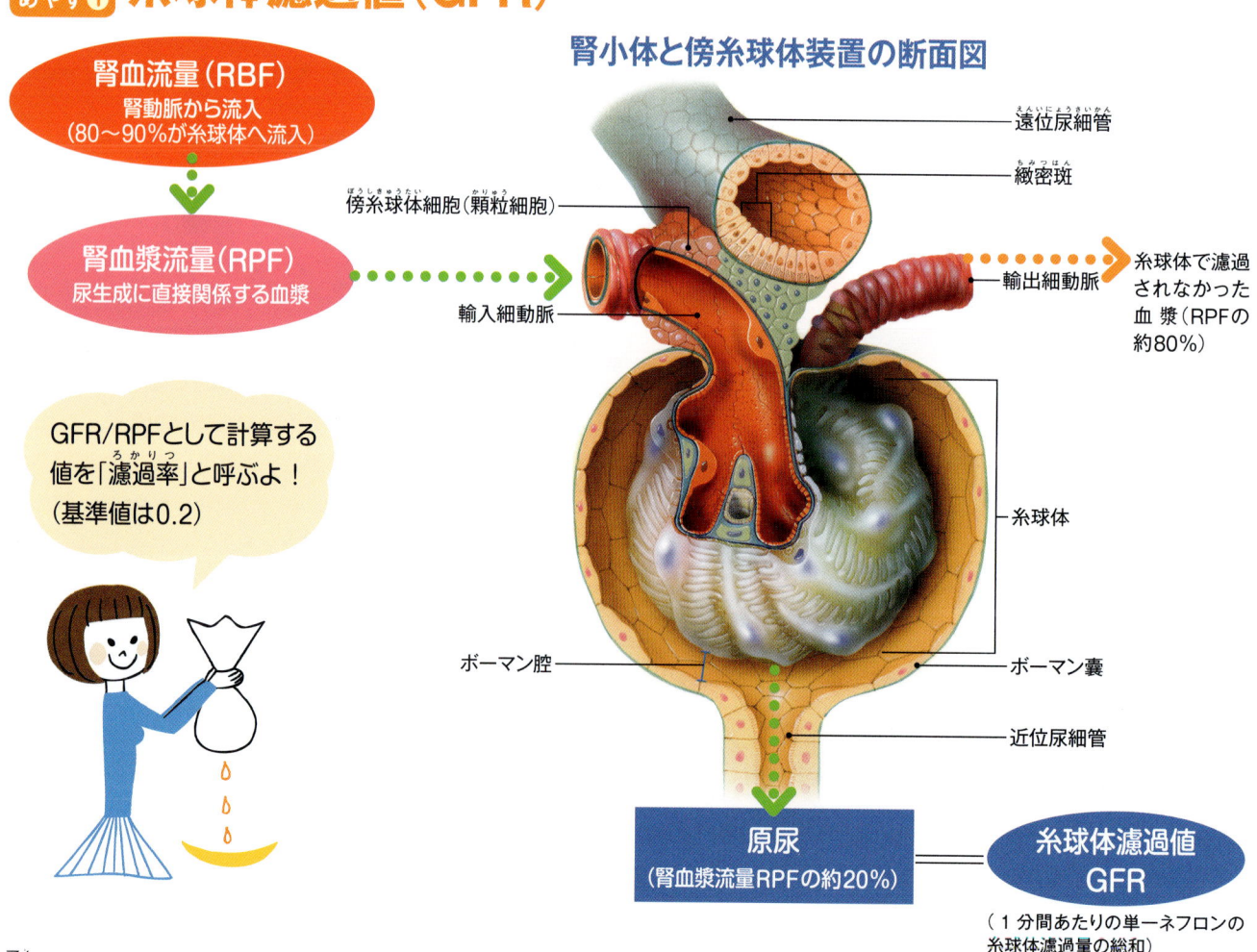

腎血流量(RBF)
腎動脈から流入
(80〜90%が糸球体へ流入)

↓

腎血漿流量(RPF)
尿生成に直接関係する血漿

GFR/RPFとして計算する値を「濾過率」と呼ぶよ！
(基準値は0.2)

腎小体と傍糸球体装置の断面図

- 遠位尿細管
- 緻密斑
- 傍糸球体細胞(顆粒細胞)
- 輸入細動脈
- 輸出細動脈 → 糸球体で濾過されなかった血漿(RPFの約80%)
- 糸球体
- ボーマン腔
- ボーマン嚢
- 近位尿細管

↓

原尿
(腎血漿流量RPFの約20%)
── **糸球体濾過値 GFR**
(1分間あたりの単一ネフロンの糸球体濾過量の総和)

糸球体濾過値（GFR）とは

- **糸球体濾過値**（GFR：glomerular filtration rate）は、腎機能を知るための指標値の1つである。
- 腎動脈から流入した**腎血流量**（RBF：renal blood flow）の、約80〜90％が**糸球体**に入る。
- 尿生成に直接関係する**腎血漿流量**（RPF：renal plasma flow）のうち、約20％が糸球体係蹄の濾過障壁を濾過して、原尿（濾液）となる。この単位時間あたりの濾過量を**糸球体濾過値**（GFR）という。GFRは、単一ネフロンの糸球体濾過値の総和となっている。
- **GFRの基準値**は、100〜120mL/分（150〜180L/日）である。
- **GFR/RPF＝濾過率**といい、基準は約0.2である。
- GFRの測定には、糸球体係蹄壁で障害されることなく（自由に）濾過され、尿細管では再吸収や分泌（排泄）がない物質（イヌリン、チオ硫酸ナトリウムなど）の腎クリアランスが用いられる。

腎機能のめやす❷ 腎クリアランス（クレアチニン・クリアランス）

腎クリアランス

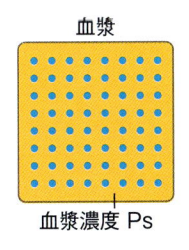

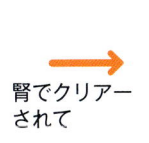

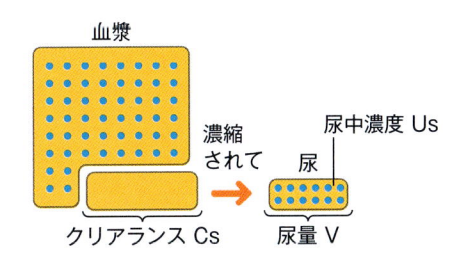

- 面積は水分量、点（物質S）の密度は濃度を表す。血漿中の点が濃縮されて尿中に出てきていることを示している。尿中の点の数と同数の点を含む血漿の面積（血漿量）が腎クリアランスである。

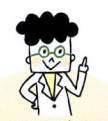

GFRを知るために、まず、物質Sの「単位時間あたりの排泄量」を計算してみよう！

❶ 物質Sのクリアランス値（Cs）の関係式

$$血漿濃度 P_s (mg/dL) \times C_s (mL/分) = 尿中濃度 U_s (mg/dL) \times 尿量 V (mL/分)$$

したがって、❶より

❷ 物質Sのクリアランス値（Cs）を求めるための計算式

$$C_s (mL/分) = \frac{尿中濃度 U_s (mg/dL) \times 尿量 V (mL/分)}{血漿濃度 P_s (mg/dL)}$$

- Us：物質Sの尿中濃度（尿検査による）
- V：1分間あたりの尿量（尿量測定による）
- Ps：物質Sの血漿濃度（血液検査による）

物質Sは、自由に糸球体を濾過できて、尿細管では再吸収や分泌（排泄）はされません。

ちなみに、ある物質のクリアランス値を表記するには、Cの右下に、その物質名を置きます。

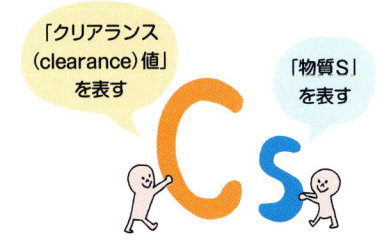

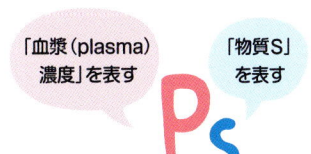

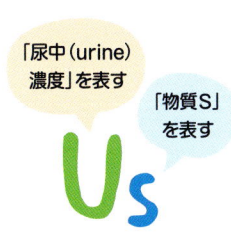

- **Cs**：「クリアランス（clearance）値」を表す／「物質S」を表す
- **Ps**：「血漿（plasma）濃度」を表す／「物質S」を表す
- **Us**：「尿中（urine）濃度」を表す／「物質S」を表す

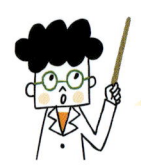

ここで、「ある物質S」として、「イヌリン」を使った場合は…

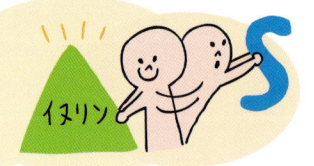

腎クリアランスの指標物質＝イヌリン（inulin）の場合

● 外因性の多糖体であるイヌリンは、糸球体係蹄壁を100％自由に透過し、尿細管で再吸収も分泌もされないため、正確な糸球体濾過値（GFR）が求められる。

ポイント

- イヌリンが、糸球体係蹄壁で自由に濾過されるとき、濾過中の濃度は、血漿濃度（Pinulin）と同じになる。
- イヌリンは、尿細管で再吸収も分泌もされない（濃縮のみ）。
- そのため、「1分間の最終尿に含まれるイヌリンの量」は、「1分間に濾過によって血漿から除かれるイヌリンの量」と同じになる。

そのため、以下の❸の関係式、❹の計算式が成立する

❸ イヌリンのクリアランス値の関係式

$$血漿濃度 Pinulin(mg/dL) \times GFR(mL/分) = 尿中濃度 Uinulin(mg/dL) \times 尿量 V(mL/分)$$

①の式のCs（物質Sのクリアランス値）がGFRとなる！

したがって、❸より

❹ GFR（＝Cinulin）の計算式

$$GFR(mL/分) = \frac{尿中濃度 Uinulin(mg/dL) \times 尿量 V(mL/分)}{血漿濃度 Pinulin(mg/dL)}$$

Uinulin: イヌリンの尿中濃度（尿検査による）
Pinulin: イヌリンの血漿濃度（血液検査による）
V：1分間当たりの尿量（尿量測定による）

（図中ラベル）
イヌリン / 血流 / 輸入細動脈 / イヌリン（inulin） / 濾過 / 濾液濃度（＝Pinulin）/ 血漿濃度（Pinulin）/ 輸出細動脈 / 尿細管 / 水（H₂O）/ 再吸収なし、分泌なし（イヌリン）/ 尿量V（mL/分）/ 尿中濃度（Uinulin）

尿細管では、H₂Oのみが再吸収され、尿中イヌリン濃度はしだいに上昇（濃縮）するよ。

腎クリアランスとは

- 腎クリアランスは、本来、糸球体に流入したある特定物質を、単位時間あたり、血漿中からどれだけ尿中へ除去・排泄できるかを反映したものである。
- 言いかえると、単位時間（通常、1分間）あたり何mLの血漿（ある物質Sを含む）が、きれいに（クリアーに）なったか（物質Sを除去した1分間の血漿量）を数値で示している。
- GFRを体表面積で補正して使用する場合は、実測値を被検者の身長・体重から求めた体表面積A（単位：m²）で割り、1.73（単位：m²、日本人の平均体表面積）を掛ける。

クリアランス値の算出：物質S

- 一般に、**物質Sの血漿濃度をPs**、Sの**尿中濃度をUs**、**1分間あたりの尿量をV**とすると、物質Sのクリアランス値Cs

V 腎・尿路系

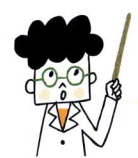

この「イヌリン」を、「クレアチニン」に置き換えてみると…

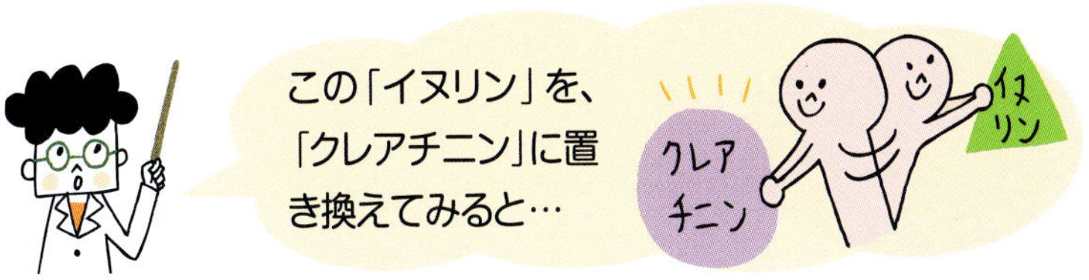

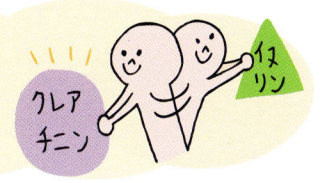

腎クリアランスの指標物質＝クレアチニン（creatinine：Cr）の場合

● 内因性物質・クレアチニンは、ごくわずかに尿細管に分泌されるため、尿中濃度が少し上昇して糸球体濾過値（GFR）をやや過大評価することになる。しかし、臨床的にはクレアチニン・クリアランス（Ccr）がGFRの指標として広く用いられている。

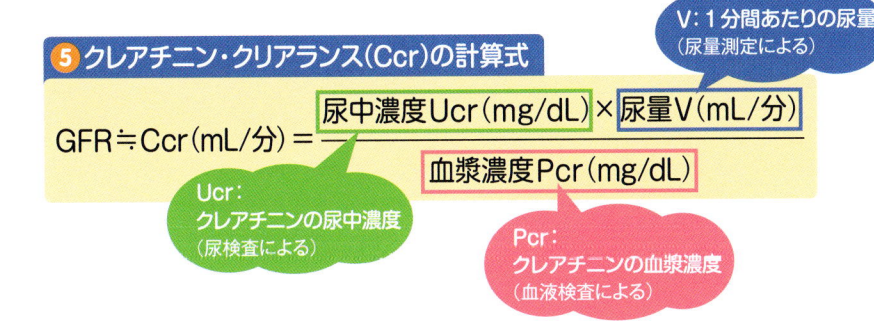

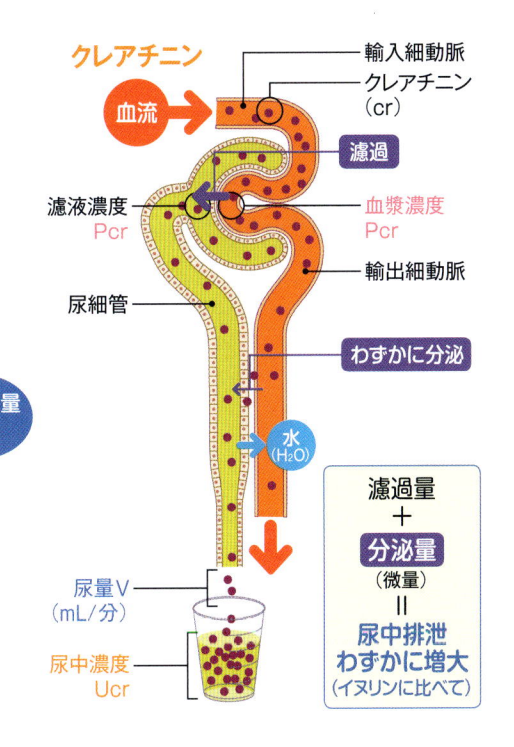

⑤ クレアチニン・クリアランス（Ccr）の計算式

$$GFR \fallingdotseq Ccr(mL/分) = \frac{尿中濃度 Ucr(mg/dL) \times 尿量 V(mL/分)}{血漿濃度 Pcr(mg/dL)}$$

- V：1分間あたりの尿量（尿量測定による）
- Ucr：クレアチニンの尿中濃度（尿検査による）
- Pcr：クレアチニンの血漿濃度（血液検査による）

図中ラベル：クレアチニン、血流、輸入細動脈、クレアチニン（cr）、濾過、濾液濃度 Pcr、血漿濃度 Pcr、輸出細動脈、尿細管、わずかに分泌、水（H_2O）、尿量V（mL/分）、尿中濃度 Ucr、濾過量＋分泌量（微量）＝尿中排泄わずかに増大（イヌリンに比べて）

クレアチニン・クリアランス（Ccr）と血清クレアチニン（Cr）の関係

- Ccrが低下するにつれ、Crは上昇する。
- Ccrが50mL/分以下になると、Crの上昇程度が増す。
- 腎機能（GFR）の障害が軽度のときには、血清クレアチニン値（Cr）を指標にしようとしても、それほど上昇しないため、クレアチニン・クリアランス（Ccr）の低下によって、はじめて検出可能となる。
- したがって、術前検査や、早期腎病変など、軽度の障害の有無のチェックなどには、Ccrが用いられる。

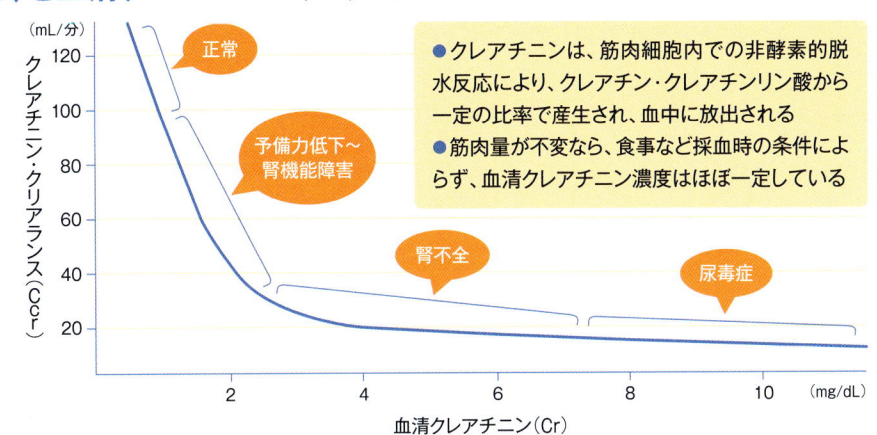

グラフ：縦軸 クレアチニン・クリアランス（Ccr）(mL/分)、横軸 血清クレアチニン（Cr）(mg/dL)。正常、予備力低下〜腎機能障害、腎不全、尿毒症

● クレアチニンは、筋肉細胞内での非酵素的脱水反応により、クレアチン・クレアチンリン酸から一定の比率で産生され、血中に放出される
● 筋肉量が不変なら、食事など採血時の条件によらず、血清クレアチニン濃度はほぼ一定している

（右下に物質名を表記）は、関係式❶(p.77)で示される。物質Sのクリアランス値Csは計算式❷(p.77)で算出される。

クリアランス値の算出：イヌリン

● 腎機能の指標となる物質として、イヌリン(inulin、分子量は約5,500、多糖体)が知られる。イヌリンは、糸球体ですべて濾過されたあと、尿細管では再吸収も分泌もされない。そのため、Cinulin（イヌリンのクリアランス値）は、糸球体濾過値（GFR）と同等となる。関係式は❸、計算式❹(p.78)で算出される。

クリアランス値の算出：クレアチニン

● イヌリンとほぼ同様な体内動態で、かつ体内に存在する内因性物質としてクレアチニン(creatinine：筋肉代謝物、尿細管でわずかに分泌される。1日尿中排泄量は一定で、日本人男性：15〜20mg/kg体重、女性：10〜15mg/kg体重)がある。

● 臨床的に、クレアチニン・クリアランス(Ccr：creatinine clearance)が、糸球体濾過値（GFR）の指標として頻用されている。計算式❺で算出される。

腎機能のめやす❸ 限外濾過圧

❻ 限外濾過圧と糸球体濾過値（GFR）の関係

GFR ＝ 限外濾過圧（mmHg）× 糸球体濾過係数Kf ……… 糸球体濾過係数Kf ＝ 濾過係数k × 濾過面積S

限外濾過圧に影響を与える因子

因子	代表的な要因
❶ 糸球体毛細血管内圧	●全身性血圧 ●輸入・輸出細動脈の収縮・狭窄
❷ ボーマン（嚢内）腔圧	●腎盂結石・狭窄　●尿細管や間質の障害 ●尿管結石・狭窄
❸ 血漿膠質浸透圧	●脱水　●低タンパク血症

糸球体濾過係数に影響を与える因子

因子	代表的な要因
❶ 糸球体毛細血管透過性	●糸球体腎炎 ●糸球体の変性・萎縮・硬化
❷ 糸球体毛細血管表面積	●メサンギウム細胞の収縮　●炎症　●腎摘出 ●血栓・塞栓

限外濾過圧

糸球体濾過障壁部の限外濾過圧には、「静水圧差」と「膠質浸透圧差」が関与する

静水圧差 ＝ 糸球体毛細血管内圧 ⓐ － ボーマン腔圧 ⓑ

膠質浸透圧差 ＝ 血漿膠質浸透圧 ⓒ － 原尿膠質浸透圧 ⓓ

↓
"糸球体毛細血管内からボーマン腔方向"への限外濾過圧は、下記になる。

静水圧差 － 膠質浸透圧差

↓
以上を合わせると、限外濾過圧の計算式は下記になる。

限外濾過圧 ＝ (糸球体毛細血管内圧ⓐ（約50～60mmHg） － ボーマン腔圧ⓑ（約10mmHg）) － (血漿膠質浸透圧ⓒ（約20～30mmHg） － 原尿膠質浸透圧ⓓ（きわめて低値）)

※実質的には、原尿膠質浸透圧ⓓはきわめて低値なので、無視できる。

限外濾過圧とは

- 糸球体での濾過は、糸球体係蹄壁を半透膜と見なすと、膜の両面の圧力差が、濾過力となっている。こうした濾過を限外濾過という。
- 糸球体濾過値（GFR）を規定する因子には、糸球体係蹄の濾過障壁部の限外濾過圧、濾過係数k、濾過面積Sがある。計算式❻で表すことができる。
- 限外濾過圧には、静水圧差と膠質浸透圧差が関与している。
- 血漿膠質浸透圧は、アルブミンを主体としたタンパク質などの高分子物質が主役となっている。
- ちなみに、血漿浸透圧はNa^+（ナトリウム）が主役である。血漿浸透圧（mOsm/kgH$_2$O）≒ 2 × Na(mEq/L) + ブドウ糖(mg/dL)/18 + BUN(mg/dL)/2.8 で概算できる*。

*血漿浸透圧の基準値：285～295mOsm/kgH$_2$O、約4,800～5,000mmHg

V 腎・尿路系

生理 糸球体での濾過量の自動調節能

尿細管・糸球体フィードバック（TGF）

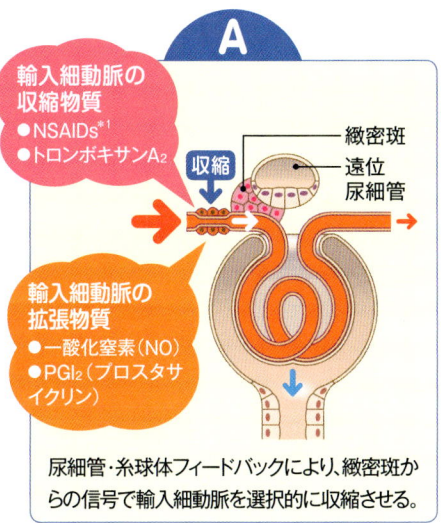

A

輸入細動脈の収縮物質
- NSAIDs[*1]
- トロンボキサンA₂

輸入細動脈の拡張物質
- 一酸化窒素（NO）
- PGI₂（プロスタサイクリン）

緻密斑
遠位尿細管
収縮

尿細管・糸球体フィードバックにより、緻密斑からの信号で輸入細動脈を選択的に収縮させる。

[*1] NSAIDs（nonsteroidal anti-inflammatory drugs）：非ステロイド性抗炎症薬

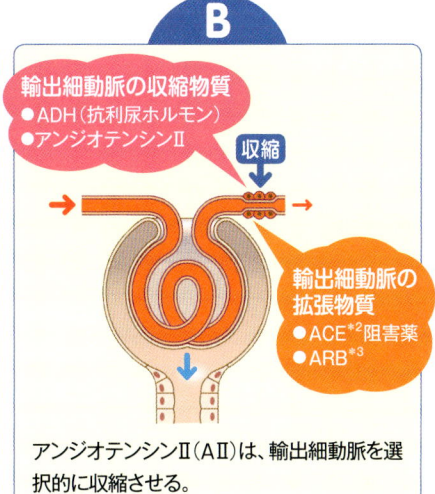

B

輸出細動脈の収縮物質
- ADH（抗利尿ホルモン）
- アンジオテンシンⅡ

輸出細動脈の拡張物質
- ACE[*2]阻害薬
- ARB[*3]

収縮

アンジオテンシンⅡ（AⅡ）は、輸出細動脈を選択的に収縮させる。

[*2] ACE（angiotensin converting enzyme）：アンジオテンシン変換酵素
[*3] ARB（angiotensin Ⅱ receptor blocker）：アンジオテンシンⅡ受容体拮抗薬

	Aの状態	Bの状態
腎血漿量（RPF）	減少 ↓	減少 ↓
糸球体濾過値（GFR）	減少 ↓	増加 ↑
近位尿細管における濾液再吸収	減少 ↓	増加 ↑

糸球体・尿細管平衡（GTバランス）

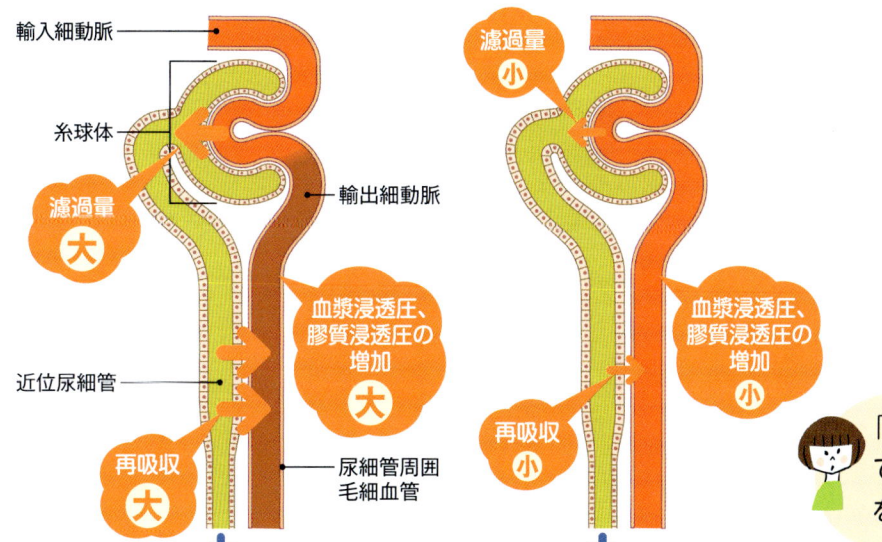

輸入細動脈
糸球体
濾過量 大
近位尿細管
再吸収 大
輸出細動脈
血漿浸透圧、膠質浸透圧の増加 大
尿細管周囲毛細血管

濾過量 小
再吸収 小
血漿浸透圧、膠質浸透圧の増加 小

糸球体での濾過量の自動調節能

- 糸球体での濾過量をほぼ一定に保つために、腎動脈圧の変動などによる影響を軽減し、輸入・輸出細動脈の血管抵抗を変化させるいくつかの**自動調節構**がある。

- **傍糸球体装置**では、1つはレニン分泌を介して、もう1つは**尿細管・糸球体フィードバック**（TGF：tubuloglomerular feedback）と呼ばれる作用により糸球体濾過量を調節している。

- 後者は、**尿流量が増加**（Cl⁻の濃度が上昇）すると、**輸入細動脈を収縮**させて**糸球体濾過量を減少**させ、過剰な濾過を抑制する。つまり、遠位尿細管を通る尿流量（緻密斑が尿中の塩素イオンCl⁻濃度を感知する）に応じて、輸入細動脈を収縮・拡張させるしくみである。

- このほか、**糸球体・尿細管平衡（GTバランス**：glomerular-tubular balance）と呼ばれる調節機構もある。尿細管において、溶質が糸球体濾過量に対応して、一定の比率で再吸収される現象である。

- たとえば、糸球体の濾過量の増減に伴う輸出細動脈血のNa⁺やタンパク濃度（血漿浸透圧や血漿膠質浸透圧）の上下に応じて、近位尿細管での再吸収量が増減することでバランスをとっていく。

（美田誠二）

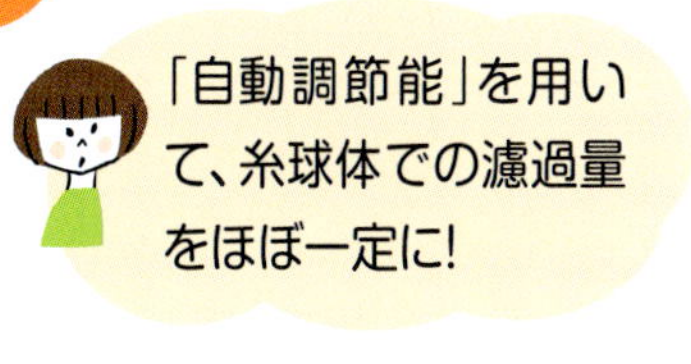

「自動調節能」を用いて、糸球体での濾過量をほぼ一定に！

V 腎・尿路系

③体液の調節

POINTS

レニン・アンジオテンシン・アルドステロン（RAA）系は、腎臓で調節される全身血圧の昇圧系である。

尿細管における、原尿の99％以上の再吸収や分泌作用により、体液・電解質・pHが調節される。

腎機能低下が進むと、血液中の$[Na^+]-\{[Cl^-]+[HCO_3^-]\}$の値「アニオンギャップ」が増大する。

生理 レニン・アンジオテンシン・アルドステロン（RAA）系

傍糸球体装置とレニン分泌の仕組み

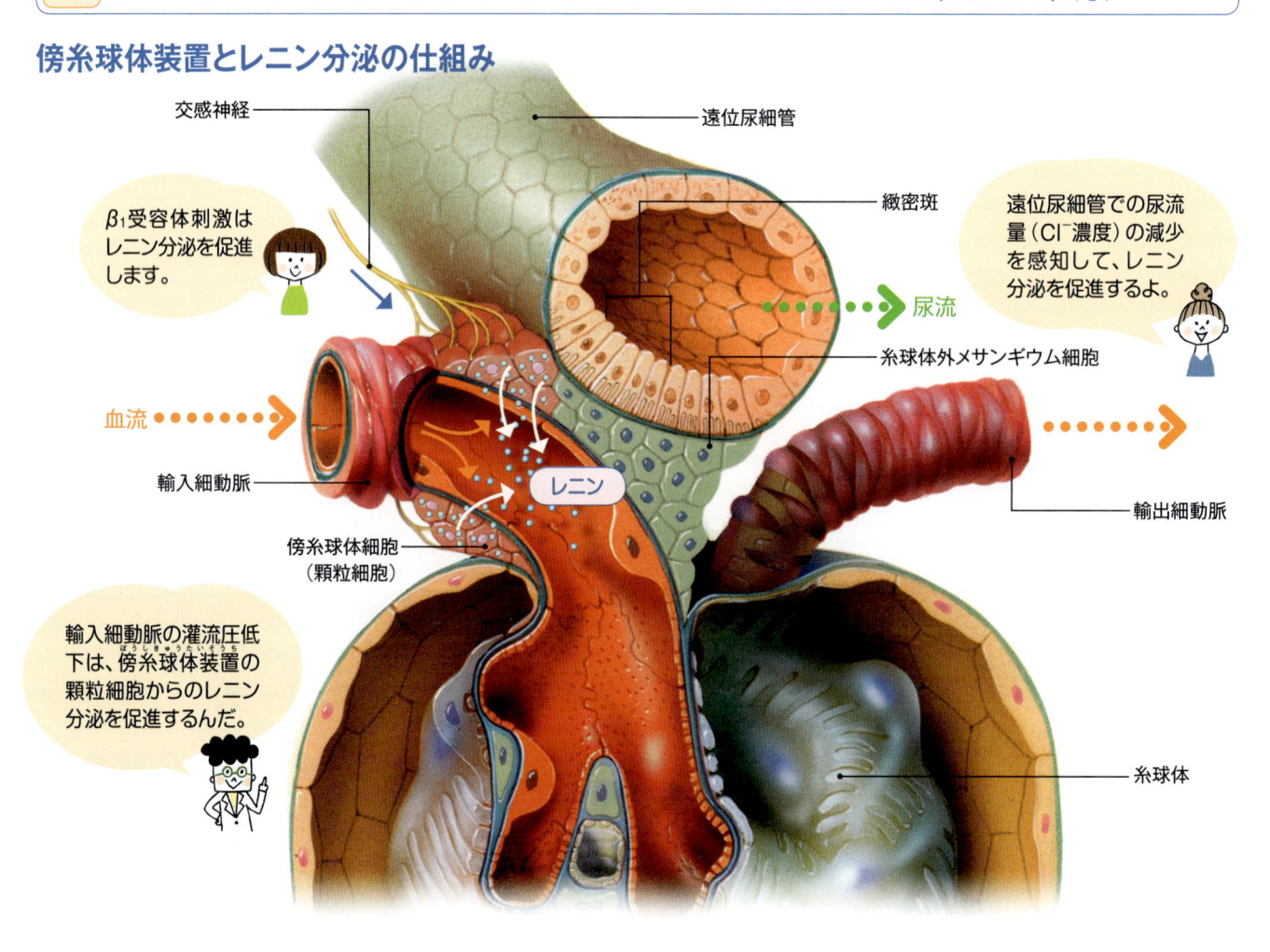

- 交感神経
- 遠位尿細管
- 緻密斑
- 糸球体外メサンギウム細胞
- 尿流
- 血流
- 輸入細動脈
- 傍糸球体細胞（顆粒細胞）
- レニン
- 輸出細動脈
- 糸球体

β_1受容体刺激はレニン分泌を促進します。

遠位尿細管での尿流量（Cl^-濃度）の減少を感知して、レニン分泌を促進するよ。

輸入細動脈の灌流圧低下は、傍糸球体装置の顆粒細胞からのレニン分泌を促進するんだ。

レニン・アンジオテンシン・アルドステロン系とは

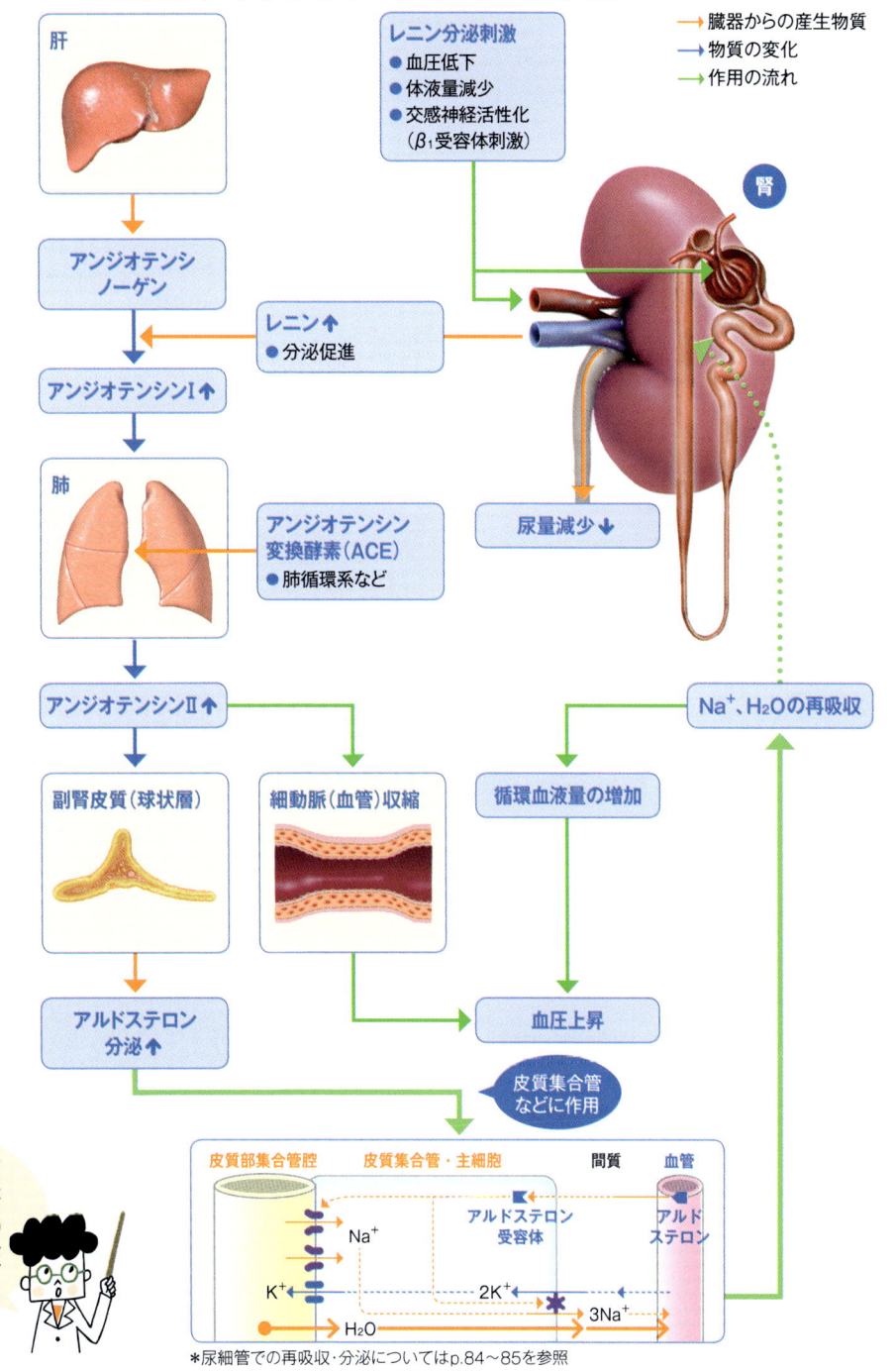

- レニン・アンジオテンシン・アルドステロン（RAA）系は、全身血圧の昇圧系である。
- 傍糸球体装置の顆粒細胞（血圧張力で伸展）から分泌されるレニンは、以下の①～③などにより分泌が亢進する。
  ① 輸入細動脈の灌流圧低下
  ② 遠位尿細管緻密斑領域の尿流量減少（Cl^-濃度低下など）
  ③ 交感神経の活性化（$β_1$受容体刺激）
- レニンは、アンジオテンシノーゲン（肝で合成されるタンパク質）を、アンジオテンシンⅠ（AⅠ）に分解する酵素である。
- AⅠは、肺循環系などに存在するアンジオテンシン変換酵素（ACE＝キニナーゼⅡ：ブラジキニンを不活化する酵素）や心臓・腎臓などの組織内（肥満細胞などに由来）の酵素キマーゼにより、アンジオテンシンⅡ（AⅡ）に変換される。
- AⅡは、血管・平滑筋などのAⅡ受容体と結合し、強力な血管（平滑筋）収縮、血圧上昇作用を示す。
- AⅡ受容体は、輸出・輸入細動脈、糸球体メサンギウム細胞、副腎皮質、心筋、脳、脂肪組織などに存在する。
- AⅡは、アルドステロン分泌を促進する。
- アルドステロンは遠位尿細管・（皮質）集合管においてNa^+・H_2O（水）の再吸収（交換にK^+排泄）、体液量・循環血液量の増加、血圧上昇作用を示す（p.85 D-1）。
- 特に組織内で産生されたAⅡは、線維芽細胞などの増殖・組織肥大（例：心肥大、動脈硬化、メサンギウム増殖）などのリモデリング（再構築）を促進する。

腎臓での「レニン分泌」「アンジオテンシンⅡ作用」「アルドステロン分泌増強、Na^+・水の再吸収作用」で、全身の血圧を上昇させているよ！

レニン・アンジオテンシン・アルドステロン系

*尿細管での再吸収・分泌についてはp.84～85を参照

生理 尿細管機能：尿細管部位による再吸収・分泌

尿細管の機能

- 原尿の浸透圧は、血漿と同程度である。
- 原尿の99％以上が尿細管で再吸収され、最終的に尿量は約1mL/分（1〜1.5L/日）となる。
- Na^+輸送の駆動力は、尿細管（上皮）細胞の基底側に存在するNa^+/K^--ATPase活性に依存している（Na^+ポンプ）。
- 水の移動は、しばしばNa^+の移動に随伴し、受動的である。
- 尿細管（ヘンレ係蹄の上行脚を除く）細胞の管腔側には、浸透圧勾配にしたがって、水を効率よく再吸収できる水チャネル（アクアポリン）が存在している。

近位尿細管 A

- 管腔内には、濾過直後の原尿が大量に流れ込む。
- 上皮細胞は、微小絨毛による大きな表面積と、管腔内より低い細胞内Na^+濃度による強いマイナスの細胞内電位をもつ。
- 濃度勾配・電位差により、大量のNa^+と、随伴する水・Cl^-が管腔内から上皮細胞内へ再吸収（受動輸送）される。
- 全濾過量の約2/3が、等張性に再吸収される（この割合は常にほぼ一定）。
- 上皮細胞内に入ったNa^+は、Na^+ポンプにより、能動的に間質液・周囲毛細血管側に汲み出される。
- K^+も約2/3が再吸収される。
- 血漿中のHCO_3^-、ブドウ糖、アミノ酸・ペプチドなどの大部分（90〜100％）が再吸収される。
- 管腔内にH^+を分泌（Na^+/H^+交換輸送）し、かつ細胞膜・細胞質に存在する炭酸脱水酵素により、原尿中のHCO_3^-をCO_2に変えて再吸収している（$HCO_3^- + H^+ \rightarrow H_2CO_3 \rightarrow H_2O + CO_2$）。
- NH_3（尿細管で産生）、有機イオンを分泌する。
- 生体内の代謝産物・薬物の排出路としても重要である。

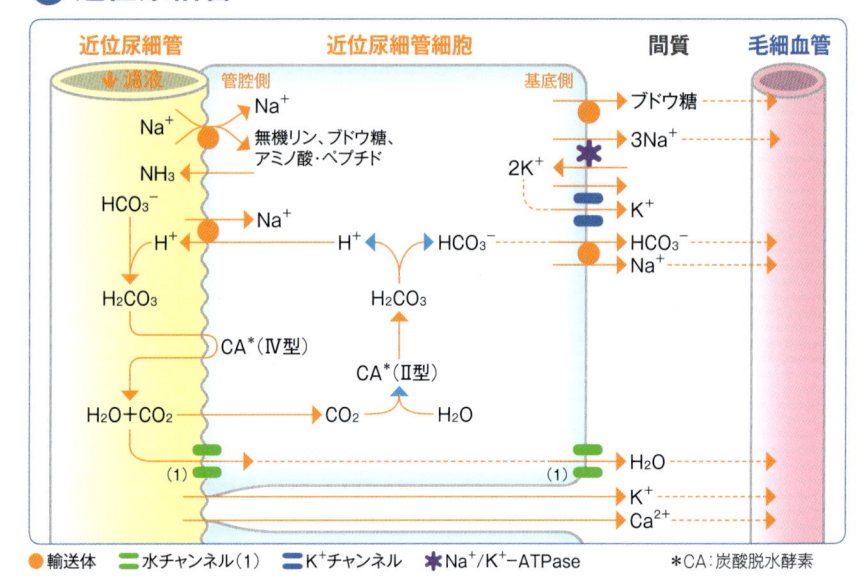

ヘンレ係蹄：ヘンレループ B

- ヘンレ係蹄は、浸透圧調節による水代謝が行われる部位である。
- 濾過されたNaClの約25％、水の約15％が浸透圧差により再吸収される。
- 間質液の浸透圧は、皮質では血漿と同等で、髄質では錐体の先端ほど高い。
- 下行脚と異なり、上行脚には水チャネルが存在せず、水を透過しない。
- 管腔内液は、下行脚を下るにつれて、水が尿細管細胞・間質側へ移動するため、浸透圧は高くなる。上行脚を上がるにつれてNaClが抜け、浸透圧は低下する。

遠位（曲）尿細管 C

- 水の透過性は低い。
- Na^+、Cl^-、Ca^{2+}（副甲状腺ホルモンPTHやビタミンDが促進）、などを再吸収する。
- 皮質（部）集合管（間在細胞）とともに、H^+-ATPase、H^+/K^+-ATPase（H^+ポンプ）により、H^+を分泌する。

集合管 D-1 D-2

- 体液量・電解質バランスを保つために、調節して再吸収・分泌を行っている。
- 皮質部の集合管では、Na^+の再吸収が

V 腎・尿路系

C 遠位(曲)尿細管

B ヘンレ係蹄(ヘンレループ)

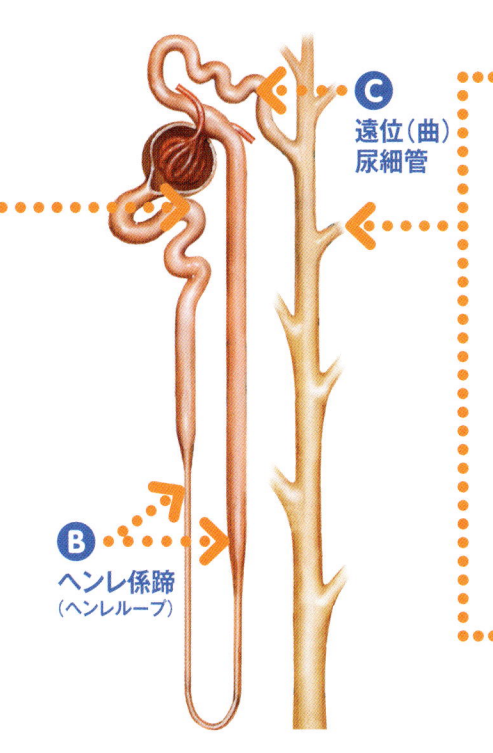

D-1 皮質集合管(主細胞) ●●● Na⁺の再吸収(交換にK⁺排泄)、水の再吸収など

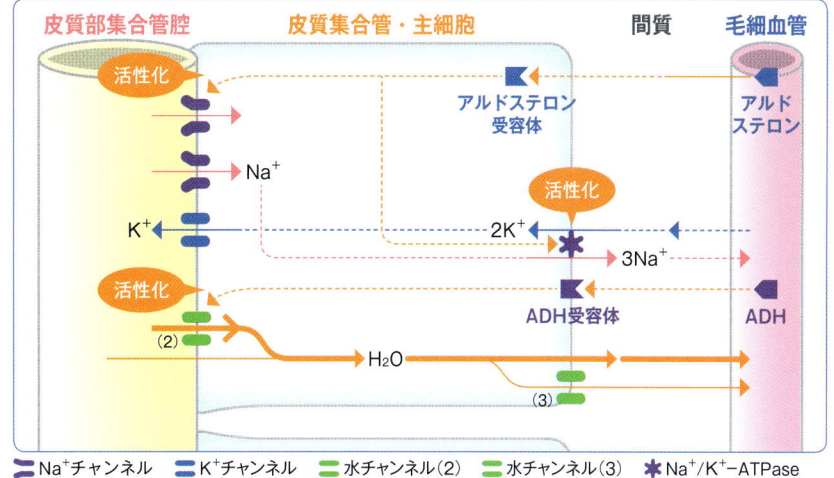

皮質部集合管腔 / 皮質集合管・主細胞 / 間質 / 毛細血管
活性化 / アルドステロン受容体 / アルドステロン
Na^+ / 活性化 / $2K^+$ / $3Na^+$
K^+ / ADH受容体 / ADH
活性化 / (2) / H_2O / (3)

■ Na^+チャンネル　■ K^+チャンネル　■ 水チャンネル(2)　■ 水チャンネル(3)　✱ Na^+/K^+-ATPase

D-2 皮質集合管(間在細胞) ●●● H⁺分泌とK⁺再吸収、HCO₃⁻の新生がみられる

皮質集合管 / 皮質集合管・間在細胞 / 間質 / 毛細血管
HPO_4^{2-} → H^+ ← H^+ ← HCO_3^- → HCO_3^-
　　　　　　　　　　　　　　　　　　　　Cl^-
H^+ → K^+　　H_2CO_3
NH_3　　　CA(Ⅱ型)
　　　　　CO_2 + H_2O
$H_2PO_4^-$　NH_4^+　　　　　　　　　$3Na^+$
　不揮発性酸　　　　　　　　　　　$2K^+$　K^+

● HCO_3^-/Cl^-交換輸送体　■ K^+チャンネル　✱ H^+-ATPase　✱ H^+/K^+-ATPase　✱ Na^+/K^+-ATPase

促進される。

● アルドステロンは遠位尿細管・集合管主細胞内の受容体と結合する。そして管腔膜でのNa⁺チャンネルを増加・活性化し、かつ間質液に面した側底膜でのNa⁺/K⁺-ATPase活性を亢進してNa⁺の再吸収(交換にK⁺排泄)を促進する。付随して水、Cl⁻再吸収(受動輸送)も促進する。

● 抗利尿ホルモン(ADH、バソプレシン)の分泌は、血漿浸透圧が280～290mOsm/kgH₂Oより上昇すると、亢進する。ADHは皮質～髄質の集合管主細胞の基底側に存在する受容体と結合し、水チャンネル(アクアポリン2)を開き、数を増して、水の再吸収(能動輸送)を促進する。その結果、尿は濃縮され、血漿浸透圧は低下する。

尿細管におけるK⁺、Ca²⁺、無機Pの再吸収・分泌って?

K⁺(カリウム)の再吸収・分泌
● K⁺は、近位尿細管**A**で約2/3が、遠位(直)尿細管(ヘンレの太い上行脚**B**)でNa⁺/K⁺/2Cl⁻共輸送体*により約20～30%が再吸収される。
● 集合管での分泌(主細胞:K⁺チャンネル**D-1**)、再吸収(間在細胞:管腔膜のH⁺/K⁺-ATPaseによる**D-2**)で、最終的なK⁺排泄が調節される。
● K⁺の最大排泄能(約500mEq/日)は、集合管のK⁺チャンネル数・活性、管腔内マイナス電位、尿流速度、アルドステロン活性などで変動する。

Ca²⁺(カルシウム)の再吸収・分泌
● Ca²⁺の再吸収は、大部分が近位尿細管**A**で、約10～25%が遠位(曲)尿細管**C**で行われる。

● 血漿Ca²⁺濃度の低下時には、副甲状腺ホルモンPTHにより、遠位尿細管で再吸収が増加する。
● 代謝性アシドーシスでは、増加したH⁺がタンパク結合Caをイオン化し、血漿Ca²⁺濃度が増加するため、再吸収量は減少し、尿中排泄量が増加する。

無機P(リン)の再吸収・分泌
● 無機P(HPO₄²⁻、H₂PO₄⁻)の約80%は、近位尿細管**A**で再吸収される(Na⁺再吸収に依存)。
● 近位尿細管での無機Pの再吸収は、副甲状腺ホルモンPTHにより抑制される。
● 腎機能(GFR)低下、副甲状腺機能低下などで尿中排泄量減少時に、血漿P濃度は上昇する。
● 血漿Pは、Caのイオン化を抑制する。そのため、血漿P濃度の高値で、血漿Ca²⁺濃度は低値となる(Ca²⁺+HPO₄²⁻→CaHPO₄)。

*ループ利尿薬が阻害する。

③体液の調節

生理 酸・塩基平衡の調節

1 酸・塩基平衡の調節：反応式

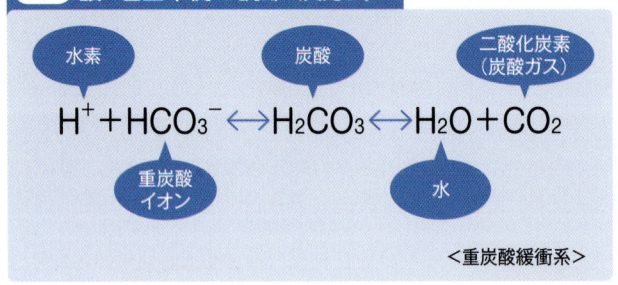

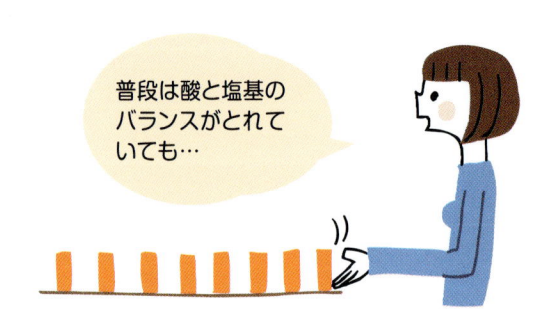

$$H^+ + HCO_3^- \leftrightarrow H_2CO_3 \leftrightarrow H_2O + CO_2$$

水素 / 重炭酸イオン / 炭酸 / 二酸化炭素（炭酸ガス）/ 水

＜重炭酸緩衝系＞

普段は酸と塩基のバランスがとれていても…

例a CO₂が増加した場合の反応

$$H^+ + HCO_3^- \leftarrow H_2CO_3 \leftarrow H_2O + CO_2$$

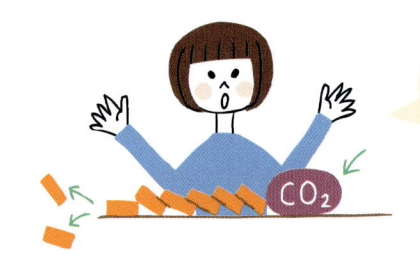

CO₂の生成

体内でバランスが崩れると、一気に反応が進む！

酸・塩基平衡の調節

酸・塩基平衡の反応式 ❶

- 代謝活動で酸が生じ、**血液**は基本的に**アシドーシス**に傾きやすい。
- たとえば、炭水化物や中性脂肪の代謝で二酸化炭素（CO_2）が生成されると、水（H_2O）と反応して、炭酸（H_2CO_3）となり、重炭酸イオン（HCO_3^-）、水素（プロトン）イオン（H^+）を放出する（反応式で左方向に移動する 例a ）。

アニオンギャップの計算式 ❷

- 炭酸は、炭酸ガス（CO_2）を換気で大気中に揮発するため、揮発酸と呼ばれる。
- リン脂質やリン含有タンパク質の代謝で産生されるリン酸（リン酸イオン PO_4^{3-}）、S含有アミノ酸代謝で産生される硫酸（硫酸イオン SO_4^{2-}）・硝酸（硝酸イオン NO_3^-）などは換気では排泄されず、不揮発性酸と呼ばれる。
- 不揮発性酸は腎で排泄される。したがって、これらの排泄障害では、代謝性アシドーシスに傾く。
- 血液（体液）中の「陽イオン」と「陰イオン（アニオン）」の総和は、理論上、等しくなっている。
- 血漿中の陽イオンは、大部分がNa^+、陰イオンの大部分はCl^-とHCO_3^-である。
- $[Na^+]$と$[Cl^-]+[HCO_3^-]$の差をアニオンギャップ（AG：anion gap）という。基準値は12 ± 2 mEq/Lである。
- この差を埋めている陰イオンは、タンパク質の負電荷（主にアルブミン）、無機リン酸（PO_4^{3-}、HPO_4^{2-}、$H_2PO_4^-$）、硫酸イオン（SO_4^{2-}）などである。
- 代謝性アシドーシスでアニオンギャップが拡大していれば、不揮発性酸が増加している（HCO_3^-は減少 例b ）。

重炭酸イオン・水素イオンの調節

- 腎は、体液pH*を一定範囲に保つため、糸球体を自由濾過する塩基の重炭酸イオン（HCO_3^-）をすべて尿細管で再吸収し、喪失を防ぐ。
- それとともに、酸の水素イオン（H^+）を尿細管から分泌する。特に近位尿細管で大量に分泌し、遠位尿細管では調節量を分泌している。
- 要するに、以下の反応で調節している。
①HCO_3^-の再吸収（濾過されたHCO_3^-の80〜90%をCO_2として回収：近位尿細管）$H^+ + HCO_3^- \rightarrow H_2CO_3 \rightarrow H_2O + CO_2$（重炭酸緩衝系）
②$HPO_4^{2-} + H^+ \rightarrow H_2PO_4^-$（リン酸緩衝系：不揮発性酸として10〜40mEq程度の緩衝作用：遠位尿細管、集合管）
③$NH_3 + H^+ \rightarrow NH_4^+$（酸負荷に応じた、腎での酸排泄における最大の調節機構：尿細管・集合管）

*pH：モル(mol)で表された水素イオン濃度($[H^+]$)の逆数を対数で表したもの。pH=log 1/[H+] =−log[H+]

V 腎・尿路系

2 アニオンギャップの計算式

アニオンギャップ（AG）＝[Na$^+$]－{[Cl$^-$]＋[HCO$_3^-$]}

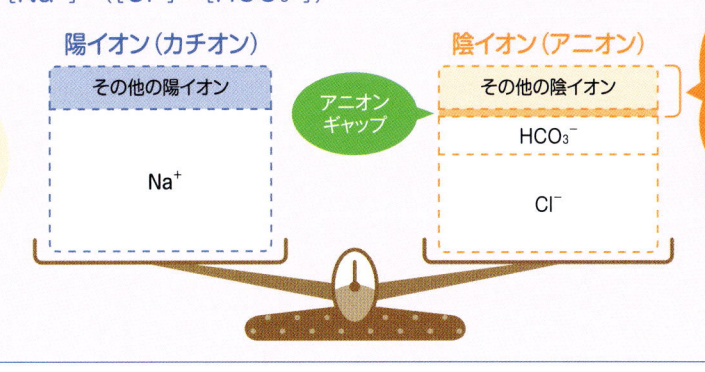

体の中では、血液（体液）中の「陽イオン」と「陰イオン」の総和が"等しく"なるように、ギャップが埋められるよ。

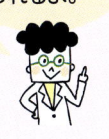

陽イオン（カチオン）：その他の陽イオン／Na$^+$
陰イオン（アニオン）：その他の陰イオン／HCO$_3^-$／Cl$^-$
アニオンギャップ

アニオンギャップの差を埋めて、陽イオンと陰イオンの総和を等しくしているのが
- タンパク質の負電荷（主にアルブミン）
- 無機リン酸（HPO$_4^{2-}$ など）
- 硫酸イオン（SO$_4^{2-}$）など

＊アニオンギャップの基準：12±2mEq/L

例b 代謝性アシドーシスによるアニオンギャップの拡大

腎機能が悪くなって代謝性アシドーシスを引き起こしたとすると…

- 腎機能低下では不揮発性酸（HPO$_4^{2-}$、SO$_4^{2-}$ など）の排泄が低下し、血中での割合が増える。
- 血液中の陽イオンと陰イオンの総和を等しくするため、他の陰イオンが減少する（主にHCO$_3^-$ が減少する）。
- その結果、アニオンギャップは増大する。

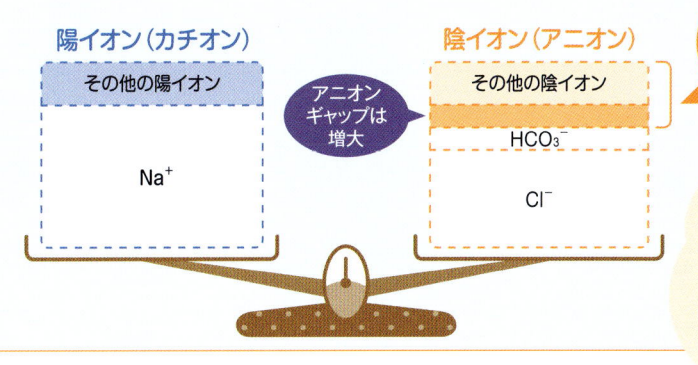

陽イオン（カチオン）：その他の陽イオン／Na$^+$
陰イオン（アニオン）：その他の陰イオン／HCO$_3^-$／Cl$^-$
アニオンギャップは増大

"腎機能低下"で、不揮発性酸が排泄できずに増大

このうちNa$^+$、Cl$^-$、HCO$_3^-$ の値は検査でわかるから、アニオンギャップの値を計算して、腎不全など代謝性アシドーシスの原因分析に役立つよ！

生理 腎における内分泌機能

- 腎臓で産生されるホルモン（様）物質には、**レニン**（前述、p.83）、**活性型ビタミンD$_3$**（Caの利用効率を高める：腎・腸管での吸収促進作用）、**エリスロポエチン**などがある。
- エリスロポエチンは、低酸素血症が刺激となり、尿細管周囲の線維芽細胞などで産生されるサイトカイン（造血因子）である。骨髄の赤血球前駆細胞（CFU-E）に作用し、赤血球産生を促す。（美田誠二）

腎臓で産生されるホルモン（様）物質

レニン	●肝臓で合成されるタンパク質（α$_2$グロブリン）のアンジオテンシノーゲンを、アンジオテンシンI（AI）に分解する。AIは、アンジオテンシン変換酵素（ACE）などのはたらきで、アンジオテンシンII（AII）に変換される
活性型ビタミンD$_3$	●ビタミンDは、肝臓と腎臓での水酸化（活性化）を経て、活性型ビタミンD$_3$となる ●体内でのカルシウムの利用を高めるホルモン様物質
エリスロポエチン	●低酸素血症が刺激となって尿細管周囲の線維芽細胞で産生される糖タンパク ●骨髄の赤血球前駆細胞に作用して、赤血球産生を促す造血因子

Ⅴ 腎・尿路系

④排尿のしくみ

POINTS

腎臓で生成された尿は、尿管を通じて膀胱に蓄積され、尿道より排泄される。

尿の排泄は、大脳皮質の高位排尿中枢、橋の上位排尿中枢、脊髄の下位排尿中枢の調整により行われる。

膀胱壁と内尿道括約筋（平滑筋）は自律神経系の制御を、外尿道括約筋（骨格筋）は体性神経系の制御を受けている。

解剖 尿管・膀胱・尿道の構造

男性の尿管・膀胱・尿道

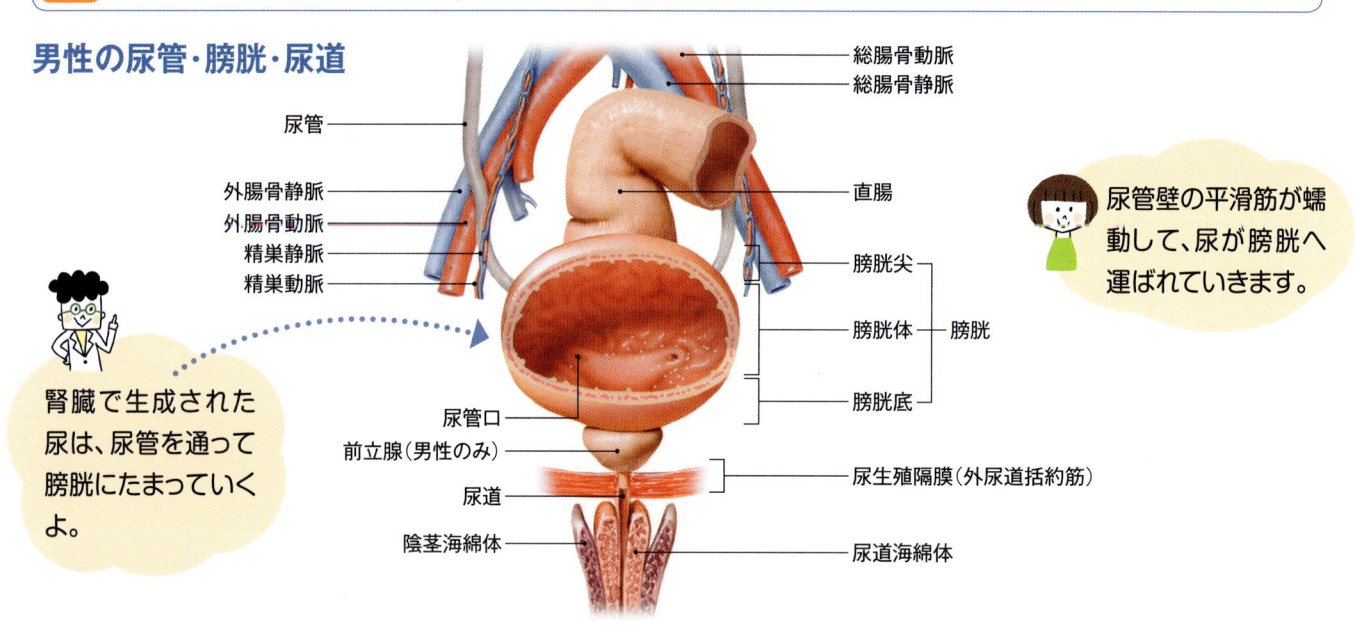

（図：総腸骨動脈、総腸骨静脈、尿管、外腸骨静脈、外腸骨動脈、精巣静脈、精巣動脈、直腸、膀胱尖、膀胱体、膀胱、膀胱底、尿管口、前立腺（男性のみ）、尿道、陰茎海綿体、尿生殖隔膜（外尿道括約筋）、尿道海綿体）

腎臓で生成された尿は、尿管を通って膀胱にたまっていくよ。

尿管壁の平滑筋が蠕動して、尿が膀胱へ運ばれていきます。

尿管・膀胱・尿道の構造

- **腎杯・腎盂、尿管、膀胱、尿道上部**の粘膜は、伸展性に富む**移行上皮**（4〜6層の上皮）で覆われている。

尿 管

- **尿管**は、腎盂と膀胱をつなぐ、長さ25〜30cm、直径4〜7mmの**管腔臓器**である。
- 尿管は、**後腹膜に位置し、壁側腹膜に密着**する。尿管は腎臓を出たあと、大腰筋の前方を下内方に走行し、精巣（卵巣）動脈のうしろを交叉し、総〜外腸骨動脈の前方を乗り越えて小骨盤に入り、膀胱の後上角から膀胱内に入り、尿管口で開口する。男性では、膀胱に入る直前で精管の後方を、女性では子宮円靱帯の後方を迂回する。
- **尿管壁**の**平滑筋**が蠕動運動を行い、尿を膀胱へ輸送する。
- **尿管開口部**は、膀胱を斜めに2〜3cm貫通している。開口部の周囲に筋線維層があり、尿の逆流を防止する。
- 尿管には次の3か所に**狭窄部**があり、尿路結石による閉塞の好発部位となる。

尿管・膀胱・尿道の断面図

尿道の長さは、男性で約20cm、女性で約4cmと大幅に異なります。

男性

尿管
精管
尿管口
恥骨
内尿道口
内尿道括約筋
陰茎海綿体
尿道海綿体
陰嚢
外尿道口
尿道
膀胱
精嚢
直腸
射精管
前立腺
球・坐骨海綿体筋
尿生殖隔膜（外尿道括約筋）

女性

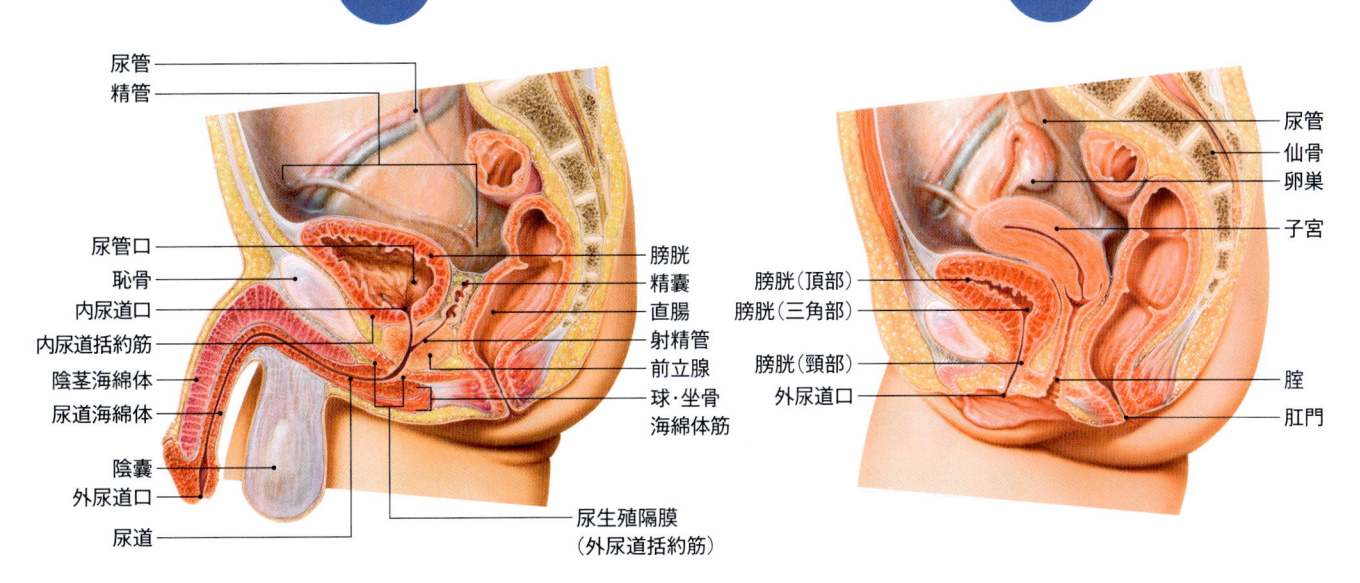

尿管
仙骨
卵巣
子宮
膀胱（頂部）
膀胱（三角部）
膀胱（頸部）
外尿道口
腟
肛門

①腎盂・尿管移行部
②尿管・総腸骨動脈交叉部
③尿管・膀胱移行部（筋層）

● 尿管の栄養血管は、**上部が腎動脈、中部は腰動脈、精巣動脈、卵巣動脈、下部は腸骨動脈**からの枝である。また、L_1 レベルの**交感神経系神経叢**（感覚神経線維）が分布している。これらは尿管結石による出血源や、疼痛発作（疝痛）に関与する。

膀 胱

● 膀胱は、骨盤腔内で恥骨の後方にある**袋状の臓器**である。尿生殖隔膜の上に乗り、男性では直腸・精嚢・精管の前面、女性では子宮・腟の前面にある。容量は約400〜500mL（最大約800mL）。
● **膀胱の上面**は**腹膜**に覆われている。

● **膀胱壁**は、**粘膜**と**平滑筋層**（**内縦・中輪・外縦**）からなる。
● **膀胱内面**は、**頂部、側壁、後壁、三角部、頸部**に区別される。
● **膀胱頸部**の平滑筋層は厚く**内尿道括約筋**を形成し、周囲は靱帯により固定されている。
● **膀胱三角部**とは、左右の尿管口と尿道のはじまりである内尿道口で囲まれる部分である。この部位は伸展性に乏しい。
● **膀胱壁平滑筋**（排尿筋：β_2/Ach受容体をもつ）と**内尿道括約筋**（α_1受容体をもつ）は、**交感神経**（下腹神経：Th_{11}〜Th_{12}, L_1〜L_2由来）と**副交感神経**（骨盤内臓神経：S_2〜S_4由来）**の二重支配**を受け、求心性・遠心性の両線維が存在する。

尿 道

● **尿道**は、**内尿道口から外尿道口に至る管腔部**で、男性約20cm、女性約4cm程度である。女性は尿道が短く、外尿道口からの上行性尿路感染を起こしやすい。
● 尿道は**後部尿道**と**前部尿道**（女性にはない）に分けられる。
● **後部尿道**は、**尿生殖隔膜**（横紋筋の外尿道括約筋を中心に上・下の筋膜からなる）を貫通する部位から**膀胱側**の部分をいう。**前部尿道**は、それより**末梢側**を指す。
● 男性の後部尿道はさらに、**尿道前立腺部**（後壁の精丘周囲に前立腺管、射精管が多数開口する）と、尿生殖隔膜部を貫く**尿道膜様部**に分けられる。
● **外尿道括約筋**（深会陰横筋：横紋筋）は、体性運動神経（陰部神経：S_2〜S_4由来）の支配で、**随意的に収縮・弛緩**する。

生理　蓄尿と排尿のしくみ

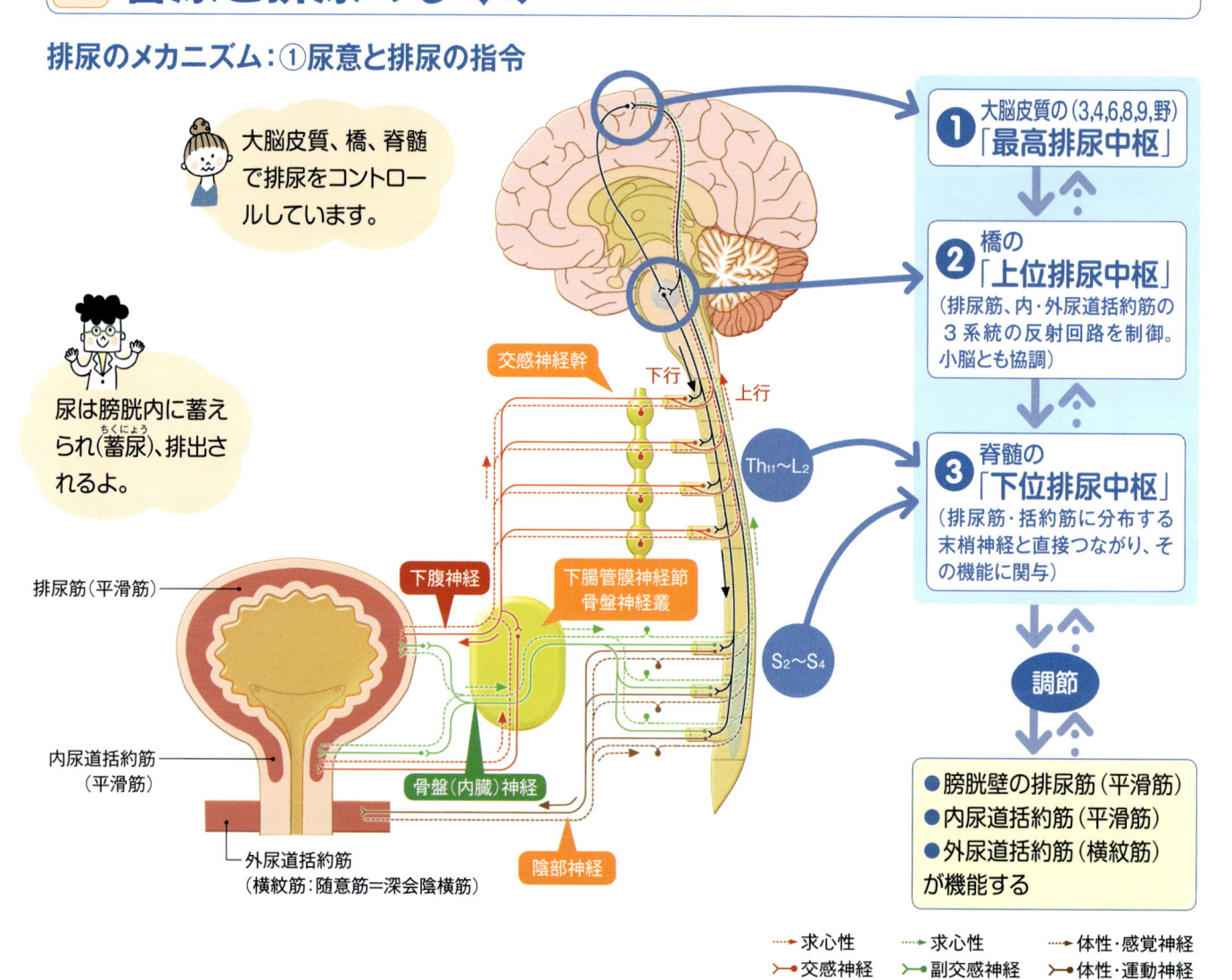

排尿のメカニズム：①尿意と排尿の指令

大脳皮質、橋、脊髄で排尿をコントロールしています。

尿は膀胱内に蓄えられ（蓄尿）、排出されるよ。

❶ 大脳皮質の（3,4,6,8,9,野）「最高排尿中枢」

❷ 橋の「上位排尿中枢」（排尿筋、内・外尿道括約筋の3系統の反射回路を制御。小脳とも協調）

❸ 脊髄の「下位排尿中枢」（排尿筋・括約筋に分布する末梢神経と直接つながり、その機能に関与）

調節

- 膀胱壁の排尿筋（平滑筋）
- 内尿道括約筋（平滑筋）
- 外尿道括約筋（横紋筋）

が機能する

図中ラベル：
- 排尿筋（平滑筋）
- 内尿道括約筋（平滑筋）
- 外尿道括約筋（横紋筋：随意筋＝深会陰横筋）
- 交感神経幹
- 下行／上行
- 下腹神経
- 下腸管膜神経節　骨盤神経叢
- 骨盤（内臓）神経
- 陰部神経
- Th₁₁～L₂
- S₂～S₄

凡例：求心性／求心性／体性・感覚神経／交感神経／副交感神経／体性・運動神経

---

❶ 大脳皮質の「最高排尿中枢」が障害されると…
- 尿意を感じたり排尿の我慢などができず（尿失禁）、上位排尿中枢以下の機能を制御できない（頻尿など）
- 腹圧（横隔神経・肋間神経腹壁枝を介する）をかけられなくなり、排尿が促進できない（排尿困難）

❷ 橋の「上位排尿中枢」が障害されると…
- 下位の排尿反射回路を抑制できないため、膀胱は十分弛緩できず膀胱容量が減少する（頻尿など）
- 痙性神経因性膀胱（収縮・過敏状態になった膀胱による尿失禁、膀胱頸部収縮による排尿困難など）

❸ 脊髄の「下位排尿中枢」が障害されると…
- 上位・最高排尿中枢への神経伝達路が遮断されると、尿意を感じない
- 排尿筋・括約筋を調節できず、意志と無関係に持続的に少しずつ漏出する（尿失禁）
- 膀胱が充満しても、膀胱収縮力は非常に弱く膀胱容量が増す（弛緩性神経因性膀胱、残尿など）

V 腎・尿路系

排尿のメカニズム：②排尿にかかわる筋の調節

蓄尿時

自律神経
- 「骨盤内臓神経（副交感神経）」の抑制
- 「下腹神経（交感神経）」の興奮
  → 排尿筋を弛緩
  → 内尿道括約筋を収縮

体性神経
- 「陰部神経（運動神経）」の興奮
  → 外尿道括約筋を収縮

男性：膀胱（拡張）・膀胱排尿筋（弛緩）、尿管口、膀胱三角部、内尿道括約筋（収縮）、前立腺、外尿道括約筋（骨盤底筋群）（収縮）

排尿時

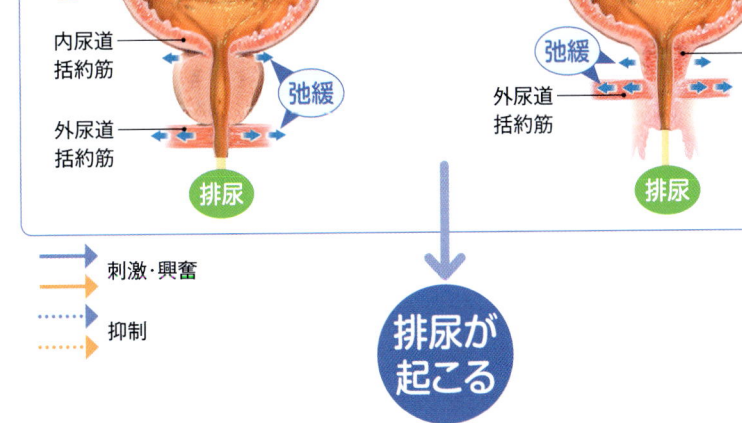

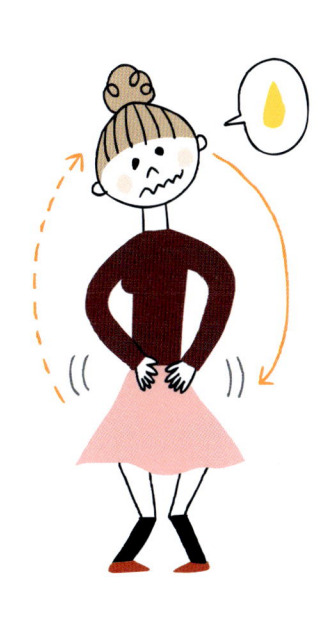

自律神経
- 「骨盤内臓神経（副交感神経）」の興奮
- 「下腹神経（交感神経）」の抑制
  → 排尿筋を収縮
  → 内尿道括約筋を弛緩

体性神経
- 「陰部神経（運動神経）」の抑制
  → 外尿道括約筋を弛緩

男性／女性：排尿筋（収縮）、内尿道括約筋・外尿道括約筋（弛緩）→ 排尿

凡例：
- →　刺激・興奮
- ⇢　抑制

排尿が起こる

蓄尿と排尿のしくみ

- 尿が貯留（蓄尿）して**膀胱壁が伸展**すると、壁内の**感覚受容体**が刺激され、主に**骨盤内臓神経（求心性線維）**を介して**仙髄**に伝達される。

- すると、**脊髄反射性**に下腹神経（遠心性線維：交感神経）を介して**膀胱（排尿筋）の弛緩、内尿道括約筋の収縮**が起こる。

- 同時に陰部神経が刺激され、外尿道括約筋は収縮し、貯留した尿が漏れないようにしている。

- さらに蓄尿量が増え、約150〜300mLになると、**膀胱壁の伸展・内圧が高まり、大脳皮質（最高排尿中枢）で尿意を感じる**。

- その結果、**脳幹（橋）の上位排尿中枢**が興奮し、骨盤内臓神経（遠心性線維：副交感神経）を介し、**膀胱壁（排尿筋）が強力に収縮**する。

- 同時に、下腹神経（交感神経）と陰部神経（運動神経）の遠心性線維の活動性が**抑制**され、**内・外尿道括約筋が弛緩して**、排尿が起こる。

（美田誠二）

VI 血液・免疫・内分泌・代謝系

①血液・造血器

POINTS

血液は、血球成分（赤血球、白血球、血小板）と液体成分（血漿）から構成される。

赤血球は酸素の運搬、白血球は免疫（細菌、ウイルス、がん細胞の排除）、血小板は血栓形成（止血）を行う。

各血球は骨髄で産生される。骨髄中の幹細胞がすべての血球の起源であり、あらゆる血球は幹細胞が分化・成熟したものである。

解剖 血液の組成

血液とその成分

- 図中の白血球の色はメイ・ギムザ染色によるもの。実際は無色である。
- は基準値を表す。

血漿成分
- タンパク → アルブミン / グロブリン / 凝固因子、他
- ブドウ糖、アミノ酸、脂質
- 電解質（Na、K、Cl……）
- 水分

血球成分
- 赤血球　男：350〜550×10^4/μL　女：320〜500×10^4/μL
- 白血球　4,000〜9,000/μL
  - 好中球 50〜60%
  - 好酸球 2〜5%
  - 好塩基球 0〜1%
  - （以上 顆粒球）
  - 単球 2〜8%
  - リンパ球 35〜45%
- 血小板　15〜40×10^4/μL

血液の組成

- 血液に抗凝固剤を加え静置すると、血球成分と血漿成分とに分離する。
- 血球とは、赤血球（RBC：red blood cell）、白血球（WBC：white blood cell）、血小板（platelet）からなる。
- 血漿は、水分に電解質、ブドウ糖、アミノ酸、血漿タンパク、脂質を含んでいる。血漿蛋白の中に、凝固因子、アルブミン、グロブリンが含まれる。

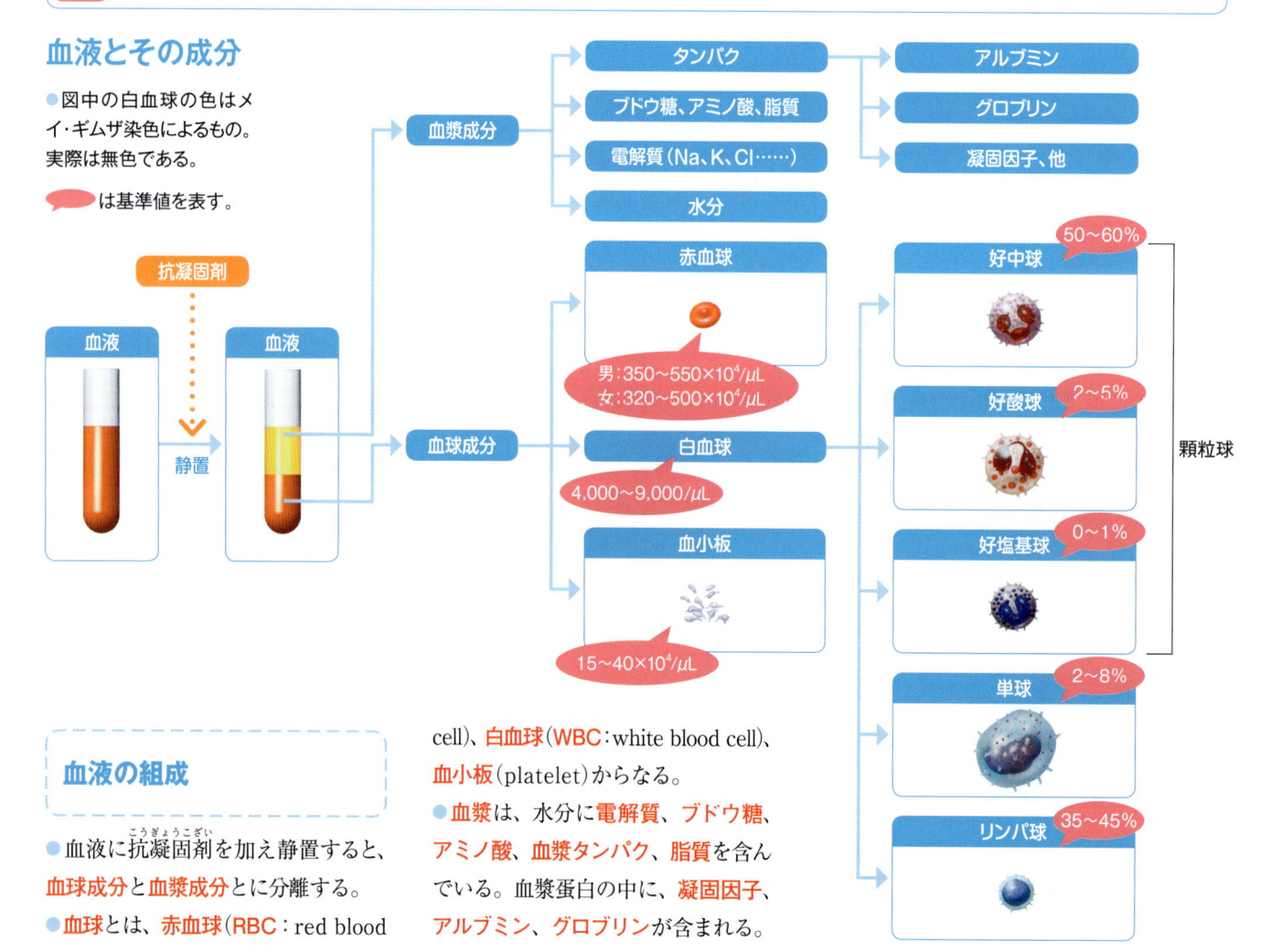

生理 血液の役割

止血と凝固

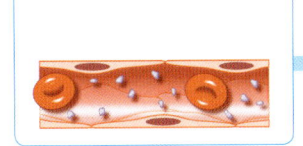

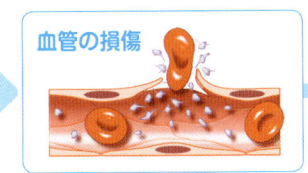

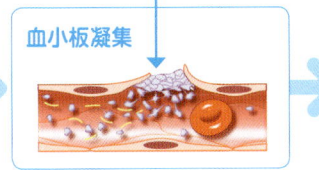

血管の損傷 → **血小板凝集** → **フィブリン析出**

一次止血（＝血小板凝集）
血管が損傷した際、血管内皮破綻部に血小板が粘着、凝集して止血が行われる。この際、刺激を受けた血小板はADP、エピネフリン、β-TGなどを分泌し、これらはさらに他の血小板を活性化させる。

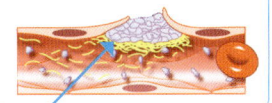

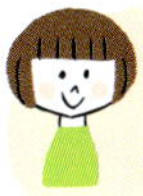

二次止血（＝フィブリン網）
破損した血管内皮との接触、組織因子（外傷などの際に損傷組織から放出される）や血小板リン脂質との接触により、凝固因子は活性化を受け、フィブリンが析出する。フィブリンは凝集した血小板の間隙を埋め、止血を強固にする。

血小板と凝固因子のはたらきによって止血が行われます。

赤血球
● 酸素と強く結合する**ヘモグロビン**（Hb：hemoglobin、血色素）を大量に含み、**酸素（および二酸化炭素の一部）の運搬**を担う。

白血球
● **好中球**、**好酸球**、**好塩基球**（以上3つを**顆粒球**と呼ぶ）、**単球**、**リンパ球**の総称である。
① **好中球**：アメーバ様運動をし、遊走能をもち炎症部位に集まる。**炎症部位の細菌、異物を貪食し、殺菌・消化処理**する。
② **好酸球**：**寄生虫疾患**や**アレルギー疾患**（花粉症、喘息など）のときに増加し、これらに**抑制的**な作用を示す。
③ **好塩基球**：**ヘパリン、ヒスタミン**を放出し、**即時型過敏症**の原因となる。
④ **単球**：活発な**遊走能**、**貪食能**を有し、血管内から組織内に遊走し**マクロファージに変化**する。細菌や異物を貪食後、その抗原情報を細胞表面に提示し、Tリンパ球へ伝達する。
⑤ **リンパ球**：免疫学的に**T細胞**（**Tリンパ球**）、**B細胞**（**Bリンパ球**）、**NK**（**ナチュラルキラー**）**細胞**に分けられる。

▶ Tリンパ球による免疫を**細胞性免疫**と呼ぶ。

ヘルパーT細胞：異常化した細胞（ウイルス感染細胞、がん細胞）、非自己の細胞（移植片）などの表面の抗原を認識し、キラーT細胞に攻撃命令を出す。また、マクロファージからの抗原情報を認識し、Bリンパ球へ情報伝達する。
キラーT細胞：ヘルパーT細胞から命令を受け、異常化した細胞を直接殺す。
メモリーT細胞：一部の活性化したキラーT細胞はメモリーT細胞として数年～数十年生存する。麻疹、風疹などが**終生免疫**となるのは、このためである。

▶ Bリンパ球による免疫を**液性免疫**と呼ぶ。Bリンパ球はヘルパーT細胞から情報を受け、**形質細胞へと分化**し抗原情報に対応した免疫グロブリン（抗体）を分泌する。抗体は抗原（おもに細菌、ウイルス）と結合し、これを排除、無毒化する。一部の活性化したB細胞はメモリーB細胞としてやはり長期間生存、終生免疫に関与する。

▶ NK細胞はキラーT細胞と同じく、直接、ウイルス感染細胞やがん細胞、移植片を排除する。しかしキラーT細胞と異なり、ヘルパーT細胞からの異常細胞抗原情報なしに以前出合ったことのない細胞を攻撃できる（**自然免疫**[*1]）。

血小板（上図）
● **出血時**に血管の破綻部に粘着し、**血小板凝集塊を形成**する。この血小板凝集塊により破綻部は機械的に閉塞され、**止血**が行われる（**一次止血**）。
● この血小板による血栓はもろいため、より強固な止血のためには**フィブリンによる補強**が必要である。

血液凝固因子
● 一次止血後、**凝集した血小板の間隙にフィブリンによるネットを張り、血栓をより強固なものにする（二次止血）**ためのものが凝固因子である。**第Ⅰ因子から第XIII因子**までが存在する（第Ⅵ因子は欠番）。

[*1] 自然免疫と獲得免疫：自然免疫（生まれつきもっている常設の免疫系）：好中球、単球（マクロファージ）、NK細胞。獲得免疫（色々な抗原に感染して身につく免疫系）：T細胞、B細胞（形質細胞→抗体産生）。

解剖 血球の産生・破壊

血球の分化

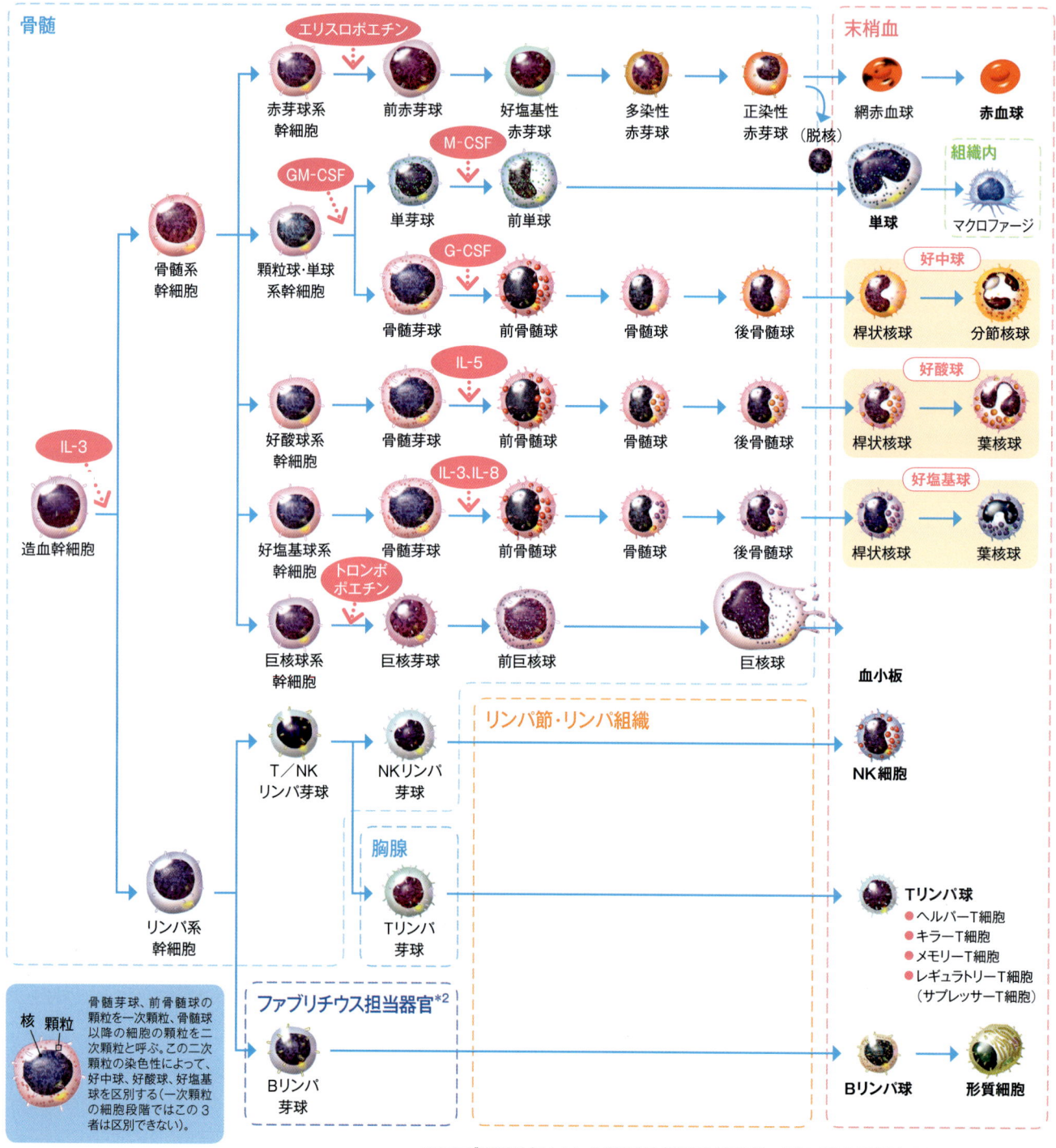

骨髄

造血幹細胞 —（IL-3）→ 骨髄系幹細胞

- 赤芽球系幹細胞 —（エリスロポエチン）→ 前赤芽球 → 好塩基性赤芽球 → 多染性赤芽球 → 正染性赤芽球（脱核）→ **末梢血**: 網赤血球 → **赤血球**
- 顆粒球・単球系幹細胞（GM-CSF）
  - 単芽球 —（M-CSF）→ 前単球 → **単球** → 組織内 **マクロファージ**
  - 骨髄芽球 —（G-CSF）→ 前骨髄球 → 骨髄球 → 後骨髄球 → **好中球**: 桿状核球 → 分節核球
- 好酸球系幹細胞 → 骨髄芽球 —（IL-5）→ 前骨髄球 → 骨髄球 → 後骨髄球 → **好酸球**: 桿状核球 → 葉核球
- 好塩基球系幹細胞 → 骨髄芽球 —（IL-3、IL-8）→ 前骨髄球 → 骨髄球 → 後骨髄球 → **好塩基球**: 桿状核球 → 葉核球
- 巨核球系幹細胞 —（トロンボポエチン）→ 巨核芽球 → 前巨核球 → 巨核球 → **血小板**

リンパ系幹細胞
- T／NKリンパ芽球 → NKリンパ芽球 →（リンパ節・リンパ組織）→ **NK細胞**
- 胸腺: Tリンパ芽球 → **Tリンパ球**
  - ヘルパーT細胞
  - キラーT細胞
  - メモリーT細胞
  - レギュラトリーT細胞（サプレッサーT細胞）
- ファブリチウス担当器官*2: Bリンパ芽球 → **Bリンパ球** → 形質細胞

> 骨髄芽球、前骨髄球の顆粒を一次顆粒、骨髄球以降の細胞の顆粒を二次顆粒と呼ぶ。この二次顆粒の染色性によって、好中球、好酸球、好塩基球を区別する（一次顆粒の細胞段階ではこの3者は区別できない）。
> （核／顆粒）

*2 ファブリチウス（Fabricius）担当器官：鳥類におけるBリンパ球の成熟を担う器官。ヒトでは見つかっていない。扁桃、虫垂、パイエル板、骨髄などが考えられている。

Ⅵ 血液・免疫・内分泌・代謝系

VI 血液・免疫・内分泌・代謝系

血球の産生、破壊

- すべての血球は**骨髄**の**造血幹細胞**から**分化**し、各成熟段階の細胞を経て血球が完成する。幹細胞は、まず**骨髄系幹細胞**と**リンパ系幹細胞**とに分化する。
- 骨髄系幹細胞は、さらに、**赤芽球系幹細胞**、**顆粒球系幹細胞**（顆粒球・単球系幹細胞、好酸球系幹細胞、好塩基球系幹細胞）、**巨核球系幹細胞**に分化し、おのおのが**赤血球**、**好中球・単球**、**好酸球**、**好塩基球**、**巨核球**（血小板を分離する）へと分化していく。各血球の分化には**サイトカイン**[*3]と呼ばれる造血因子が必要である。
- 各系の幹細胞は自分自身を複製し、血球の枯渇を防いでいる。

各血球の産生～破壊、役割

赤血球	●赤芽球系幹細胞は、前赤芽球、好塩基性赤芽球、多染性赤芽球、正染性赤芽球の順に成熟し、網赤血球、赤血球へ分化すると、骨髄から末梢血へと流出する。●赤血球産生は腎臓由来のエリスロポエチンによって調節されている。	●赤血球は、最後は脾臓の食細胞に貪食される。流血中における赤血球の寿命は約120日である。
好中球	●顆粒球・単球系細胞から、骨髄芽球、前骨髄球、骨髄球、後骨髄球の順に分化し、さらに分化した桿状核球、分節核球の段階で骨髄から末梢血へと流出する。	●これらの分化は、おもにIL-3、GM-CSF、G-CSFによる調節を受けている。●炎症組織にて細菌貪食などの役目を果たし、死滅する。寿命は約10時間とされている。
血小板	●巨核球系幹細胞は、巨核芽球、前巨核球を経て巨核球となり、巨核球の細胞質がちぎれて血小板となる。1個の巨核球から3,000～5,000個の血小板が分離する。●巨核球系の分化にはトロンボポエチン（主に肝臓由来）が必要である。	●血小板は3分の1が脾臓に貯蔵される。止血に利用されたり、脾臓の食細胞に貪食されたりして、寿命は約10日間である。
リンパ球	●リンパ系幹細胞は、Tリンパ芽球、Bリンパ芽球、NKリンパ芽球へと分化する。●Tリンパ芽球は胸腺で成熟し、Tリンパ球となって末梢リンパ組織、末梢血、骨髄へと分布していく。ウイルス感染後、活性化には5～7日を要する。一部のメモリーT細胞は数年～数10年生きる。●Bリンパ芽球はファブリチウス担当器官にて成熟し、末梢リンパ組織、末梢血、骨髄へと分布していく。	●Bリンパ球は、Tリンパ球からの刺激を受けると形質細胞へと分化し、免疫グロブリンを分泌する。ウイルス感染後、抗体産生までには6～10日を要する。●NKリンパ芽球は胸腺外組織（骨髄等）にて成熟し、末梢リンパ組織、末梢血、骨髄へと分布していく。ウイルス感染後、活性化には1～2日を要するのみであり、真っ先に単独で攻撃を仕掛ける。

生理 血液凝固因子の作動機序

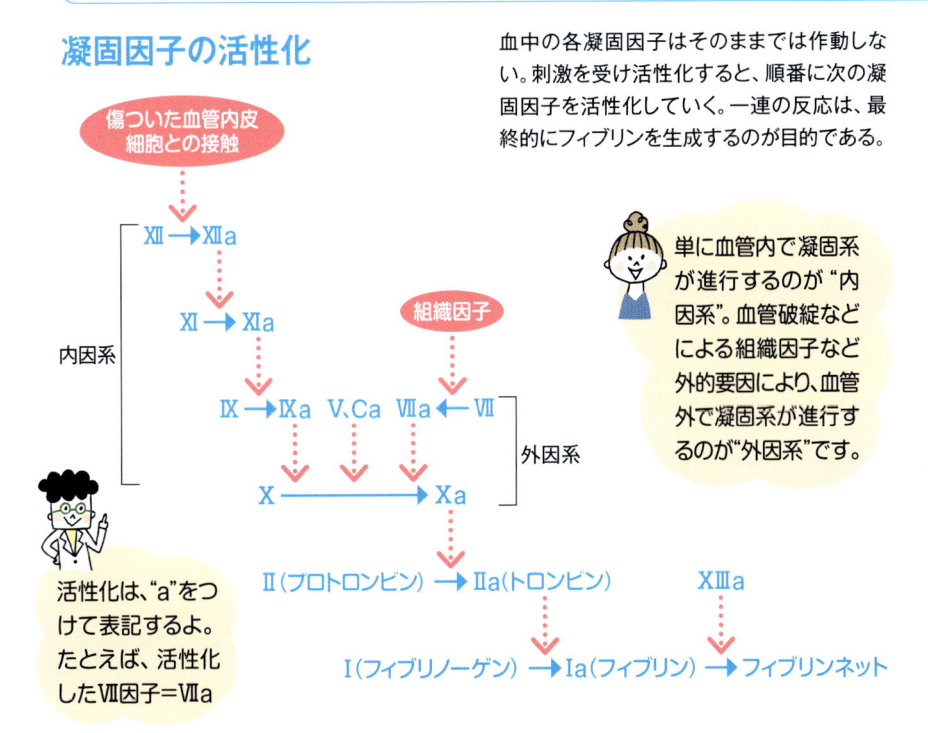

凝固因子の活性化

```
       傷ついた血管内皮
       細胞との接触
            ↓
内因系 {  XII → XIIa
          XI → XIa                組織因子
          IX → IXa  V,Ca  VIIa ← VII  } 外因系
          X ──────→ Xa
          II(プロトロンビン) → IIa(トロンビン)   XIIIa
          I(フィブリノーゲン) → Ia(フィブリン) → フィブリンネット
```

単に血管内で凝固系が進行するのが"内因系"。血管破綻などによる組織因子など外的要因により、血管外で凝固系が進行するのが"外因系"です。

活性化は、"a"をつけて表記するよ。たとえば、活性化したVII因子=VIIa

血中の各凝固因子はそのままでは作動しない。刺激を受け活性化すると、順番に次の凝固因子を活性化していく。一連の反応は、最終的にフィブリンを生成するのが目的である。

- 血液凝固因子は**第Ⅰ因子～第XIII因子**まで存在し、**フィブリン生成を最終目標**とする。
- 通常は流血中に液状にとけこんでいる。何らかの刺激を受けると、血液凝固因子は**活性化**され、順々に次の凝固因子を活性化していく。最終的にフィブリノーゲンがフィブリンになると固体として析出する。
- 傷ついた血管内皮細胞（特にコラーゲン）への接触が刺激となり、第XII因子活性化をはじめとして一連の活性化を起こすものを"**内因系**"と呼ぶ。内因系血液凝固は遅い（10～20分を要する）。
- 組織損傷により遊離される組織因子がきっかけで一連の活性化を起こすものを"**外因系**"と呼ぶ。外因系血液凝固は速い（10秒程度で完成）。

（道川尚彦）

[*3] サイトカイン：造血反応、免疫反応、炎症反応を制御している物質の総称。特に、血球の分化を調節しているものを造血因子と呼ぶ。赤血球の造血因子としてエリスロポエチン、白血球の造血因子としてGM-CSF、G-CSF、M-CSF、IL-3、血小板の造血因子としてトロンボポエチンが知られている。

VI 血液・免疫・内分泌・代謝系

②免疫のしくみ

POINTS

免疫とは、「自己」と「非自己」を識別して「非自己」を排除する生体の自己防御機構である。

抗原レセプターとして、T細胞はT細胞レセプター(TcR)を、B細胞は免疫グロブリン(Ig)を表出している。

生来から備わっている自然免疫と、抗原と遭遇して得られる特異的・効率的な獲得免疫がある。

生理 免疫の役割:生体の自己防御機構

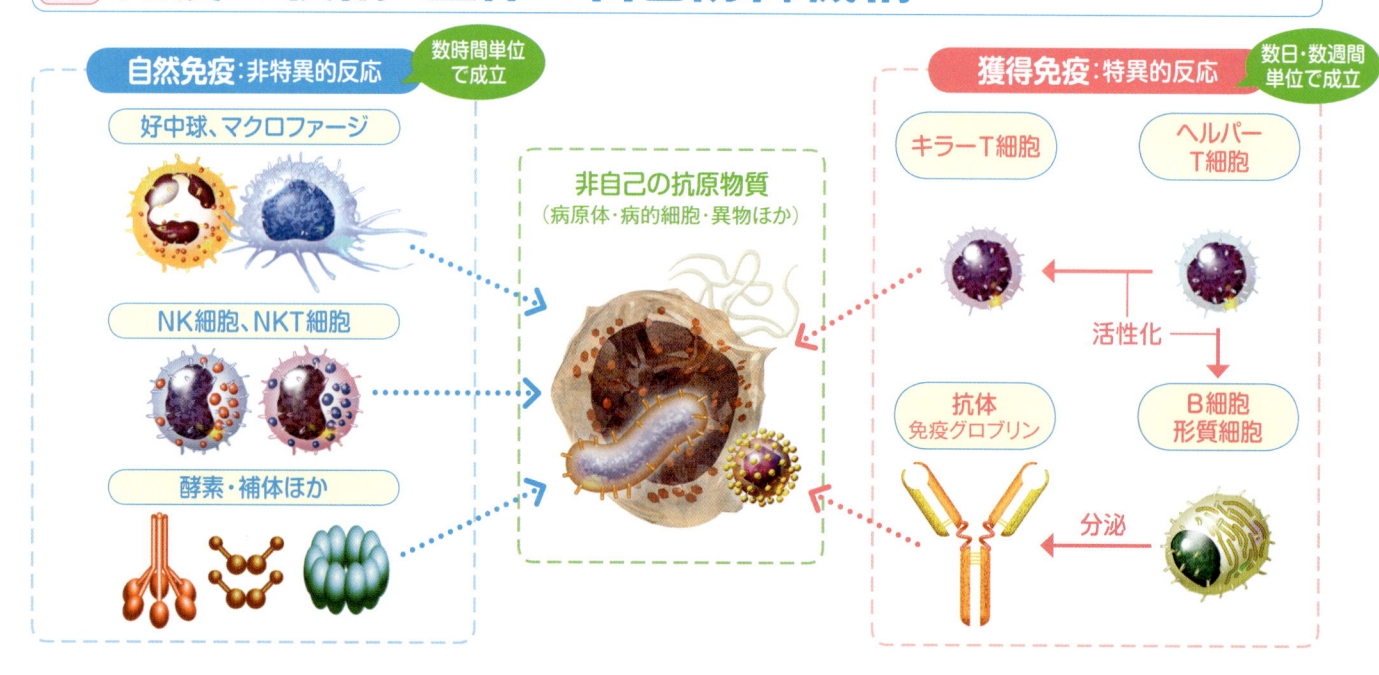

自然免疫:非特異的反応 数時間単位で成立
- 好中球、マクロファージ
- NK細胞、NKT細胞
- 酵素・補体ほか

非自己の抗原物質(病原体・病的細胞・異物ほか)

獲得免疫:特異的反応 数日・数週間単位で成立
- キラーT細胞
- ヘルパーT細胞
- 抗体 免疫グロブリン
- B細胞 形質細胞

活性化／分泌

免疫の役割

- 日常、身体には、**外部環境**からほぼ無数の**病原微生物**や異物が、皮膚・粘膜(腸管・気道など)を通して侵入している。
- 体内環境からは、代謝・疾病などにより本来の自己には存在しない**老廃物**、有害異物、病的細胞(変異・変性細胞、感染細胞、がん細胞)などが出現してくる。
- 生体内には、これら異物を認識して排除・処理する自己防御システムが必要である。それを担うのが**免疫系**である。
- **免疫**とは、排除すべき物質(=**非自己**、not self)を保全すべき自分の正常な細胞・組織の構成物質(=**自己**、self)と**識別**して、**排除**する**自己防御機構**である。
- 免疫機構は、全身的・局所的(腸管関連リンパ組織:GALT[*1]、鼻咽頭など粘膜関連リンパ組織:MALTなど[*2])にみられる。

[*1] GALT: gut-associated lymphoid tissue   [*2] MALT: mucosa-associated lymphoid tissue

生理 免疫応答の始まり：抗原と抗体の反応

抗原物質のエピトープ（抗原決定基）と各エピトープに対する抗体

「エピトープ」は抗原としての最小単位で、1つのエピトープに対しては、1種類のみの抗体がつくられるよ！

- エピトープBに対する抗体
- エピトープA
- エピトープAに対する抗体
- エピトープB
- エピトープC
- エピトープCに対する抗体
- 抗原物質
- エピトープE
- エピトープEに対する抗体
- エピトープD
- エピトープDに対する抗体

T細胞レセプター（TcR）によって認識されるエピトープを「T細胞エピトープ」と呼びます。

- 抗原物質（免疫応答を起こさせ、抗体をつくらせる物質）は、ある程度以上の大きな分子である。
- それらに、いくつか異なった構造部分（エピトープ：抗原決定基）があると、それぞれに対して異なった抗体がつくられる。
- 小さ過ぎる低分子物質では、体外排泄・食細胞による消化や抗体産生系の誘導不良などで抗体は生じない。

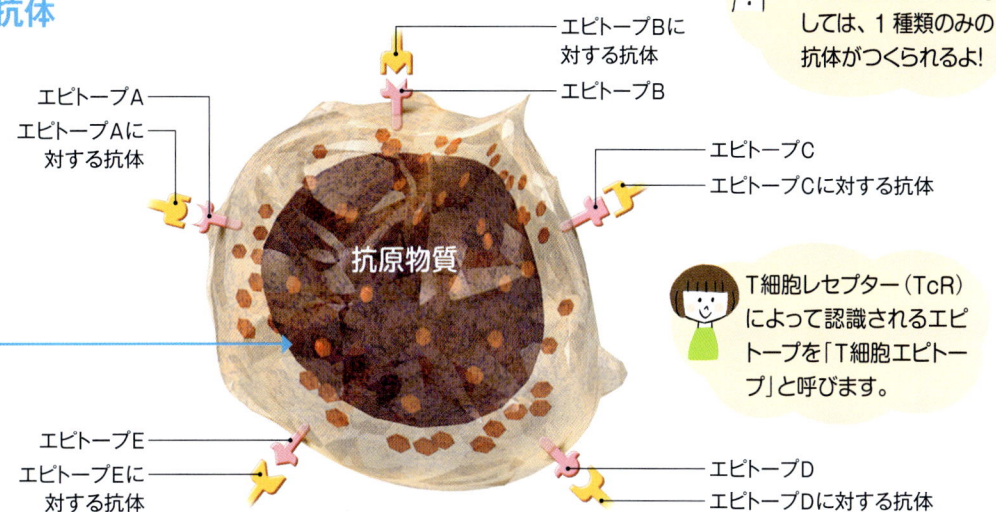

抗原提示細胞などのMHC分子の溝に挟まれて、MHC分子との複合体でTcRに認識される抗原ペプチドは「T細胞エピトープ」ね！

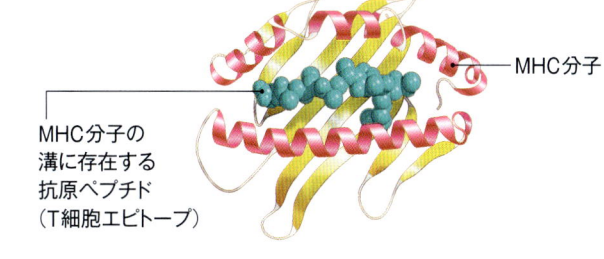

- MHC分子
- MHC分子の溝に存在する抗原ペプチド（T細胞エピトープ）

抗原と抗体

- 自己と非自己の識別は、おもにリンパ球（T細胞、B細胞）によって行われる。この識別を行うため、リンパ球の細胞表面には抗原レセプターが表出している。
- T細胞のTは、おもな成熟の場である胸腺（Thymus）の頭文字である。T細胞を特徴づける抗原レセプターは、T細胞レセプター（TcR）[*3]である。
- B細胞のBは、骨髄（Bone marrow）の頭文字で、脾・リンパ節・消化管リンパ組織などへの移動中に成熟する。B細胞を特徴づける抗原レセプターは、細胞膜上の（膜型）免疫グロブリン（Ig[*4]）である。
- 免疫グロブリン（Ig）は機能タンパク質分子で、1個の細胞に約10^5個あり、対応抗原が明らかなときに抗体（抗原と特異的に1対1の関係で結合するもの）と呼ぶ。
- ある程度以上に大きな抗原分子には、さまざまに異なった構造部分（エピトープ：抗原決定基）がある。
- エピトープは抗原としての最小単位であり、1つのエピトープに対して、1種類の抗体のみがつくられる。
- T細胞レセプターに認識され結合する抗原部分を「T細胞エピトープ」という。
- 抗体と結合できる抗原が、生体に抗体をつくらせる能力があれば完全抗原、その能力がなければ（ハプテンなど）不完全抗原という（ハプテン＋キャリヤー[*5]＝完全抗原）。
- 抗原と抗原レセプター（抗体）との結合力は、静電気（クーロン力）、水素結合、ファンデルワールス力（原子間引力）、疎水性相互作用（疎水性の強い部分が互いに水を避けて近づく）、などで決定され平衡状態にある。
- 抗原と抗体の結合、および結合による反応を抗原抗体反応という。

[*3] T細胞レセプター：T細胞抗原レセプターということもある。
[*4] Ig：immunoglobulin
[*5] キャリヤー：ハプテンと結合して、そのハプテンに対する抗体がつくられるようにするようなタンパク質分子など。

生理　免疫反応：細胞性免疫・液性免疫

細胞性免疫と液性免疫

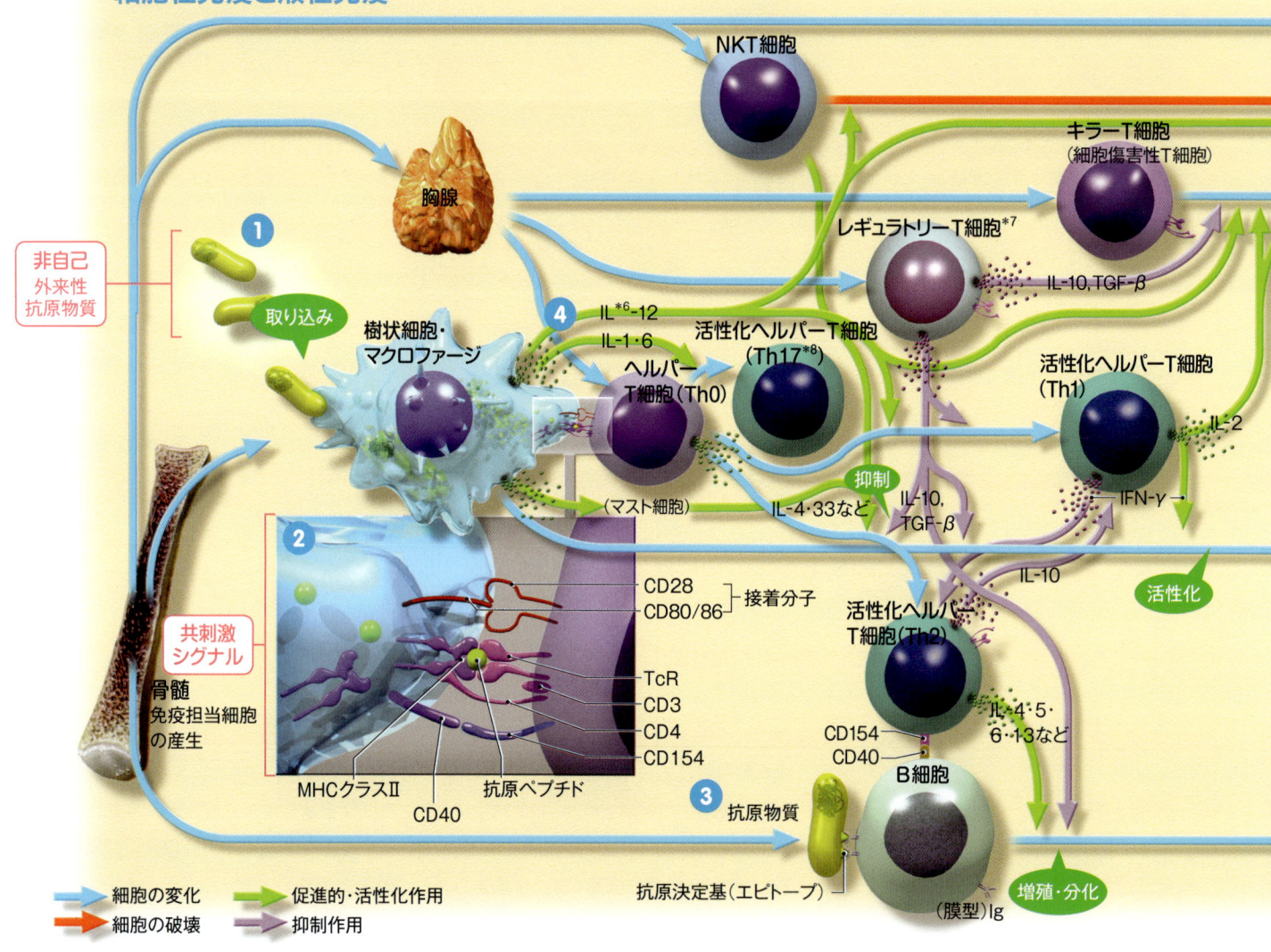

凡例：
- → 細胞の変化
- → 促進的・活性化作用
- → 細胞の破壊
- → 抑制作用

図中ラベル：
- 非自己 外来性抗原物質
- ① 取り込み
- 胸腺
- NKT細胞
- 樹状細胞・マクロファージ
- 骨髄 免疫担当細胞の産生
- ④ IL*6-12、IL-1・6
- ヘルパーT細胞（Th0）
- （マスト細胞）
- 活性化ヘルパーT細胞（Th17*8）
- レギュラトリーT細胞*7
- キラーT細胞（細胞傷害性T細胞）
- IL-10, TGF-β
- 活性化ヘルパーT細胞（Th1）
- IL-2
- IFN-γ
- 活性化
- 抑制
- IL-4・33など
- IL-10, TGF-β
- IL-10
- 活性化ヘルパーT細胞（Th2）
- ② 共刺激シグナル
  - CD28
  - CD80/86 ｝接着分子
  - TcR
  - CD3
  - CD4
  - CD154
  - MHCクラスⅡ
  - CD40
  - 抗原ペプチド
- CD154／CD40
- B細胞
- ③ 抗原物質
- 抗原決定基（エピトープ）
- （膜型）Ig
- IL-4・5・6・13など
- 増殖・分化

A 細菌・花粉など（非自己の外来性抗原物質）が体内に入ってきた場合

① 侵入
非自己の外来性抗原物質（細菌や花粉など）が侵入する。

② 抗原の処理
MHCクラスⅡ分子を細胞膜に表出できる抗原提示細胞（マクロファージ、樹状細胞など）が、取り込んだ抗原物質を、酵素により抗原ペプチドにまで分解する。

③ 抗原ペプチドの提示
自身のMHCクラスⅡ分子の溝に抗原ペプチドを挟み込み、「MHCクラスⅡ分子＋抗原ペプチド」の形で細胞膜上に表出し、ヘルパーT細胞（Th0；CD4⁺陽性）に抗原情報を提示する。

④ サイトカイン分泌
抗原提示細胞からはIL-1・6・12など、ヘルパーT細胞からはIL-2・4・6・IFN-γなどが分泌される。その結果、種々の免疫担当細胞が活性化し、抗体による液性免疫や、細胞性免疫が進展していく。

*6 IL（インターロイキン）：サイトカインの1種で、糖タンパクで、サイトカインレセプターをもつ細胞に作用する生理活性物質。マクロファージ、樹状細胞やリンパ球など白血球、血管内皮細胞、平滑筋細胞、骨格筋細胞、線維芽細胞、表皮細胞、ミクログリア、滑膜細胞、気管・腸管上皮細胞などが産生する。

VI 血液・免疫・内分泌・代謝系

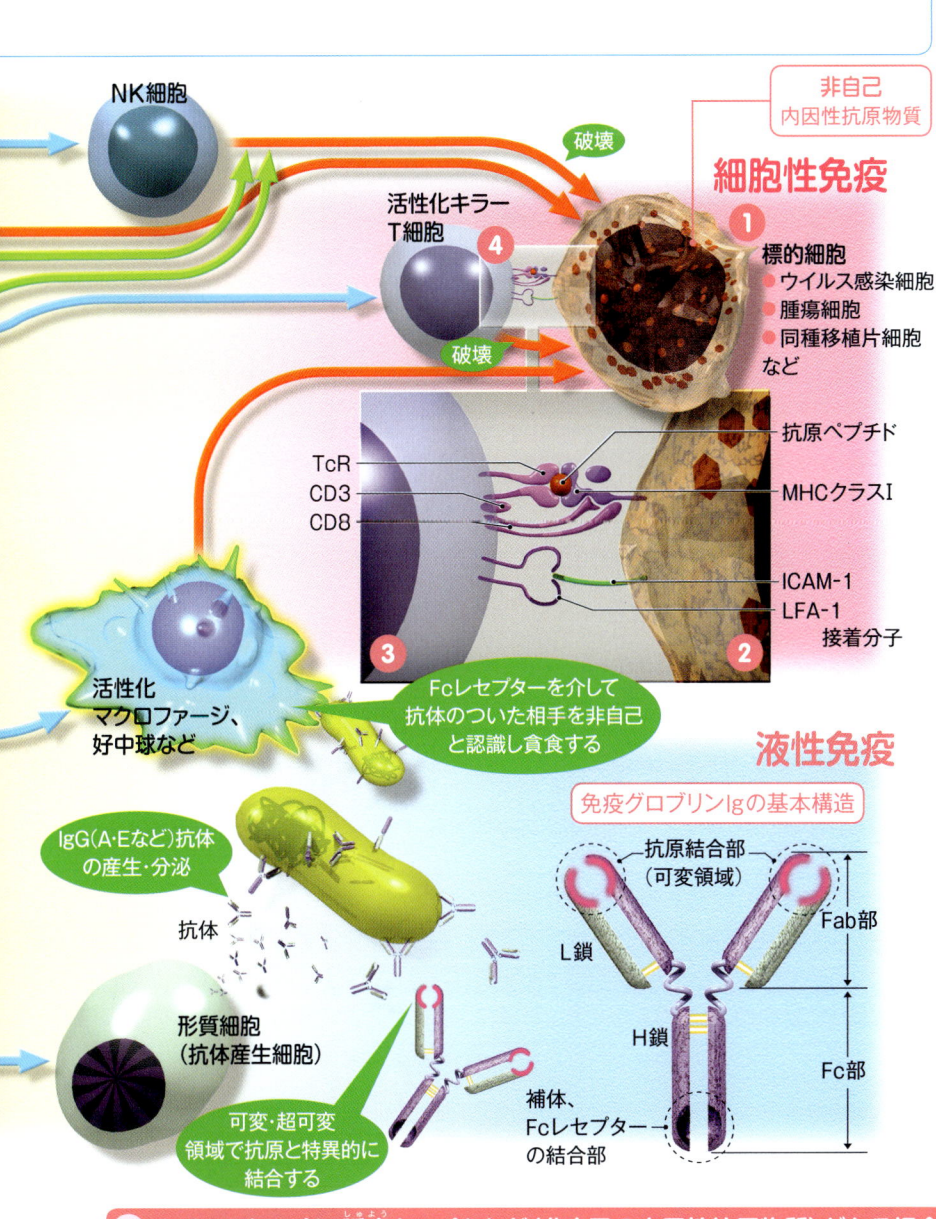

免疫反応とは

- 生体の細胞膜表面に、**主要組織適合抗原分子**が存在する。**MHCクラスⅠ**（抗原）分子はほぼすべての細胞に、**MHCクラスⅡ**（抗原）分子は抗原提示細胞に発現している。

- 主要組織適合抗原分子は、個体（差）をもっとも特徴づける（抗原）分子である。たとえば同種臓器移植等での拒絶反応の原因にもなる。ヒトでは、MHC＝HLAである。

- 主要組織適合抗原分子は、粗面小胞体で合成される**糖タンパク質**である。第6染色体短腕上にある、主要組織適合(性)遺伝子複合体（MHC：major histocompatibility complex）領域の遺伝情報（設計原図）に基づいてつくられる。

- 同じ抗原（例：スギ花粉）でも、**MHC分子との結合親和性**には個体差がみられる。そのため、反応性（例：花粉症の出現やその程度）に差が生じる。

- MHC分子のはたらきにより、**免疫反応**が進行する。**外来性抗原物質**である場合（Ⓐ）と、**内因性抗原物質**である場合（Ⓑ）とでは免疫反応の進展様式が異なる。

- 抗体（免疫グロブリン）が中心の免疫反応を**液性免疫**、抗体によらずT細胞が中心の免疫反応を**細胞性免疫**と呼ぶ。

Ⓑ ウイルスタンパク、腫瘍タンパクなど（非自己の内因性抗原物質）がある場合

❶ 侵入・発現
非自己の内因性抗原物質（ウイルスタンパク、腫瘍タンパクなど）の侵入・発現による標的細胞の出現。

❷ 抗原ペプチドの提示
ウイルス感染などを受けた標的細胞は、自身のMHCクラスⅠ分子の溝に抗原ペプチドを挟み込み、「MHCクラスⅠ分子＋抗原ペプチド」の形で細胞膜上に表出する。

❸ 抗原情報の伝達
キラー（細胞傷害性）T細胞（CD8陽性）に抗原情報が伝達される。

❹ 標的細胞の破壊
活性化したキラーT細胞は、パーホリン、グランザイムなどの傷害性物質を分泌したり、細胞表面のFasリガンド（CD178）を標的細胞のFas（CD95）分子と結合させてアポトーシスを誘導する。結果、標的細胞は破壊され、抗原物質も消滅する（細胞性免疫）。

---

*7 レギュラトリーT細胞：Th3細胞（TGF-βを産生し免疫応答を抑制）、Tr1細胞（IL-10を産生しTh1やマクロファージを抑制するCD4$^+$T細胞）、CD4$^+$CD25$^+$Foxp3$^+$T細胞（自己免疫反応、移植拒絶反応、ウイルスなど外来抗原に対する免疫反応を抑制する）、CD8$^+$CD28$^-$T細胞（CD4$^+$T細胞を抑制）などの総称。

*8 Th17細胞：主にIL-17を産生するCD4$^+$T細胞。IL-17はマクロファージ・線維芽細胞・滑膜細胞などに炎症性メディエーターを誘導させ、好中球の走化・活性化、炎症・自己免疫疾患（関節リウマチ、全身性エリテマトーデスほか）、炎症性腸疾患などに関与する。

表 免疫反応にかかわる細胞・分子

骨髄	多能性造血幹細胞から免疫担当細胞を産生する。	
リンパ球 (T細胞・B細胞)	● 末梢血リンパ球の70〜80%がT細胞、残りの大部分がB細胞・NK細胞である。腸管リンパ組織（バイエル板など）に過半数存在する。 ● T細胞は、おもに胸腺、一部腸管や肝などで分化し、T細胞レセプター（TcR）を有する。TcRはCD3分子（反応情報を細胞内に伝達）とTcR-CD3複合体の形で存在する。 ● T細胞には、免疫系の司令官であるヘルパーT細胞（CD4$^+$）や、細胞傷害性（キラー）T細胞（CD8$^+$）、免疫反応の調節・抑制を担う制御性（レギュラトリー）T細胞（大部分、CD8$^+$）、自然免疫系のNKT細胞などがある。 ● ヘルパーT細胞は、抗原ペプチドを認識すると活性化（Th0→	Th1、Th2、Th17細胞など）する。 ● Th1は、IL-2、インターフェロンγ（IFN-γ）、TNF-βなどの産生、キラーT細胞・マクロファージの活性化を介して、細胞性免疫を促進する。IFN-γはTh2細胞の増殖を抑制する。 ● Th2細胞は、IL-4、-5、-6、-10、-13などの産生、表面CD154分子によるB細胞のCD40分子との結合を介したB細胞の増殖・分化（→形質細胞）・抗体産生補助により、液性免疫を促進する。IL-10はTh1細胞のサイトカイン合成を阻害する。 ● B細胞は、（膜型）免疫グロブリンでMHC分子を介さず直接的に抗原ペプチドを認識できる。
NK (ナチュラルキラー) 細胞	● 変異・ウイルス感染細胞などに共通の表出物質に反応して細胞傷害を誘導する「NKレセプター」と、MHCクラスIとの反応でNK細胞活性の低下をきたす「阻止レセプター」をもつ。	● 病的状態などでMHCクラスIが表出低下して、「阻止レセプター」が作動しない変異細胞、一部の腫瘍細胞、ウイルス感染細胞などを破壊する。
NKT (ナチュラルキラーT) 細胞	● 特定のT細胞レセプターと、「NKレセプター」をもち、骨髄・肝・腸管などに多く存在する。 ● パーホリン放出やアポトーシスで、標的細胞を破壊、自己免疫反応を抑制する。	● IFN-γ産生により、キラーT細胞活性化・Th2抑制作用を示す。 ● IL-4、10、13を産生することもある。
CD(cluster of differentiation)番号	● 細胞表面の分子：抗原・サイトカイン・補体などのレセプター、接着分子などを表す、国際統一された番号（現在、350以上）。	
抗体	● B細胞・形質細胞（抗体産生細胞）が産生・分泌し、抗原と特異的に反応するタンパク質。免疫グロブリン（Ig）とも呼ばれる。 ● 構造の差異からIgM（初期・初回時に産生、半減期5日：5量体）、IgD、IgG（最も高濃度、半減期21日、胎盤通過性）、IgA（血清型、分泌型：2量体）、IgE（レアギン、最も微量）の5種類がある。	● 血液、乳汁（IgM、IgA）、消化管・気管支粘液・粘膜局所（分泌型IgA）などに存在し、液性免疫の主役を担う。 ● 抗原結合部位（Fab部）には、対応抗原ごとにアミノ酸配列が異なる可変領域、超可変領域があり、多様な抗原に対応できる。 ● Fc部はFcレセプターをもつ細胞との結合部位となる。
補体 (complement)	● C1〜C9の9構成成分からなる血清タンパク質。古典・副・レクチン経路で活性化される。細菌のオプソニン化、溶菌・細胞融解	作用、好中球の走化促進、アナフィラトキシン作用などを示す。

生理 自然免疫（非特異免疫）

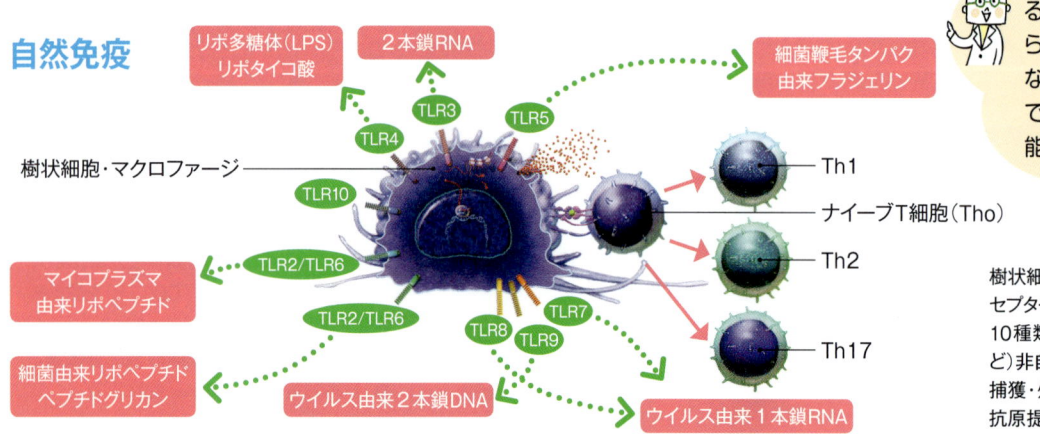

自然免疫

自然免疫は、特異免疫が成立するまでの時期に重要な、最初から備わっている免疫システムなんだ。厳密な1対1の対応ではなくパターン認識で、処理能力も"そこそこ"だよ！

樹状細胞・マクロファージにはToll様レセプター（TLR：Toll-like receptor、約10種類）がある。TLRにより（病原体など）非自己成分分子をパターン認識して捕獲・処理し、自然免疫を担う。さらに、抗原提示、サイトカイン分泌を介して獲得免疫を誘導する役割を示す。

（図：樹状細胞・マクロファージのTLRとリガンド）
- TLR3：2本鎖RNA
- TLR4：リポ多糖体(LPS)・リポタイコ酸
- TLR5：細菌鞭毛タンパク由来フラジェリン
- TLR2/TLR6：マイコプラズマ由来リポペプチド、細菌由来リポペプチド・ペプチドグリカン
- TLR8：ウイルス由来2本鎖DNA
- TLR7/TLR9：ウイルス由来1本鎖RNA
- ナイーブT細胞(Th0) → Th1、Th2、Th17

VI 血液・免疫・内分泌・代謝系

- 特異免疫が成立するまでの時期は、内外の異物の侵入・攻撃に対抗するために、生体に最初から自然に備わる**自然免疫**のシステムが使用される。
- 自然免疫に関与する細胞・因子は、**マクロファージ**、**樹状細胞**、**好中球**などの**食細胞**や、NK細胞、NKT細胞、**補体**などである。
- 自然免疫は、**非特異免疫**が中心である。

特徴として、抗原に対する識別は厳密な1対1の対応ではない。また、2回目以降も1回目と同様の反応を示し、処理能力も十分とはいえない。
- マクロファージや樹状細胞は、パターン認識レセプターの**Toll様レセプター（TLR）**をもち、非自己の分子構造（細菌・真菌構成成分のリポ多糖体・ペプチドグリカン・アラビノマンナン・ウイルス核酸などの**病原体関連分子パターン：PAMPs**）をパターン認識して反応・貪食し、自然免疫を担う。これに次いで、アミノ酸数9〜20個程度の抗原ペプチドに分解しての抗原提示や、サイトカイン産生・炎症の惹起などを介して、特異免疫（獲得免疫）系を誘導していく。
- 自然免疫と獲得免疫は密接に協力し合い生体を防御している。

生理 獲得免疫（特異免疫）

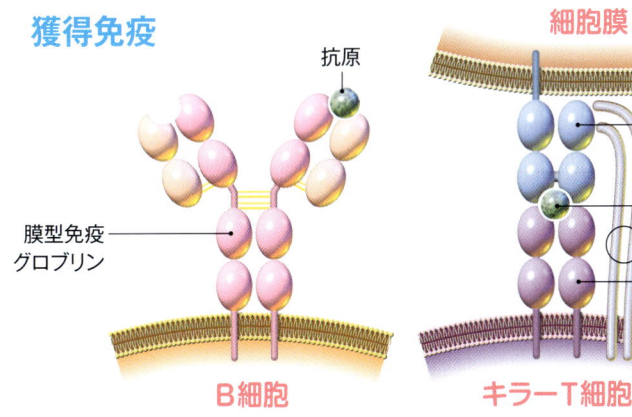

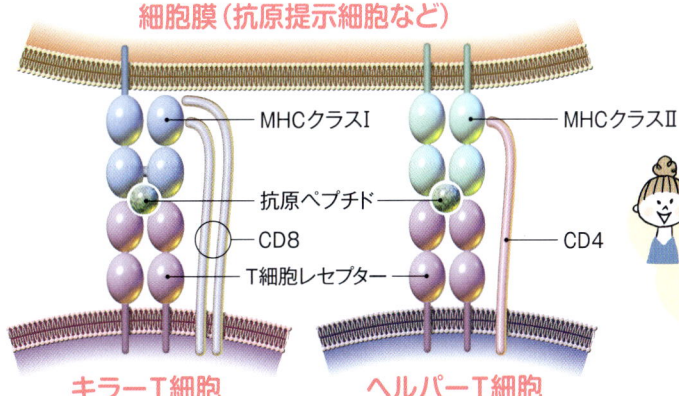

獲得免疫

（図：B細胞の膜型免疫グロブリンと抗原／キラーT細胞のMHCクラスI・抗原ペプチド・CD8・T細胞レセプター／ヘルパーT細胞のMHCクラスII・CD4／細胞膜（抗原提示細胞など））

1対1の対応による特定抗原との反応を、「免疫学的特異反応（特異免疫）」と呼びます。

- リンパ球の**抗原レセプター**は、非自己の抗原に対してのみ、**鍵と鍵穴**のように**特異的に結合**して、免疫応答が進む（自己の抗原とは反応しない：**免疫学的寛容・免疫トレランス**）。
- この鍵と鍵穴にたとえられる、特異・特定抗原との1対1の厳密な対応・反応を、**免疫学的特異反応（特異免疫）**と呼ぶ。
- 実際に、最初の抗原の侵入・攻撃時には、対応する特異的なT細胞・B細胞（遺伝子の再編成／再構成による多様性で対応）の数はごくわずかで、まだ抗体産生も起こっていない。
- 時間の経過とともに、抗原に応答したT細胞・B細胞が活性化・増殖する。
- B細胞の一部は、抗体産生細胞・形質細胞に分化して抗体を産生し、数日以上費やして非自己の抗原を排除していく。
- 一度、抗原と反応して増加したB細胞・T細胞の一部は、残存し**記憶（メモリー）B細胞、記憶（メモリー）T細胞**として免疫学的記憶に関与する（いまだ相手の抗原と出会っていない場合、ナイーブB細胞、ナイーブT細胞[Tho]と呼ばれる）。
- 二度目以降の侵入・攻撃に対しては、すでに抗体ができているうえに、多数のT細胞がただちに相手に反応し、ヘルパーT細胞などで活性化されたB細胞からはより迅速に多量の抗体が産生され、効率的・特異的な対応が可能となる。これを**獲得免疫**と呼ぶ。
- 獲得免疫が成立した状態を「免疫ができた」といい、発病や重症化が予防できる。
- ワクチン接種などによる免疫の獲得を**能動免疫**、他の個体がもつ抗体などの移入を**受動免疫**という。

（美田誠二）

VI 血液・免疫・内分泌・代謝系

③アレルギー

POINTS

"非自己"である抗原自体の害よりも、それに対する免疫反応のほうが生体に有害である場合を、アレルギーという。

アレルギー反応はI～IV型（V型）に分類され、アレルギー反応を起こす抗原をアレルゲン（狭義にはI型アレルギーの抗原のみ）という。

IgE、肥満細胞（マスト細胞）、好塩基球、好酸球、T細胞、補体、種々のケミカルメディエーターなどがアレルギー反応に深く関与する。

生理 アレルギーの生理

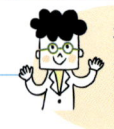

疾患によっては、複数の機序（型）が関与するが、病態の分析・理解に役立つ分類である。

アレルギー反応のクームス・ゲル（Coombs & Gell）分類

	抗原	主役の抗体・細胞	細胞・補体の関与	おもな障害部位	代表的疾患・病態	おもな検査法
I型 アナフィラキシー型、即時型 （5～20分で発現）	外因（外来）性 （アレルゲン）	IgE（レアギン）	FcR*1陽性細胞（肥満細胞、好塩基球、好酸球）	平滑筋、粘液腺、毛細血管	気管支喘息、アレルギー性鼻炎・結膜炎、蕁麻疹、食物・薬物アレルギー、アナフィラキシーショック、アトピー性皮膚炎	特異的IgE抗体、プリック試験、誘発・除去試験
II型 細胞傷害型 （数分～数時間で発現）	細胞表面（一部外因性：輸血由来など）	IgG、IgM	FcR陽性細胞（キラー細胞、好中球、マクロファージほか）、補体	抗原保有細胞	自己抗体によるもの 自己免疫性溶血性貧血、特発性血小板減少性紫斑病、重症筋無力症 同種抗体によるもの 血液型不適合輸血、新生児溶血性黄疸	クームス試験、血球凝集反応
III型 免疫複合体型、アルサス型 （3～8時間で発現）	外・内因性	IgG、IgM	FcR陽性細胞（好中球、マクロファージほか）、補体	血管、糸球体	ループス腎炎、糸球体腎炎、血清病、血管炎、過敏性肺臓炎、薬物過敏	免疫複合体の定量・組織沈着証明
IV型 遅延型、細胞免疫型 （24～72時間で発現）	外・内因性	T細胞	マクロファージ	感作T細胞の周囲間質	接触皮膚炎、ツベルクリン反応、移植拒絶反応、移植片対宿主病（GVHD*2）、薬物過敏、食物アレルギー（IgE非依存型）	パッチ試験、リンパ球刺激試験
V型 抗レセプター抗体型	細胞表面レセプター	IgG、IgM		抗原保有細胞	バセドウ病	抗TSHレセプター抗体

*1 FcR：Fc receptor（Fcレセプター）　*2 GVHD：graft-versus-host disease

アレルギーとは

- アレルギー（allergy）の語源は、ギリシャ語のAllos（英語のaltered：変わった）と、Ergon（action：反応）に由来し、「反応能力が変化し不利益な過敏反応」を意味している。
- 有害な異物（非自己）が体内にはじめて侵入すると、生体は抗原性を示す異物に対して、抗体を産生する。
- たとえば、I型アレルギーを起こす抗原（アレルゲン、アレルギーの型に関しては後述）に対しては、通常、IgEクラスの抗体が産生される。
- IgE抗体は、IgEレセプターを有する肥満細胞（マスト細胞）・好塩基球の細胞表面に固着して、いわゆる感作が成立する（感作相）。
- 同一異物（抗原）による2回目以降の侵入に対して、生体は特異的な免疫反応

（獲得免疫）を示す（効果相）。
- この"生体を防御するための免疫反応"が、結果として**過剰**（過敏反応）であったり、**生体に不利益**となる場合に、**アレルギー**と呼ぶ。
- アレルギー反応は、「反応に要する時間」「関与する抗体の種類」「感作リンパ球の関与」などにより、**クームス・ゲル**（Coombs & Gell）の**Ⅰ～Ⅳ型**（ときに**Ⅴ型**）に**分類**される。この分類は、病態の理解に有用である。

生理 アレルギー発現の要因

アレルゲン（侵入経路別：主にⅠ型の場合）

第1群　吸入アレルゲン

- 気道を介して侵入する。
- 免疫原性（抗原性）・粘膜透過性を兼ねそなえたサイズの微小粒子である。

例
- ダニ（チリダニ科：コナヒョウヒダニ、ヤケヒョウヒダニ）
- ハウスダスト（チリダニの排泄物が大部分）
- 花粉（スギ、ヒノキ、シラカンバ、ブタクサ、ヨモギ、ハルガヤ）
- 動物上皮（ネコ、イヌの上皮）
- 真菌胞子（カンジダ、アスペルギルス、アルテルナリア、ペニシリウム）など

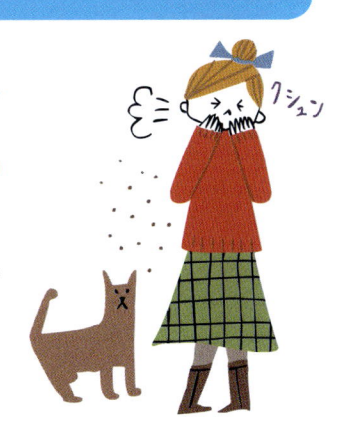

第2群　食物（食餌）アレルゲン

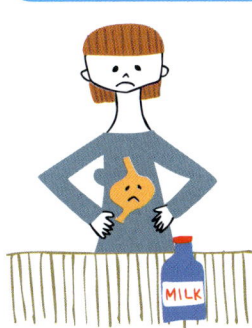

- 消化管を介して侵入する。
- 加熱や消化酵素に抵抗性で免疫原性が失われない。
- 薬剤がアレルゲン（ときにハプテン、p.97参照）となることもある。

例
- 大豆
- 小麦
- エビ
- カニ
- 牛乳
- 卵白
- チーズ
- ピーナッツ
- バナナ
- など

第3群　経皮性アレルゲン

- 接触・刺傷など、皮膚を介して侵入する。

例
- 昆虫（ゴキブリ、ユスリカ、ミツバチ、スズメバチ）
- ヘビ毒
- ラテックス（天然ゴム製品）　など

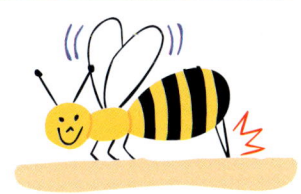

- アレルギー疾患は、多因子からなる**遺伝的素因**（例：アトピー素因）と、**環境要因**の相互作用により発症する。
- アレルギーの病因として、提示抗原を認識する部位の異常、**IgE産生促進系**（IL-4、-13など）・**抑制系**（IL-12、-18など）の異常、ケミカルメディエーター（後述、p.105）産生・放出の異常、標的細胞・臓器の過敏性などが指摘されている。
- 最大環境要因であるアレルゲン（大部分、分子量約1万～4万）は、**可溶性タンパク質**ないし糖タンパク質である。
- アレルゲンは、体内への**侵入経路**から3群（吸入、食物、経皮性）に大別される。
- 近縁種（例：コナヒョウヒダニとヤケヒョウヒダニ）のアレルゲンでは、抗原エピトープの相同性（アミノ酸配列が60％以上一致）から、**共通抗原**として免疫学的**交差反応**を示す。
- ある種のタンパク質（トロポミオシン：エビ・カニ・イカ・タコとダニ・ゴキブリなど、プロフィリン：シラカンバ・ブナ花粉とピーナッツ・大豆・リンゴ・トマト・ジャガイモなど＜**口腔アレルギー症候群**＞、ラテックス：ゴム製品とキウイ・メロン・バナナ・グレープフルーツ・トマトなど＜**ラテックス・フルーツ症候群**＊＞）は、広範な交差反応を示す。
- 遺伝的素因を有する小児では、しばしば鶏卵・牛乳などの食物抗原の感作に始まり、1～2歳でダニ抗原吸入による感作、2～4歳ごろからは真菌抗原、花粉抗原の感作が増えることが知られている。

＊ラテックス・フルーツ症候群：口腔アレルギー症候群の一つ。

生理 アレルギー性炎症の発現機序

細胞刺激・傷害とアラキドン酸カスケード、ケミカルメディエーターの産生・放出

① 刺激・傷害（免疫複合体、Ca^{2+}など）
アレルゲンとIgEの統合などによる刺激が細胞膜に加わる。

② 貯蔵されたケミカルメディエーターの脱顆粒・放出
肥満細胞・好塩基球の顆粒に貯蔵されているケミカルメディエーター（貯蔵メディエーター：ヒスタミン、セロトニンなど）がただちに脱顆粒・放出される（即時相）。

③ アラキドン酸の産生・アラキドン酸カスケード
細胞膜より遊離したリン脂質から、PAF（血小板活性化因子）、ならびにホスホリパーゼA_2作用によってアラキドン酸（多価不飽和脂肪酸）が産生される。次いで、アラキドン酸カスケード（シクロキシゲナーゼCOX、5-リポキシゲナーゼ作用）により、多くのケミカルメディエーターが産生される（産生メディエーター）。

※COX-Ⅰは生理的状態で、COX-Ⅱは炎症時やホルモン等により誘導されて活性を示す。

④ 産生されたケミカルメディエーターの放出
プロスタグランジン（PG）、トロンボキサンA_2（TXA_2）、ロイコトリエン（LT）などが、細胞外へ放出される（遅発相）。

⑤ 炎症の発現
貯蔵・産生メディエーターにより、炎症が惹起される。

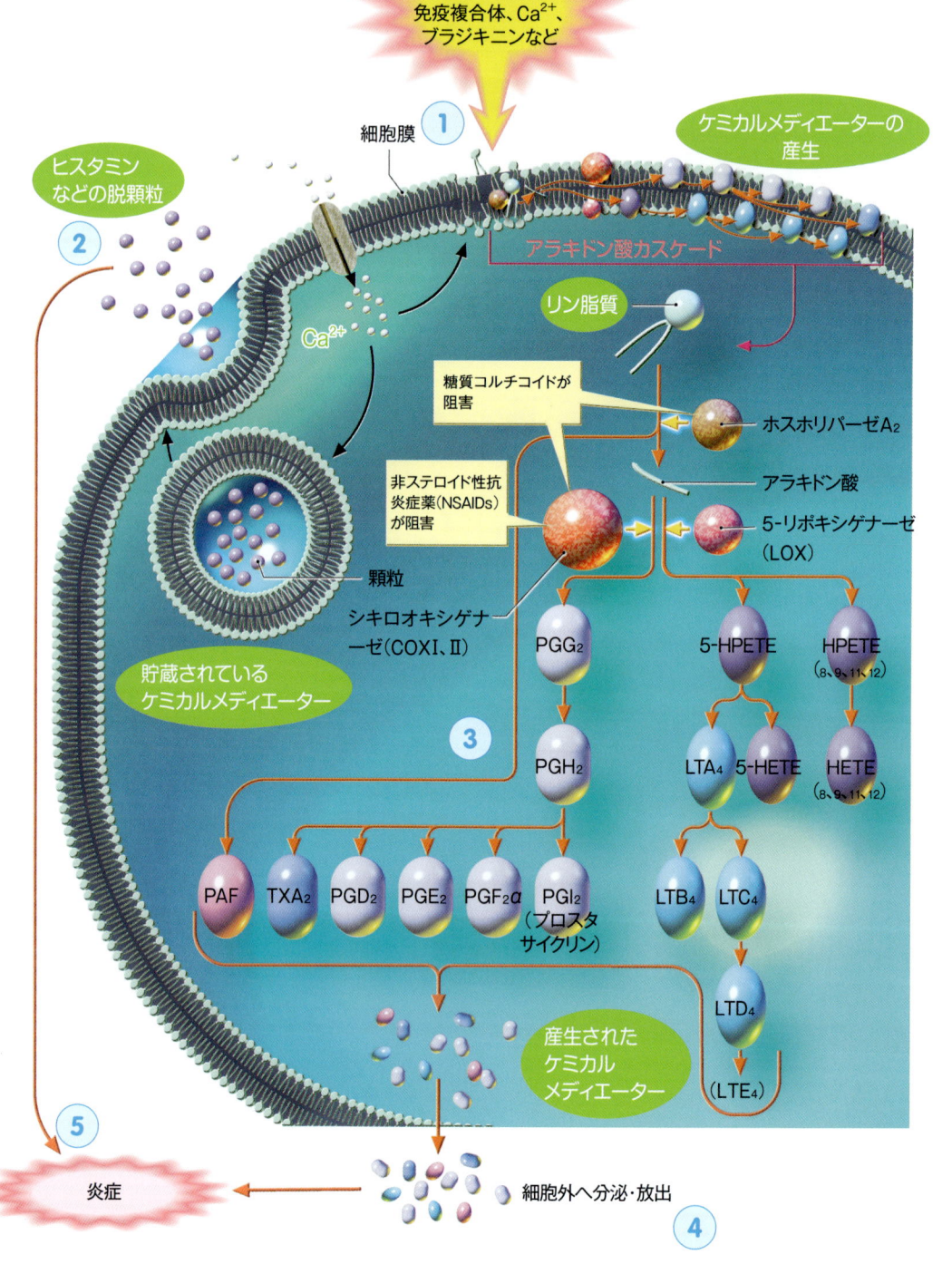

刺激・傷害
免疫複合体、Ca^{2+}、ブラジキニンなど

ケミカルメディエーターの産生
細胞膜
ヒスタミンなどの脱顆粒
アラキドン酸カスケード
リン脂質
糖質コルチコイドが阻害
非ステロイド性抗炎症薬（NSAIDs）が阻害
ホスホリパーゼA_2
アラキドン酸
5-リポキシゲナーゼ（LOX）
シクロオキシゲナーゼ（COXⅠ、Ⅱ）
顆粒
貯蔵されているケミカルメディエーター

PGG_2　5-HPETE　HPETE (8、9、11、12)
PGH_2　LTA_4　5-HETE　HETE (8、9、11、12)

PAF　TXA_2　PGD_2　PGE_2　$PGF_{2\alpha}$　PGI_2（プロスタサイクリン）　LTB_4　LTC_4
　　　　　　　　　　　　　　　　　　　　　　　　　　　　　　　　　　　LTD_4
　　　　　　　　　　　　　　　　　　　　　　　　　　　　　　　　　　　（LTE_4）

産生されたケミカルメディエーター
細胞外へ分泌・放出
炎症

VI 血液・免疫・内分泌・代謝系

おもなケミカルメディエーター（アラキドン酸由来：エイコサノイドほか）の作用

		ヒスタミン	PAF	TXA$_2$	PG（プロスタグランジン）				LT（ロイコトリエン）	
					D$_2$	E$_2$	F$_2\alpha$	I$_2$（プロスタサイクリン）	B$_4$	C$_4$・D$_4$・E$_4$
血小板凝集				亢進		抑制		抑制		
平滑筋	血管（粘膜・腎血流）	拡張	収縮		拡張（保護）		収縮	拡張（保護）		収縮
	気管支	収縮/拡張	収縮			拡張	収縮			強く収縮
	腸管・子宮筋	収縮/弛緩	収縮			収縮		弛緩		
気道過敏性・分泌			亢進							著明亢進
血管透過性			亢進							亢進
白血球遊走			亢進			亢進			亢進	著明亢進
痒み／発痛／発熱 ほか		痒み			催眠	発熱、発痛			発痛	発痛

アレルギー性炎症の発現機序

● アレルギー反応により生体に**炎症**が起こると、**炎症徴候（発赤、発熱、腫脹、疼痛）**が局所的（ときに全身的）にみられる。

● アレルギー性炎症の**即時相**では、おもに生体アミン類（**ヒスタミン**、セロトニンなどの**貯蔵されたケミカルメディエーター**）や補体（C3a、C5a：**アナフィラトキシン**）などが関与する。

● アレルギー性炎症の**遅発相**では、おもにキニン類、アラキドン酸由来の**プロスタグランジン（PG）、トロンボキサンA$_2$（TXA$_2$）、ロイコトリエン（LT）**などの**エイコサノイド**、あるいは血小板活性化因子（PAF）などの**産生されたケミカルメディエーター**が関与する。

● すなわち、上記物質が**血管内皮細胞**などに作用して、**血管拡張、血管透過性亢進、血漿漏出**などが生じる。

● 続いて、多核白血球、リンパ球、マクロファージなどの**炎症・免疫担当細胞**が白血球遊走因子などにより**血管外に遊走**して**局所に浸潤**し、異物の貪食・処理や、免疫応答などを担う。

● 一般の炎症と比べ、アレルギー性炎症では、**組織局所に浸潤した好酸球、肥満細胞、感作T細胞の活性化**による炎症が特徴的である。

生理 I型アレルギーの発現と病態（例：気管支喘息）

I型アレルギーとは

● わが国では、20世紀後半から**アレルギー疾患が増加**し、約3人に1人の有病率といわれる。

● 発症の低年齢化、病態の重症化傾向は、環境要因の変化（地球・大気・住居環境、食生活の変化、寄生虫感染症の減少、ストレス増加など）が、生体の免疫反応に質的変化をもたらしたためと推測されている。

● I型アレルギーを示す**気管支喘息**は、発作時に喘鳴を伴う呼吸困難・呼出障害（閉塞性換気障害）と、高調性連続性ラ音の胸部聴診所見を示す。

● 広範かつ変動する気流制限、**気道閉塞**の**可逆性**の証明、**気道炎症・気道過敏症の亢進**、喀痰中の好酸球増加、血中のアレルゲン特異的IgE抗体量などが、診断根拠となる。

● 気道粘膜のアレルギー性炎症・気道過敏症に対して、**糖質コルチコイド薬の吸入療法**が、非常に有用である。

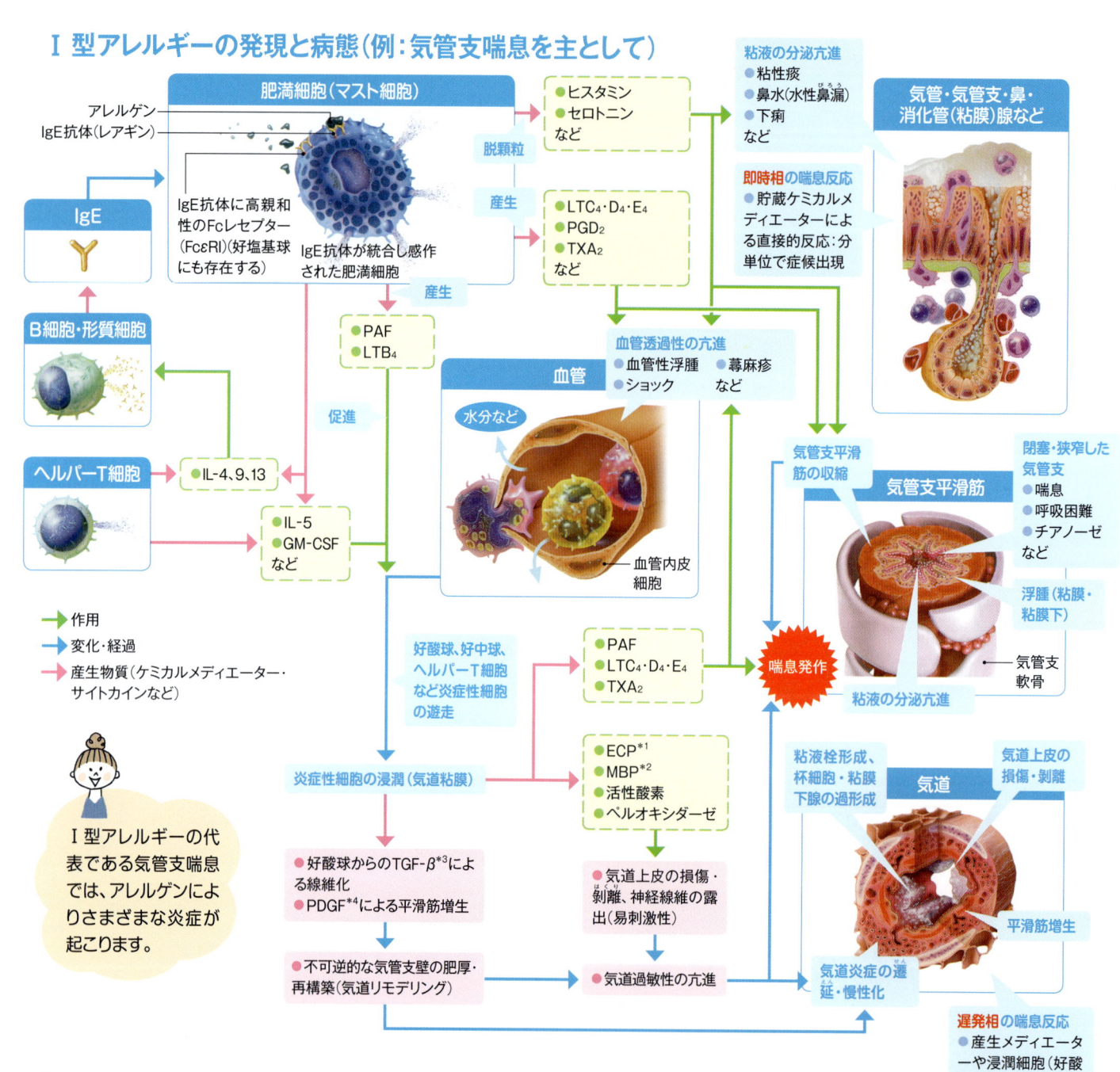

I型アレルギーの発現と病態（例：気管支喘息を主として）

肥満細胞（マスト細胞）
- アレルゲン
- IgE抗体（レアギン）
- IgE抗体に高親和性のFcレセプター（FcεRI）（好塩基球にも存在する）
- IgE抗体が統合し感作された肥満細胞

脱顆粒
- ヒスタミン
- セロトニン など

産生
- LTC₄・D₄・E₄
- PGD₂
- TXA₂ など

産生
- PAF
- LTB₄

IgE

B細胞・形質細胞

ヘルパーT細胞
→ IL-4、9、13（促進）
→ IL-5、GM-CSF など

粘液の分泌亢進
- 粘性痰
- 鼻水（水性鼻漏）
- 下痢 など

→ 気管・気管支・鼻・消化管（粘膜）腺など

即時相の喘息反応
- 貯蔵ケミカルメディエーターによる直接的反応：分単位で症候出現

血管（水分など／血管内皮細胞）

血管透過性の亢進
- 血管性浮腫
- ショック
- 蕁麻疹 など

気管支平滑筋の収縮 → 気管支平滑筋

閉塞・狭窄した気管支
- 喘息
- 呼吸困難
- チアノーゼ など

浮腫（粘膜・粘膜下）
気管支軟骨

凡例
- → 作用
- → 変化・経過
- → 産生物質（ケミカルメディエーター・サイトカインなど）

I型アレルギーの代表である気管支喘息では、アレルゲンによりさまざまな炎症が起こります。

好酸球、好中球、ヘルパーT細胞など炎症性細胞の遊走
- PAF
- LTC₄・D₄・E₄
- TXA₂
→ 喘息発作
- 粘液の分泌亢進

炎症性細胞の浸潤（気道粘膜）
- ECP*¹
- MBP*²
- 活性酸素
- ペルオキシダーゼ

粘液栓形成、杯細胞・粘膜下腺の過形成
気道上皮の損傷・剥離
気道
平滑筋増生

- 好酸球からのTGF-β*³による線維化
- PDGF*⁴による平滑筋増生

● 気道上皮の損傷・剥離、神経線維の露出（易刺激性）

● 不可逆的な気管支壁の肥厚・再構築（気道リモデリング）
→ 気道過敏性の亢進
→ 気道炎症の遷延・慢性化

遅発相の喘息反応
- 産生メディエーターや浸潤細胞（好酸球など）を介した反応：数時間～数日後に症候出現

---

❶ 吸入アレルゲンが侵入する
❷ 抗原提示細胞から抗原ペプチドの情報を得たヘルパーT細胞は、IL-4、9、13（IgEへのクラススイッチ誘導）ほかを分泌する
❸ IL-4、9、13などで分化・増殖したB細胞・形質細胞が、IgE抗体を産生する
❹ IgE抗体が、IgE抗体高親和性Fcレセプターを有する肥満細胞・好塩基球に結合（固着IgE）して、感作が成立する
❺ アレルゲンが再曝露すると、感作されている肥満細胞や好塩基球の細胞膜上で抗原・抗体反応が起こる
❻ 結果、さまざまな（貯蔵・産生）ケミカルメディエーターが放出され、アレルギー性炎症反応が生じる
❼ 貯蔵メディエーターによる数分での即時相反応と、産生メディエーターや浸潤細胞を介した数時間～数日後での遅発相による喘息発作がある

*1 ECP (eosinophil cationic protein)：好酸球性陽イオンタンパク
*2 MBP (major basic protein)：主要塩基性タンパク
*3 TGF-β (Transforming growth factor)：トランスフォーミング成長因子-β（強力な細胞増殖抑制作用と線維化促進作用）
*4 PDGF (platelet-derived growth factor)：血小板由来成長因子

VI 血液・免疫・内分泌・代謝系

生理 II～V型アレルギーの発現機序

II型（細胞傷害型）アレルギー

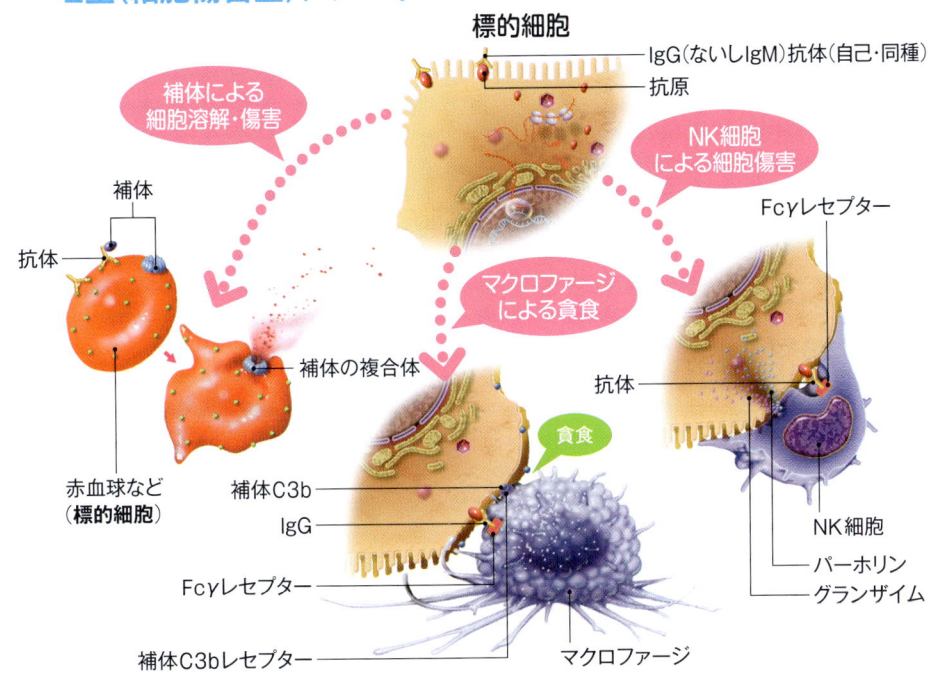

（図：標的細胞にIgG（ないしIgM）抗体（自己・同種）が結合し、抗原を認識。補体による細胞溶解・傷害、マクロファージによる貪食、NK細胞による細胞傷害が起こる。補体、抗体、赤血球など（標的細胞）、補体の複合体、補体C3b、IgG、Fcγレセプター、補体C3bレセプター、マクロファージ、Fcγレセプター、NK細胞、パーホリン、グランザイムが示される。）

III型（免疫複合体型）アレルギー

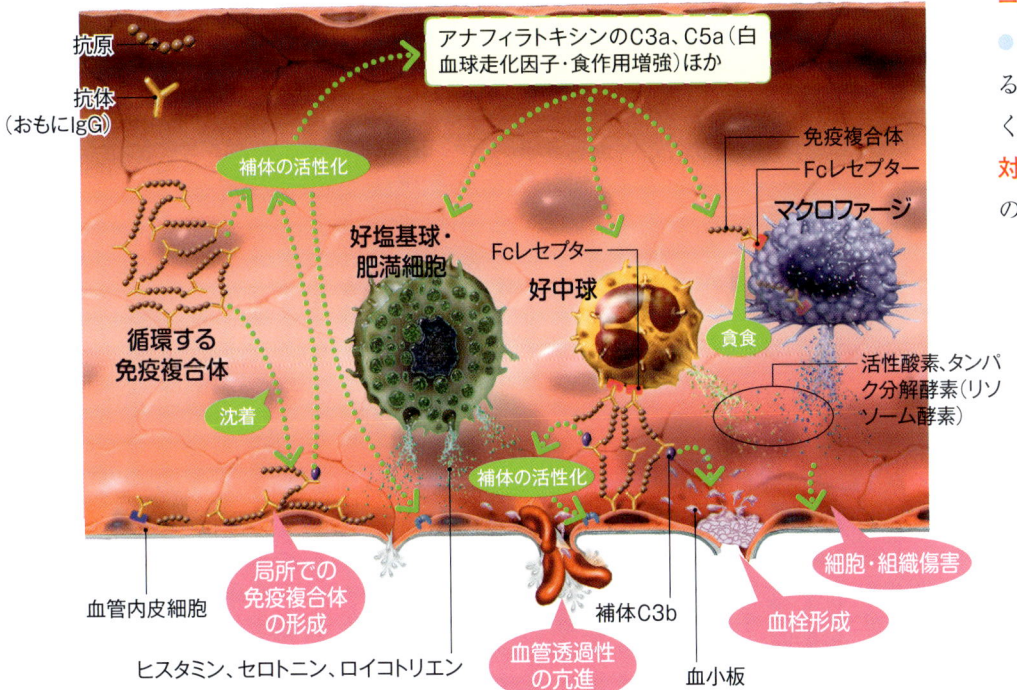

（図：循環する免疫複合体（抗原＋抗体（おもにIgG））が血管内皮細胞に沈着し、局所での免疫複合体の形成、補体の活性化、アナフィラトキシンのC3a、C5a（白血球走化因子・食作用増強）ほか、好塩基球・肥満細胞からヒスタミン、セロトニン、ロイコトリエン放出、血管透過性の亢進、好中球（Fcレセプター）、マクロファージ（Fcレセプター、貪食）、活性酸素、タンパク分解酵素（リソソーム酵素）、補体C3b、血小板、血栓形成、細胞・組織傷害。）

II～V型アレルギーとは

● **II型アレルギー**：**細胞表面物質・組織構成物質（抗原）**に向けられた**抗体**が、それに反応することによる組織傷害。その抗体によって誘導される**補体**や**マクロファージ、NK細胞、好中球**の作用が関与する。

● **III型アレルギー**：抗原分子同士が抗体によって結びつけられ形成された**集塊（免疫複合体＝抗原＋抗体）**による組織傷害。免疫複合体により**補体が活性化**されたり、**好中球、マクロファージ**などから**傷害物質**が放出される。

● **IV型アレルギー**：抗体によらず、**T細胞**と抗原との反応による組織傷害。Th₁細胞からの**サイトカイン放出、活性化キラーT細胞・活性化マクロファージ**などの作用による。

● **V型アレルギー**：広くはII型に属するが、抗体が細胞を傷害するのではなく、細胞機能に関連する**レセプターに対する刺激性抗体**として関与して、その機能を異常亢進させる。

（美田誠二）

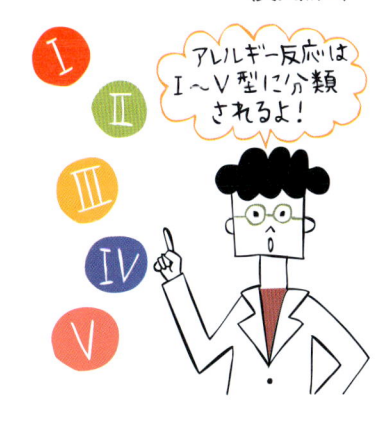

アレルギー反応はI～V型に分類されるよ！

③アレルギー 107

VI 血液・免疫・内分泌・代謝系

④ホルモン分泌の調節

POINTS

ホルモンとは、内分泌細胞で産生される内分泌系の情報伝達化学物質である。

ホルモンは、血液循環系に乗って離れた部位にある標的細胞の受容体と結合し、その細胞固有の生理作用を促進・抑制する。

ホルモンの産生・分泌は、おもに"負のフィードバック機構"により調節される。

生理 ホルモンの産生と情報伝達パターン

細胞間でのホルモンの動きと情報伝達パターン

情報伝達物質は、"伝達方法"の違いによって❶～❸に分けられる。
❶内分泌(エンドクリン)
❷傍分泌(パラクリン：局所ホルモン、組織ホルモンの場合がこれである)
❸自己分泌(オートクリン)

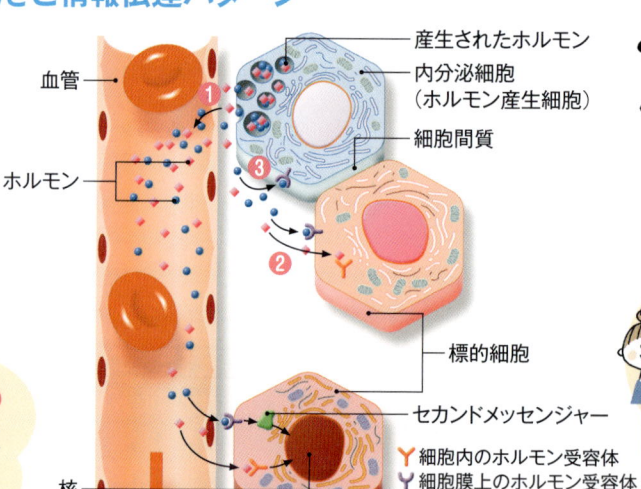

図の凡例：
- 産生されたホルモン
- 内分泌細胞(ホルモン産生細胞)
- 細胞間質
- 血管
- ホルモン
- 標的細胞
- セカンドメッセンジャー
- Y 細胞内のホルモン受容体
- Y 細胞膜上のホルモン受容体
- ◆ 脂溶性ホルモン
- ● 水溶性ホルモン
- 核

ホルモンは、❶により血液循環系に乗って、離れた部位の標的細胞に伝達されるよ！

ホルモンは、まれに❷により、近くの細胞に伝達されることも！

各種細胞間の情報伝達化学物質で炎症・免疫・細胞分化などに関与する"サイトカイン"の場合は、おもに❷、❸だよ。

ホルモンの産生とホルモン情報伝達パターンとは

ホルモンの産生
- **内分泌系**は、神経系・免疫系とともに、生体の**恒常性**(ホメオスタシス)を維持・統御するシステムである。
- ホルモンとは、**内分泌細胞**で産生される内分泌系の**情報伝達化学物質**である(古典的定義)。
- 内分泌器官(古典的)には、**視床下部**、**下垂体**(0.6g前後)、**松果体**、**甲状腺**(16～18g)、**副甲状腺**、**膵臓**(ランゲルハンス島)、**副腎**(4g前後)、**性腺**(卵巣・精巣)などがある。
- 近年、**心臓**、**消化管**、**腎臓**、**血管内皮細胞**(エンドセリンほか)、**脂肪細胞**(レプチン[*1]：摂食抑制、アディポネクチン[*1]：インスリン感受性上昇、ほか)などからも(広義の)ホルモン＜生体のホメオスタシスを保つ微量な情報伝達化学物質＞の産生が知られている。

ホルモンの情報伝達
- 産生されたホルモンは、周囲の**細胞間質**に放出され、そこに存在する**血管内**に分泌(内分泌：エンドクリン)される。

[*1] アディポサイトカインと総称されるものの1つである。

おもな内分泌器官とホルモン

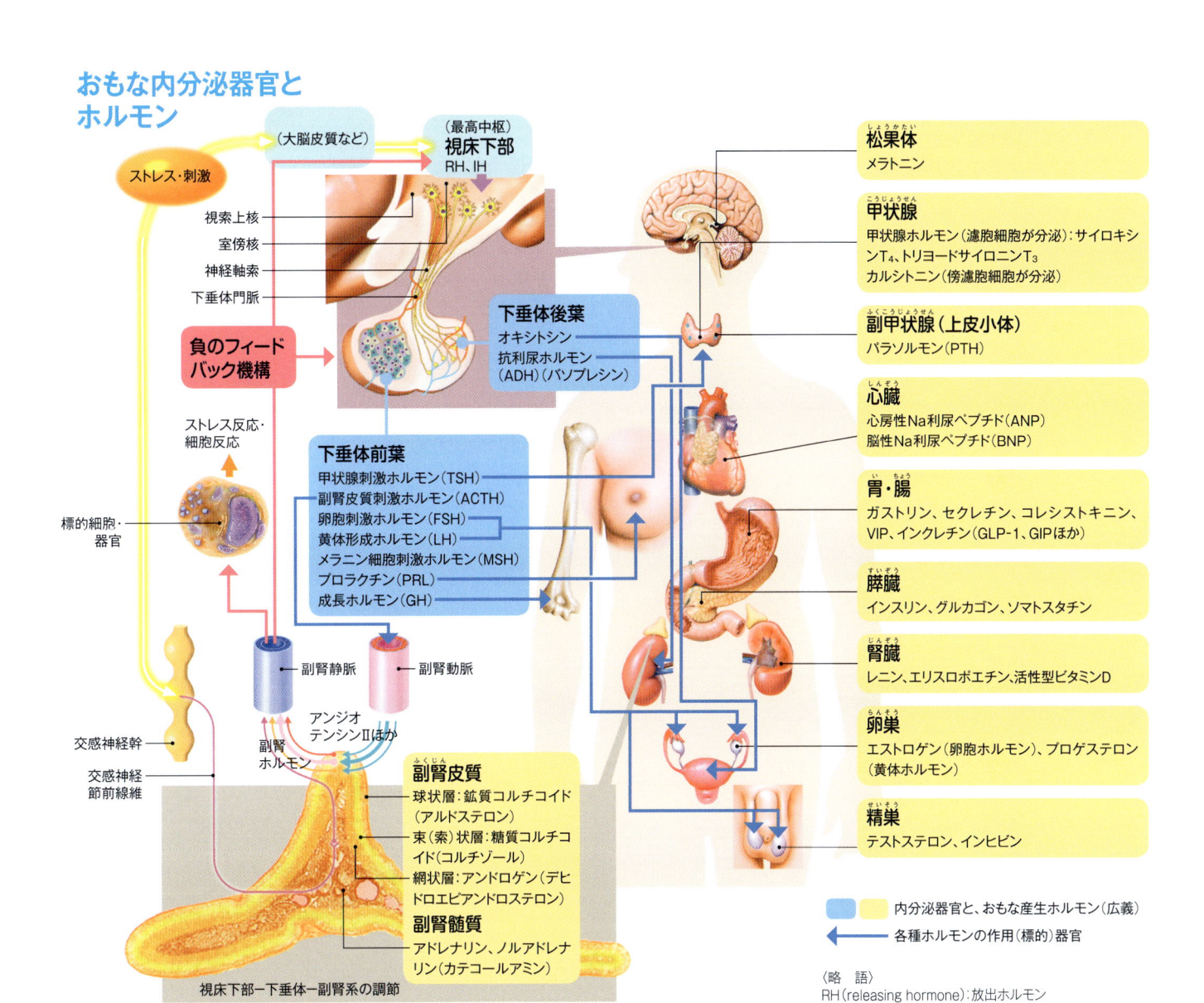

ストレス・刺激
- 視索上核
- 室傍核
- 神経軸索
- 下垂体門脈

（大脳皮質など） → （最高中枢）視床下部 RH、IH

負のフィードバック機構

下垂体後葉
- オキシトシン
- 抗利尿ホルモン（ADH）（バソプレシン）

下垂体前葉
- 甲状腺刺激ホルモン（TSH）
- 副腎皮質刺激ホルモン（ACTH）
- 卵胞刺激ホルモン（FSH）
- 黄体形成ホルモン（LH）
- メラニン細胞刺激ホルモン（MSH）
- プロラクチン（PRL）
- 成長ホルモン（GH）

ストレス反応・細胞反応
標的細胞・器官

交感神経幹
交感神経節前線維

副腎静脈／副腎動脈
アンジオテンシンIIほか
副腎ホルモン

副腎皮質
- 球状層：鉱質コルチコイド（アルドステロン）
- 束（索）状層：糖質コルチコイド（コルチゾール）
- 網状層：アンドロゲン（デヒドロエピアンドロステロン）

副腎髄質
- アドレナリン、ノルアドレナリン（カテコールアミン）

視床下部－下垂体－副腎系の調節

松果体
- メラトニン

甲状腺
- 甲状腺ホルモン（濾胞細胞が分泌）：サイロキシンT₄、トリヨードサイロニンT₃
- カルシトニン（傍濾胞細胞が分泌）

副甲状腺（上皮小体）
- パラソルモン（PTH）

心臓
- 心房性Na利尿ペプチド（ANP）
- 脳性Na利尿ペプチド（BNP）

胃・腸
- ガストリン、セクレチン、コレシストキニン、VIP、インクレチン（GLP-1、GIPほか）

膵臓
- インスリン、グルカゴン、ソマトスタチン

腎臓
- レニン、エリスロポエチン、活性型ビタミンD

卵巣
- エストロゲン（卵胞ホルモン）、プロゲステロン（黄体ホルモン）

精巣
- テストステロン、インヒビン

■ 内分泌器官と、おもな産生ホルモン（広義）
← 各種ホルモンの作用（標的）器官

〈略　語〉
- RH（releasing hormone）：放出ホルモン
- IH（inhibiting hormone）：抑制ホルモン
- ADH（antidiuretic hormone）：抗利尿ホルモン
- TSH（thyroid stimulating hormone）：甲状腺刺激ホルモン
- ACTH（adrenocorticotropic hormone）：副腎皮質刺激ホルモン
- FSH（follicle stimulating hormone）：卵胞刺激ホルモン
- LH（luteinizing hormone）：黄体形成ホルモン
- MSH（melanocyte stimulating hormone）：メラニン細胞刺激ホルモン
- PRL（prolactin）：プロラクチン
- GH（growth hormone）：成長ホルモン
- PTH（parathyroid hormone）：副甲状腺ホルモン
- ANP（atrial natriuretic peptide）：心房性Na利尿ペプチド
- BNP（brain natriuretic peptide）：脳性Na利尿ペプチド
- VIP（vasoactive intestinal polypeptide）：血管作動性小腸ポリペプチド
- GLP-1（glucagon-like peptide 1）：グルカゴン様ペプチド1

● ホルモンは、通常、血液循環系に乗って離れた部位にある標的細胞の特異的受容体（レセプター）と結合することで、その細胞（組織・器官）固有の生理機能を促進・抑制する。

● 内分泌系での情報伝達は、神経系の電気生理学的伝達に比べ時間がかかる。

● ホルモンの産生・分泌は、おもに"負のフィードバック機構*²"により調節される。ごく一部（排卵時のLH分泌急上昇：LHサージとエストロゲン、授乳刺激とプロラクチン分泌）に"正のフィードバック機構"がみられる。

● 神経細胞の中にホルモンを産生し、軸索突起の終末から血中にホルモンを放出するものがある（神経分泌）。

*2 負のフィードバック機構：あるホルモンの分泌が増加（ないし減少）し、ホルモン作用が標的細胞・組織で増強（ないし減弱）してその目的が達成された場合に、ホルモン分泌・作用が過剰（ないし過小）とならないようにブレーキ（逆にアクセル）をかけるべく、情報がホルモン分泌に反映されて生体のホメオスタシスが保たれるしくみをいう。

④ホルモン分泌の調節

生理 ホルモンの種類

化学構造や特異的受容体（レセプター）の特徴から、2つに分けられる！

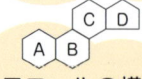

コレステロールの構造式にも含まれるステロイド核をもつホルモンを、ステロイドホルモンと呼ぶよ！

1 脂溶(疎水)性ホルモン
- ステロイドホルモン
- 甲状腺ホルモン

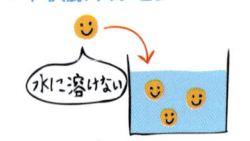

細胞内の受容体（レセプター）と結合する。

2 水溶性ホルモン
- ペプチド・タンパクホルモン
- カテコールアミン

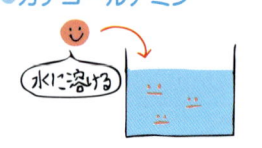

細胞膜上の受容体（レセプター）と結合する。

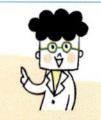

ペプチド・タンパクホルモン（インスリンなど）は、消化酵素で分解されるため、経口で補充できないよ！

表1 おもなホルモンの産生器官、作用(標的)部位と作用

各ホルモンに対し、特異的受容体（レセプター）を有する標的細胞（組織・器官）が作用部位となり、それぞれ固有の機能を発揮する。

化学構造	おもなホルモン＜産生器官＞	おもな作用部位	おもな作用
水溶性	**ペプチド・タンパクホルモン**		
	メラトニン＜松果体：視床上部＞	●視床下部	催眠（視交叉上核の体内時計の概日リズムで夜間に分泌増加）、GnRHの分泌抑制
	視床下部ホルモン＜視床下部＞	●下垂体前葉	（1つのRH、IHは複数の下垂体前葉ホルモン分泌に関与）
	放出ホルモン（RH）		前葉ホルモンの分泌
	▶成長ホルモン放出ホルモン（GHRH）		▶GHの分泌
	▶甲状腺刺激ホルモン放出ホルモン（TRH）		▶TSH、PRLの分泌
	▶副腎皮質刺激ホルモン放出ホルモン（CRH）		▶ACTH、βエンドルフィンなどの分泌
	▶ゴナドトロピン放出ホルモン（GnRH）（LHRH）		▶FSH、LHの分泌
	抑制ホルモン（IH）		前葉ホルモンの分泌抑制
	▶成長ホルモン抑制ホルモン（GHIH）（＝ソマトスタチン）		▶GH、TSH、PRLの分泌抑制
	▶プロラクチン抑制ホルモン（PIH）（≒ドーパミン、ほか）		▶PRL、TSHの分泌抑制
	下垂体前葉ホルモン＜下垂体前葉＞		（1つの細胞が複数のホルモンを分泌する場合がある）
	成長ホルモン（GH）（ソマトトロピン）	●肝、骨・筋、上皮・脂肪細胞	おもに肝で産生されるインスリン様成長因子I（IGF-I：ソマトメジンC）を介し、タンパク同化、骨（骨端軟骨板）・筋・体細胞の増殖・成長
	甲状腺刺激ホルモン（TSH）（サイロトロピン）	●甲状腺（濾胞細胞）	甲状腺ホルモン（サイロキシンT_4、T_3）の分泌
	副腎皮質刺激ホルモン（ACTH）（コルチコトロピン）	●副腎皮質	糖質コルチコイド（コルチゾール）の分泌、アルドステロン、副腎アンドロゲンの分泌
	性腺刺激ホルモン（ゴナドトロピンGn）	●卵巣、精巣	
	▶卵胞刺激ホルモン（FSH）		▶女：エストロゲン分泌、卵胞発育、男：精子形成
	▶黄体形成（黄体化）ホルモン（LH）		▶女：卵胞の成熟、排卵、黄体形成、プロゲステロン・エストロゲン分泌、男：テストステロン分泌
	メラニン細胞刺激ホルモン（MSH）	●メラニン細胞	メラニン産生・分泌
	プロラクチン（PRL）	●乳腺、性腺	乳汁分泌、ゴナドトロピンの分泌抑制

〈略語〉RH：releasing hormone　GHRH：growth hormone releasing hormone　TRH：thyrotropin releasing hormone　CRH：corticotropin releasing hormone　GnRH：gonadotropin releasing hormone　LHRH：luteinizing hormone releasing hormone　IH：inhibiting hormone　GHIH：growth hormone inhibiting hormone　PIH：prolactin inhibiting hormone　GH：growth hormone　TSH：thyroid stimulating　ACTH：adrenocorticotropic hormone　FSH：follicle stimulating hormone　LH：luteinizing hormone　MSH：melanocyte stimulating hormone　PRL：prolactin　IGF-I：insulin-like growth factor-I

VI 血液・免疫・内分泌・代謝系

化学構造	おもなホルモン＜産生器官＞	おもな作用部位	おもな作用
水溶性	**下垂体後葉ホルモン＜下垂体後葉＞**		（視床下部の神経細胞で合成され、軸索内を下行し後葉の血管内に分泌：神経分泌）
	抗利尿ホルモンADH（バソプレシン）	●腎集合管、血管・腸の平滑筋	水再吸収（循環血液量増加、血漿浸透圧低下）、平滑筋の収縮（血圧上昇）
	オキシトシン	●子宮筋・乳腺	子宮収縮・陣痛促進、乳汁分泌
	カルシトニン＜甲状腺：傍濾胞細胞＞	●骨・腎	血中Ca濃度低下（破骨細胞不活性化・骨吸収抑制、尿細管でのCa排泄増加など）
	副甲状腺ホルモン（パラソルモン）（PTH）＜副甲状腺＞	●骨、腎	血中Ca濃度上昇（破骨細胞活性化・骨吸収促進、遠位尿細管での再吸収、ビタミンDの活性化による腸管からの吸収促進など）
	インスリン＜膵臓β細胞＞	●肝・筋・脂肪細胞	ブドウ糖の細胞内取り込み、血糖低下
	アミノ酸誘導体（生理活性アミン）ホルモン		
	カテコールアミン ▶アドレナリン＜副腎髄質＞ ▶ノルアドレナリン＜副腎髄質＞	●脂肪細胞、肝、心、血管、気管支、消化管ほか	アドレナリン（α・β）受容体を介した作用。$α_1$作用：血管収縮・腸管抑制、$β_1$作用：心刺激、$β_2$作用：気管支拡張・血管拡張・筋グリコーゲン分解、$β_3$作用：脂肪分解、血糖・血圧上昇
脂溶性	**ステロイドホルモン**		
	鉱質コルチコイド（おもにアルドステロン）＜副腎皮質＞	●腎遠位尿細管	Na^+・水の再吸収、K^+・H^+の排泄
	糖質コルチコイド（おもにコルチゾール）＜副腎皮質＞	●体細胞	タンパク異化、糖新生、脂質代謝、抗炎症・抗免疫、骨形成抑制・骨吸収促進、中枢神経興奮性ほか
	副腎アンドロゲン（おもにDHEA）＜副腎皮質＞	●体細胞・生殖器	男性化、タンパク同化
	テストステロン＜精巣・ライディッヒ細胞＞	●体細胞・生殖器	男性二次性徴、精子形成、蛋白同化
	エストロゲン（卵胞ホルモン）＜卵巣・卵胞上皮細胞＞	●体細胞・生殖器	女性二次性徴、子宮内膜増加、破骨細胞抑制（骨吸収抑制）、腸管でのCa吸収増加
	プロゲステロン（黄体ホルモン）＜卵巣・黄体＞	●体細胞・生殖器、乳腺	子宮内膜を分泌期（着床準備状態）にする、妊娠子宮の自発収縮抑制、乳腺の発育
	アミノ酸誘導体（生理活性アミン）ホルモン		
	甲状腺ホルモン（サイロキシンT_4、トリヨードサイロニンT_3）＜甲状腺濾胞細胞＞	●肝、筋、体細胞	糖・脂質代謝亢進、熱産生、タンパク合成、新生児期の中枢神経系や骨の成長発達、アドレナリン受容体数の増加

〈略語〉ADH：antidiuretic hormone　PTH：parathyroid hormone　DHEA：dehydroepiandrosterone

ホルモンの種類

- ホルモンは、その化学構造や特異的受容体（レセプター）の特徴から、2つに大別できる。
- 1つは**脂溶（疎水）性**で細胞内にレセプターをもつ**ステロイドホルモン／甲状腺ホルモン**のグループである。
- もう1つは**水溶性**で細胞膜上にレセプターをもつ**ペプチド・タンパクホルモン／カテコールアミン**のグループである。
- **脂溶性ホルモンは、標的細胞内に存在するレセプター**と複合体を形成し、核内の標的遺伝子の応答部位（DNA）に結合する。応答DNA部位の転写を介して、新たな遺伝子誘導やタンパク合成により、最終の細胞・器官反応を引き起こす。
- **水溶性ホルモンは、標的細胞膜上のレセプター**と特異的に結合する。
- その後、セカンド・メッセンジャーによる細胞内シグナル伝達、各種キナーゼの活性化、さらに基質タンパク質のリン酸化、荷電状態・立体構造の変化、活性化が生じる。これらが特定遺伝子の転写・発現などを促進し、最終的な細胞・器官の固有反応を引き起こす。

生理 ホルモンの作用発現とフィードバック機構

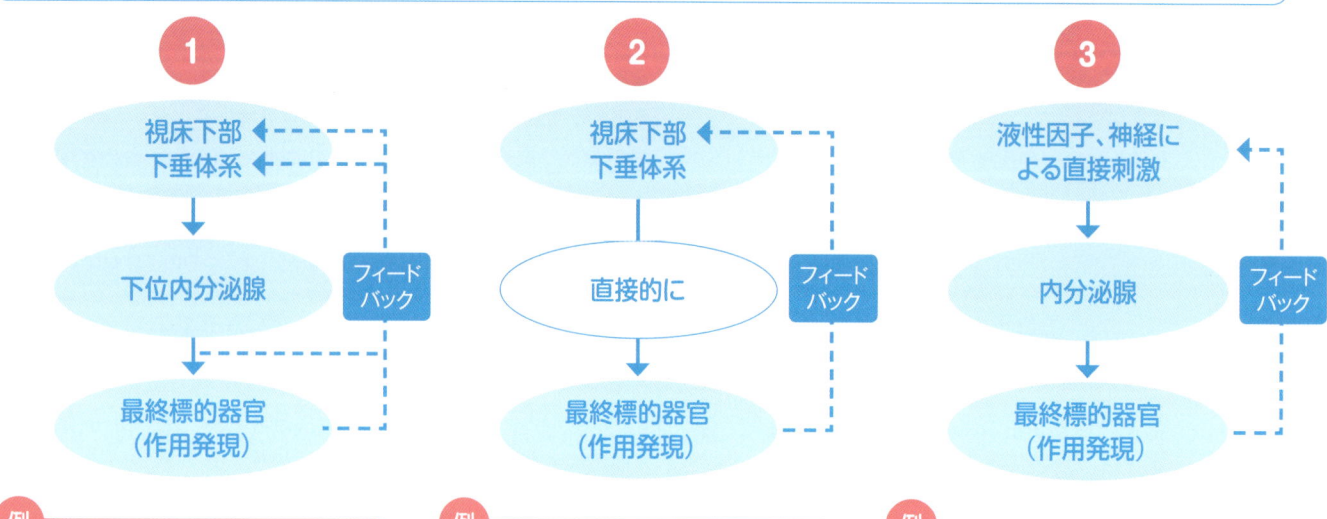

①
視床下部下垂体系 → 下位内分泌腺 → 最終標的器官（作用発現）
フィードバック

例
<CRH ➡ ACTH>
↓
副腎皮質・コルチゾール
↓
体細胞：タンパク異化・代謝↑

<TRH ➡ TSH>
↓
甲状腺・甲状腺ホルモン
↓
筋肉・肝細胞：代謝・熱↑

②
視床下部下垂体系 → 直接的に → 最終標的器官（作用発現）
フィードバック

例
<PIH ➡ プロラクチン>
↓
乳腺・乳汁分泌

<視床下部から神経分泌 ➡ 下垂体>
抗利尿ホルモンADH
↓
腎集合管（Na^+・水再吸収↑）：浸透圧↓

③
液性因子、神経による直接刺激 → 内分泌腺 → 最終標的器官（作用発現）
フィードバック

例
<血糖↑>
↓
膵β細胞・インスリン
↓
肝・筋肉・脂肪細胞（糖の取り込み↑）：血糖↓

<Ca^{2+}濃度↓>
↓
副甲状腺・PTH
↓
破骨細胞・腎尿細管・腸管 ➡ Ca^{2+}濃度↑

<交感神経刺激>
↓
副腎髄質・カテコールアミン
↓
心・血管・肝・脂肪細胞等 ➡ 代謝↑

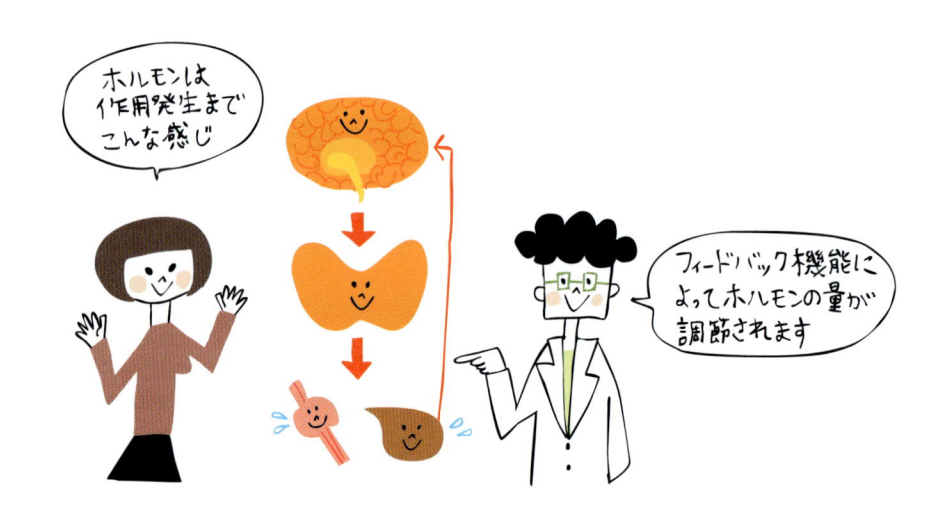

ホルモンの作用発現とフィードバック機構

● ホルモンの**作用発現**と**フィードバック機構**の視点から、①〜③の3グループに大別される。

①視床下部・下垂体系→下位内分泌腺→最終標的器官（作用発現）→視床下部・下垂体にフィードバック

②視床下部・下垂体系→（直接的に）→最終標的器官（作用発現）→視床下部にフィードバック

③液性因子、神経による直接刺激→内分泌腺→最終標的器官（作用発現）→液性因子・神経を介し、内分泌腺にフィードバック

ホルモンは作用発生までこんな感じ

フィードバック機能によってホルモンの量が調節されます

VI 血液・免疫・内分泌・代謝系

生理 ホルモン分泌のバランスの乱れ

内分泌疾患での症状の起こり方

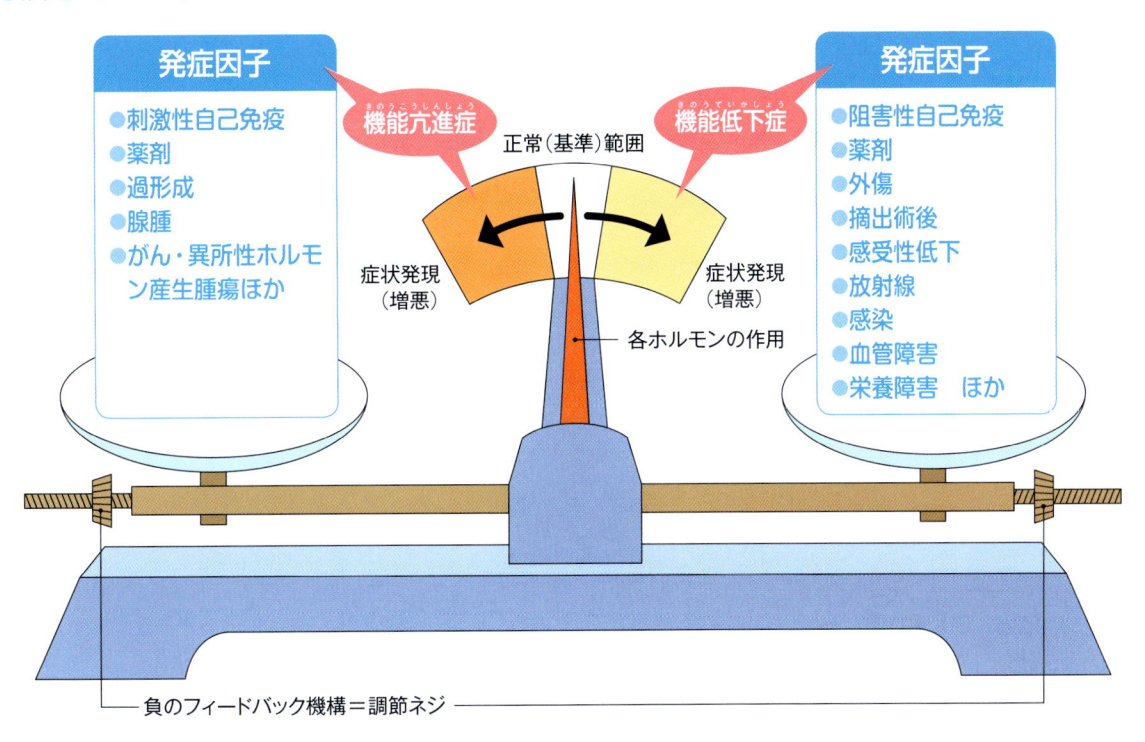

発症因子
- 刺激性自己免疫
- 薬剤
- 過形成
- 腺腫
- がん・異所性ホルモン産生腫瘍ほか

機能亢進症 ← 正常（基準）範囲 → 機能低下症

症状発現（増悪） ← 各ホルモンの作用 → 症状発現（増悪）

発症因子
- 阻害性自己免疫
- 薬剤
- 外傷
- 摘出術後
- 感受性低下
- 放射線
- 感染
- 血管障害
- 栄養障害　ほか

負のフィードバック機構＝調節ネジ

① 原発性あるいは続発性の原因（発症因子）によって、各ホルモンが増減する。
② 各ホルモン特有（固有）の作用（天秤の"針"の位置）が正常範囲を超えないように負のフィードバックがはたらくが、次第に調節できなくなる。
③ 負のフィードバック機構がはたらかなくなる（＝天秤の調節ネジが効かなくなる）結果、機能亢進症状、あるいは機能低下症としての症状が出現する。

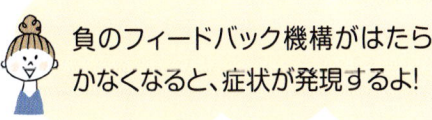

> 負のフィードバック機構がはたらかなくなると、症状が発現するよ！

- ホルモンは、**ごく微量で生理活性を示し**、標的細胞の固有反応を引き起こす。
- ホルモンの分泌量・濃度は、**フィードバック機構**により、分・時・日・月・年あるいは性周期、刺激の強さで変動する。
- たとえば、**ACTH**、**糖質コルチコイド（コルチゾール）**は、分泌量のピークが早朝となる**日内変動**を示す。
- そこで臨床的に、糖質コルチコイド薬（プレドニゾロンなど）は、通常、1日内服量の大部分をおもに朝に服用している。夜の服用では、**夜間に血中濃度が上昇し負のフィードバックが作動し**、CRH・ACTHの分泌が抑制され、日内リズムが乱れやすい。
- ホルモンに対する細胞の反応は、特異的レセプターの数（反応性）・結合能（親和性・感受性）と、それ以降の機構（細胞内情報伝達、機能性タンパクの活性化など）によって規定されている。近年これらに起因する病態も知られている。

（美田誠二）

〈文　献〉
1）黒川清，松澤佑次編集主幹：内科学．文光堂，東京，2003．
2）杉本恒明，小俣政男，水野見邦総編集：内科学．朝倉書店，東京，2003．
3）山本一彦，松村讓兒，多久和陽：カラー図解 人体の正常構造と機能 VII血液・免疫・内分泌．日本医事新報社，東京，2002．

VI 血液・免疫・内分泌・代謝系

⑤代謝のしくみ

POINTS

ブドウ糖はインスリン作用により肝細胞、骨格筋・脂肪細胞に取り込まれ代謝される。

脂質の代謝経路は、食事由来などの外因性経路、肝臓由来の内因性経路、肝臓へのコレステロール逆転送系に大別される。

タンパク質・核酸はおもに肝臓で代謝され、老廃物は尿素や尿酸となり尿中排泄される。

解剖 生理 膵臓ランゲルハンス島（内分泌組織）とインスリン産生

膵臓の解剖

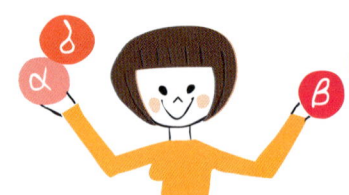

膵臓のランゲルハンス島には、内分泌にかかわる「α細胞」「β細胞」「δ細胞」が存在するんだ！

α(A)細胞：グルカゴンの産生・分泌
- 血糖"上昇"作用
- 肝グリコーゲン・脂肪分解促進、消化管運動・消化液分泌の抑制

膵臓の解剖図ラベル：
- 脾静脈
- 脾動脈
- 腹腔動脈
- 門脈
- 総胆管
- 膵管
- 主膵管
- ファーター乳頭
- 上腸管膜静脈
- 膵尾
- 膵体
- 膵頭

拡大図ラベル：外分泌細胞、ランゲルハンス島

β(B)細胞：インスリンの産生・分泌
- 血糖"低下"作用
- タンパク質・グリコーゲン・脂肪の合成促進・分解抑制

δ(D)細胞：ソマトスタチンの産生・分泌
- インスリン・グルカゴン・成長ホルモンの分泌抑制
- 消化管運動・消化液分泌の抑制

「インスリン」「グルカゴン」「ソマトスタチン」は、相互に傍分泌（パラクライン）作用を示します。

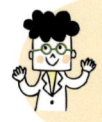

インスリンを例にとると、グルカゴンを分泌抑制する一方、グルカゴンにより分泌促進され、ソマトスタチンで分泌抑制されるよ。

インスリン分泌とインスリン作用

A 膵臓β細胞でのインスリン分泌

① β細胞膜のGLUT*1 2により、ブドウ糖が細胞内に取り込まれる。
② 取り込まれたブドウ糖は、グルコキナーゼ以降の解糖系、TCA回路*2や電子伝達系でATPを産生する。
③ ATP*3濃度の上昇で、ATP感受性K^+チャンネルが閉じ、細胞内にK^+が蓄積し細胞膜が脱分極する。
④ 脱分極の結果、膜の電位依存性Ca^{2+}チャンネルが開き、Ca^{2+}が細胞内に流入する。
⑤ 細胞内のCa^{2+}濃度上昇により、カルモジュリンを介し、インスリン分泌顆粒(同数のインスリンとC-ペプチドを含む)が開口・放出される。

ATP感受性K^+チャンネル
● レプチンで開く

電位依存性Ca^{2+}チャンネル
● グルカゴン、$β_2$作用で開く
● ソマトスタチン、$α_2$作用で閉じる

a) 種々のホルモンレセプター

b) スルフォニル尿素レセプター
● 血糖降下薬のスルフォニル尿素の作用部位

骨格筋・脂肪細胞は、インスリンの作用 B によりブドウ糖を取り込むんだ！

⑥〜⑨のどこかに異常があると、インスリン作用が不足して高血糖を招くよ！

標的細胞

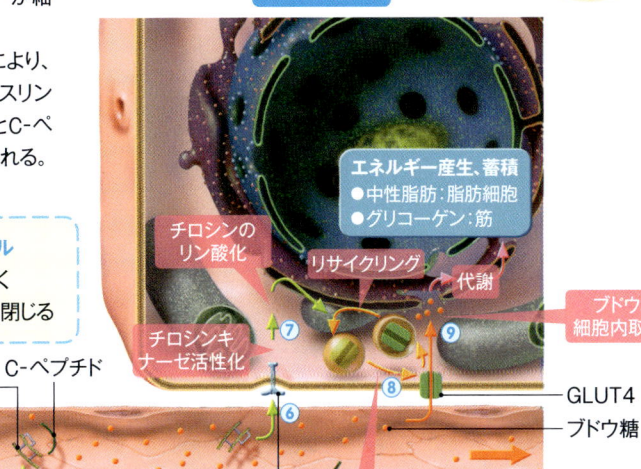

エネルギー産生、蓄積
● 中性脂肪：脂肪細胞
● グリコーゲン：筋

チロシンのリン酸化
リサイクリング
代謝
チロシンキナーゼ活性化
ブドウ糖の細胞内取り込み
GLUT4
ブドウ糖
GLUT4の細胞膜への移動
インスリンレセプター

C-ペプチド
インスリン
脱分極
Ca^{2+}
Ca^{2+}の流入
放出
インスリン分泌顆粒
プロインスリン
K^+チャンネルが閉じる
ATP↑
プレプロインスリン
TCA回路
グルコキナーゼ
GLUT 2
ブドウ糖
血流
細血管

β細胞

B 標的細胞(骨格筋、脂肪細胞)でのインスリン作用(ブドウ糖の取り込み)

⑥ インスリンは細胞膜上のインスリンレセプターと結合する。
⑦ インスリンレセプターのチロシンキナーゼが活性化し、基質のチロシンがリン酸化される(細胞内シグナル伝達)。
⑧ このシグナル伝達により、細胞質の細胞内膜に存在するGLUT 4が、細胞膜へ移動する(細胞膜での発現量が増大する)。
⑨ その結果、GLUT4を介して、ブドウ糖が細胞内に取り込まれ、代謝を受けていく。

インスリン分泌のしくみAは、取り込まれたブドウ糖が引き金となり細胞内のCa^{2+}濃度を上昇させて、分泌されるよ!

インスリン分泌に影響を与える物質(ホルモン、薬物など)は、①〜⑤のいずれかに作用するんだ！

*1 GLUT：gulcose transporter (ブドウ糖輸送体)
*2 TCA回路＝tricarboxylic acid cycle (＝クエン酸回路)
*3 ATP＝adenosine triphosphate (アデノシン三リン酸：高エネルギーリン酸結合をもつ)

膵臓ランゲルハンス島(内分泌組織)とインスリン産生

● 膵臓は後腹膜臓器で、十二指腸凹彎部から脾門にかけて横行する(p.69参照)。
● 膵臓ランゲルハンス島(内分泌腺)の細胞構成は、約2/3がβ(B)細胞(インスリン分泌)で、次いでα(A)細胞(グルカゴン分泌)、δ(D)細胞(ソマトスタチン分泌)の順である。
● インスリンは、特に骨格筋・脂肪細胞(ブドウ糖輸送体：GLUT 4が分布)や肝細胞(グリコーゲン合成のため)でのブドウ糖(グルコース)の取り込みを促進し、血糖(血液中のブドウ糖)を低下させる。
● 血糖値は、インスリン(血中半減期：約6分)を主としたフィードバック機構を介して、ほぼ一定範囲に維持される。

生理 代謝：3大栄養素

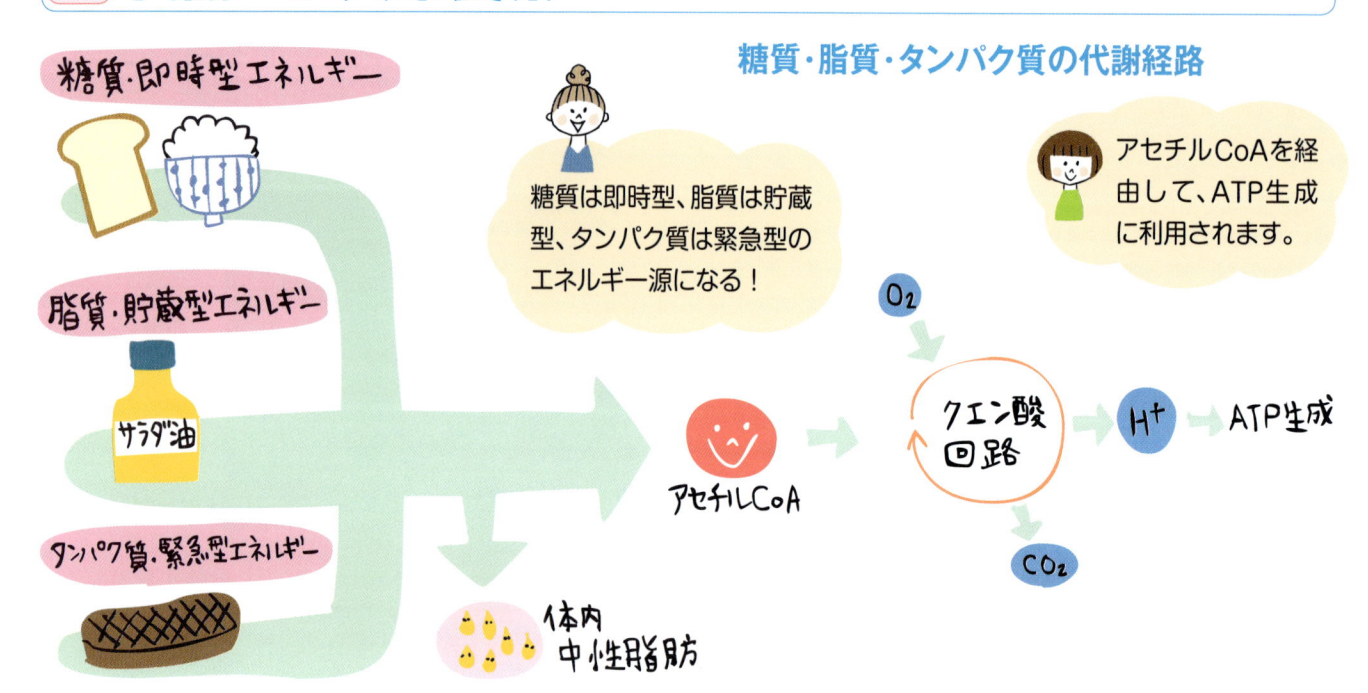

糖質・脂質・タンパク質の代謝経路

- 糖質・即時型エネルギー
- 脂質・貯蔵型エネルギー
- タンパク質・緊急型エネルギー

糖質は即時型、脂質は貯蔵型、タンパク質は緊急型のエネルギー源になる！

アセチルCoAを経由して、ATP生成に利用されます。

アセチルCoA → クエン酸回路 → H^+ → ATP生成
O_2 、CO_2
体内中性脂肪

代謝：3大栄養素

- 細胞内の**化学反応**（**同化**：エネルギー＜ATP＞を消費し物質合成、**異化**：高分子化合物などを分解してエネルギー＜ATP＞を産生）を総称して**代謝**という。
- **3大栄養素**の**糖質**（炭水化物）、**脂質**、**タンパク質**は、摂食後それぞれ単糖類（ブドウ糖など）、アミノ酸、脂肪酸・グリセロールに分解され、小腸から吸収される。
- 生体の産生エネルギーの約60％が糖質（1gで4kcal）、約25％が脂質（1gで9kcal）、残りがタンパク質（1gで4kcal）でまかなわれる。

糖質（代表：ブドウ糖）

- ブドウ糖は、**ATP産生に最も重要で**優先的に利用されるエネルギー源である。特に、**脳細胞**や**赤血球**は貯蔵のエネルギー源をもたずブドウ糖にほぼ全面的に依存している。
- ブドウ糖の一部は、**筋**、**肝細胞**などで**グリコーゲンに合成され貯蔵**される。
- 余剰のブドウ糖は、**中性脂肪**となって**脂肪細胞・肝細胞に貯蔵・蓄積**される。

脂質

- 血液中の**脂質**には、**中性脂肪**（トリグリセリド＝TG：triglyceride）、**コレステロール**（遊離型、エステル型）、**遊離脂肪酸**（FFA：free fatty acid）、**リン脂質**がある。
- 脂質（おもに中性脂肪）は、エネルギー不足時に脂肪酸とグリセロールに分解され利用される**貯蔵型エネルギー源**である。
- 遊離脂肪酸は、β酸化によりアセチルCoAを生成し、TCA回路に利用される。
- 水に不溶性の中性脂肪やコレステロールエステル（CE）は、水溶性のアポタンパク（質）（脂質と結合するタンパク）と結合し包まれて水溶性の**リポタンパク**（質）となり、血液中を循環できる。

タンパク質

- **タンパク質**は本来、**体構成成分**として機能し、飢餓時など**緊急状態ではエネルギー源**となる。
- 生体のタンパク質は、合成と分解のバランス（窒素平衡）がとられ、成人のタンパク質栄養所要量は、1日1g/kgである。
- おもに**肝臓**で代謝され、老廃物は最終的に尿素となり、**尿中排泄**される。

VI 血液・免疫・内分泌・代謝系

生理 代謝：糖質代謝

糖質代謝の流れ

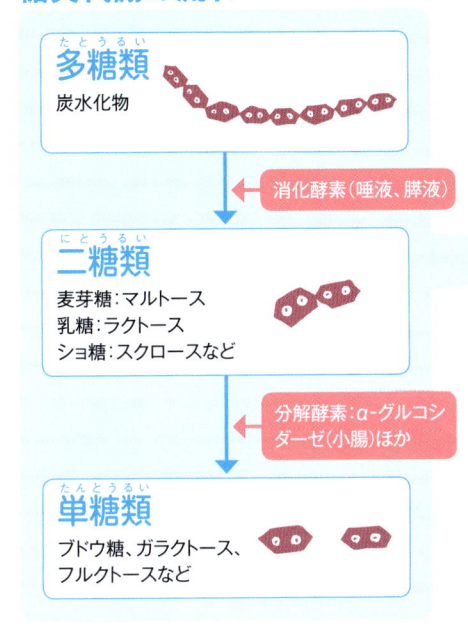

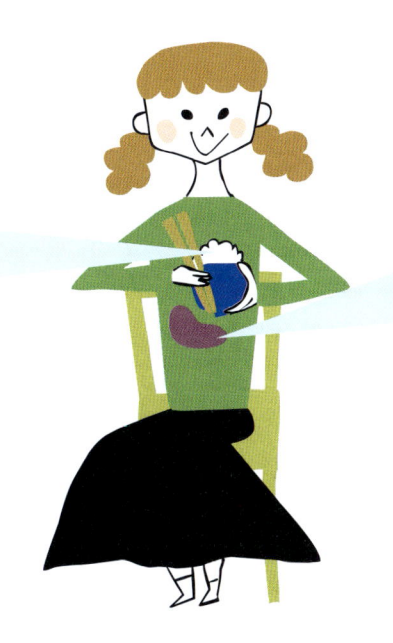

多糖類
炭水化物

↓ 消化酵素（唾液、膵液）

二糖類
麦芽糖：マルトース
乳糖：ラクトース
ショ糖：スクロースなど

↓ 分解酵素：α-グルコシダーゼ（小腸）ほか

単糖類
ブドウ糖、ガラクトース、フルクトースなど

肝臓など

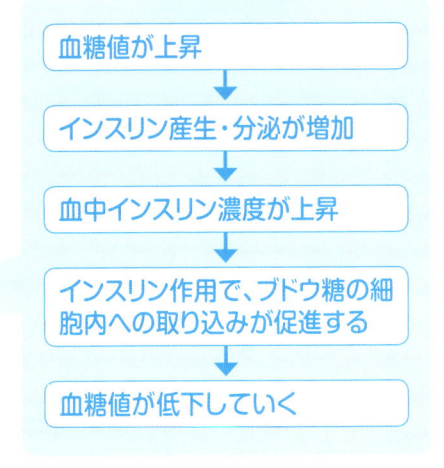

血糖値が上昇
↓
インスリン産生・分泌が増加
↓
血中インスリン濃度が上昇
↓
インスリン作用で、ブドウ糖の細胞内への取り込みが促進する
↓
血糖値が低下していく

インスリンを主としたフィードバック機構で、血糖値は一定範囲に維持されているよ！

代謝：糖質代謝とは

- 食事に含まれる**糖質**（炭水化物：多くは**多糖類**）は、唾液・膵液の**消化酵素**によって**二糖類**（麦芽糖、乳糖、ショ糖など）にまで消化・分解される。
- 小腸粘膜上皮細胞（微絨毛刷子縁）の二糖類分解酵素（**α-グルコシダーゼ**[*1]）により、**単糖類**（ブドウ糖、ガラクトース、フルクトース）に加水分解される。
- **ブドウ糖**は、濃度勾配、小腸粘膜上皮細胞膜上のGLUT 2、5 などにより吸収や毛細血管への移行が行われ、門脈血を経て肝臓へ運ばれる。
- ブドウ糖に対する代謝処理能力を"**耐糖能**"という。血糖値が基準値[*2]を越えると**高血糖**、基準値未満を**低血糖**という。

摂食時：ブドウ糖の摂取

- 摂食での血糖値上昇は、インスリン分泌を刺激（"**追加分泌**"）して血中インスリン濃度を上昇させる（追加分泌のない間は、"**基礎分泌**"されている）。
- インスリン濃度上昇とともに、ブドウ糖の細胞内取り込みが促進し、血糖値は次第に摂食前のレベルに下降していく。

絶食時：ブドウ糖の供給

- 絶食などによる血糖低下時には、**肝細胞の貯蔵グリコーゲン**（1日分程度の備蓄）**を分解**して（グルカゴン作用など）、ブドウ糖を血中へ放出する。
- 筋肉のグリコーゲン（カテコールアミンが分解促進）は、筋自身の収縮運動にのみ利用される。
- グリコーゲン以外からのブドウ糖産生を、"**糖新生**"という。
- 糖新生は、アミノ酸（筋タンパク質からのアラニン）、グリセロール（中性脂肪の分解）、乳酸（嫌気的解糖に由来）・ピルビン酸などを基質にしておもに肝臓で行われる。
- ブドウ糖不足時、脂肪酸のβ酸化の促進による産生増加やTCA回路の機能低下で、余剰のアセチルCoAから**ケトン体**（酸性物質）が生成され、エネルギー源となる。
- 血糖上昇作用を示す**インスリン拮抗ホルモン**には、**グルカゴン・カテコールアミン**（肝グリコーゲン分解・糖新生）、**コルチゾール**（タンパク質から糖新生）、**成長ホルモン**（ブドウ糖の細胞内取り込み抑制）などがある。

[*1] α-グルコシダーゼ：マルターゼ、スクラーゼ、グルコアミラーゼなどの総称
[*2] 血糖値の基準値：65〜109mg/dL

生理 代謝：脂質代謝

リポタンパク（質）の代謝：泡沫細胞の形成

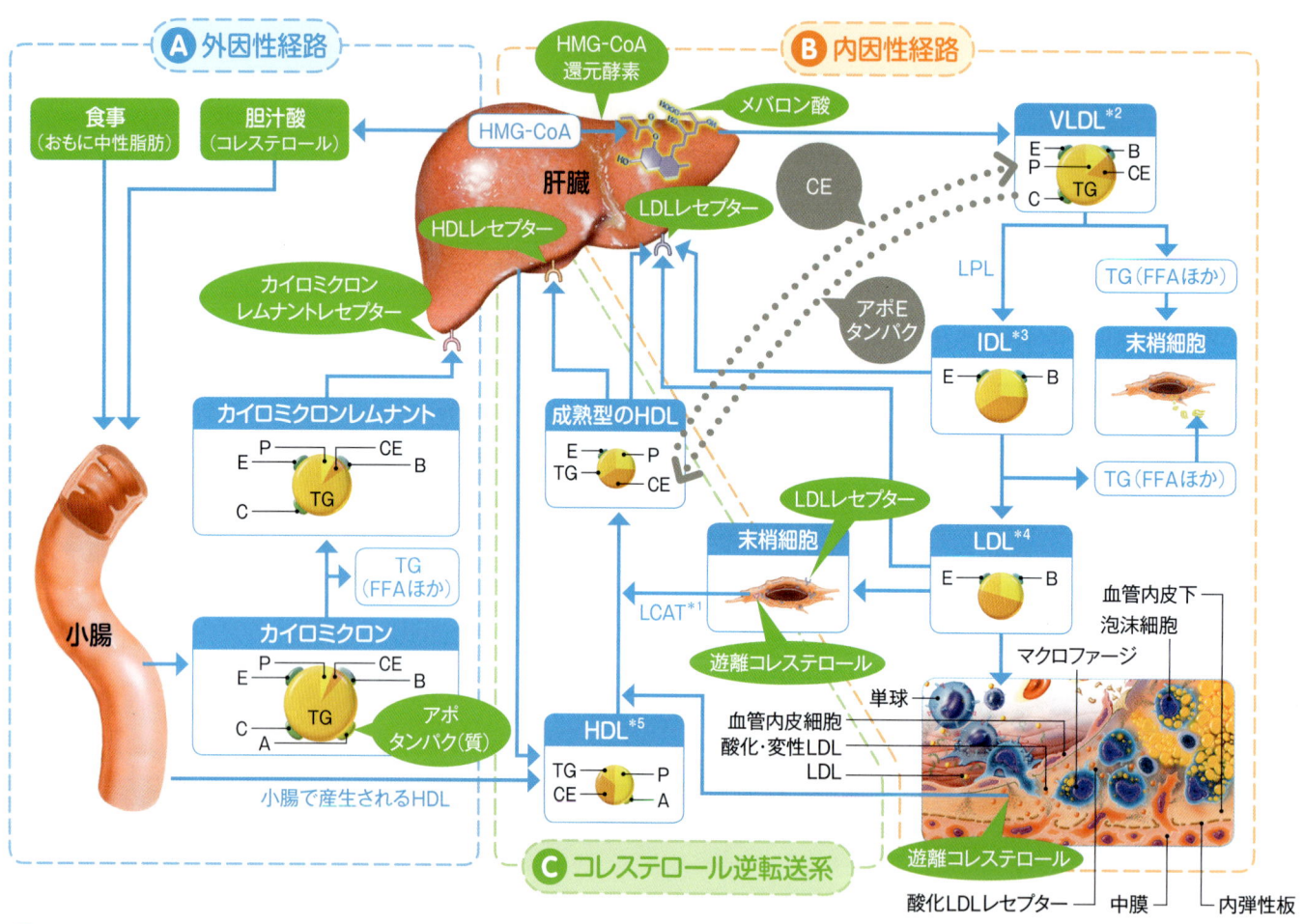

Ⓐ 外因性経路
- カイロミクロン（脂質割合がもっとも多い）は、食事由来の外因性脂質（おもに中性脂肪）を主成分に小腸粘膜上皮細胞内で形成され、腸管リンパ管へ移行し胸管から静脈系に入る
- 巨大なカイロミクロンのうち、中性脂肪（TG）は血管内皮細胞のリポタンパクリパーゼ（LPL）により分解され生じた、遊離脂肪酸を末梢組織（筋・脂肪細胞など）に供給しながら小型化する
- その後、カイロミクロンレムナントとなり、アポEタンパク（質）をリガンドに肝細胞のレセプターと結合し取り込まれる（エンドサイトーシス）

Ⓑ 内因性経路
- 肝臓は、HMG-CoA還元酵素によりHMG-CoA（アセチルCoA由来）から生成されたメバロン酸を介して内因性のコレステロールを合成する
- 内因性コレステロールや中性脂肪は、VLDLとして血中へ分泌される
- VLDL中の中性脂肪は毛細血管壁のLPLや肝性リパーゼで分解されて、IDLやLDLとなる
- VLDLは組織でのエネルギー産生・脂肪細胞での貯蔵用に、IDLやLDLはコレステロールの供給源（細胞膜、胆汁酸・ステロイドホルモン・ビタミンDの材料）として各細胞へ取り込まれる

Ⓒ コレステロール逆転送系
- おもに小腸・肝臓でつくられたHDLは、末梢の脂肪組織・筋・血管壁などから遊離コレステロールを回収してコレステロールエステル（CE）に変換し取り込み、成熟型のHDLになる
- 成熟型のHDLは、VLDL・IDL・LDLにCEを転送する一方、アポEタンパクを獲得し、HDL自身（比重低下しIDL化）もCEと同様にLDLレセプターやHDLレセプターを介して肝臓に取り込まれる

Ⓓ 泡沫細胞の形成
- マクロファージは、酸化・変性したLDLをスカベンジャー（掃除屋）レセプターで取り込み、やがて泡沫細胞となる
- 泡沫細胞の蓄積が動脈壁内膜で進むと、粥腫（アテローム）の形成、動脈のアテローム変性・壁肥厚、動脈（粥状）硬化に進展する

*1 LCAT（lecithin-cholesterol acyltransferase）：レシチン・コレステロールアシルトランスフェラーゼ（血中でコレステロールをエステル化）
*2 VLDL（very low density lipoprotein）：超低比重リポタンパク
*3 IDL（intermediate-density lipoprotein）：中間比重リポタンパク
*4 LDL（low density lipoprotein）：低比重リポタンパク
*5 HDL（high density lipoprotein）：高比重リポタンパク
*6 ALT（alanine aminotransferase）：アラニンアミノトランスフェラーゼ
*7 AST（aspartate aminotransferase）：アスパラギン酸アミノトランスフェラーゼ

Ⅵ 血液・免疫・内分泌・代謝系

リポタンパク(質)の基本構造

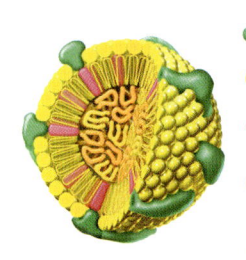

- アポタンパク(A、B、C、E)
- リン脂質(P)
- 遊離(型)コレステロール
- コレステロールエステル(CE)
- 中性脂肪(トリグリセリド、TG)

代謝：脂質代謝とは

- 血中の脂質運搬体である**リポタンパク(質)**には、**カイロミクロン**、**VLDL（超低比重リポタンパク）**、**IDL（中間比重リポタンパク）**、**LDL（低比重リポタンパク）**、**HDL（高比重リポタンパク）**などがある。
- 脂質の代謝経路には、食事由来の**外因性経路（A）**、肝臓由来の**内因性経路（B）**、末梢から肝臓への**コレステロール逆転送系（C）**がある。
- **LDL（特に、酸化・変性LDL）は動脈硬化を促進**することから、LDLコレステロールを"悪玉コレステロール"と呼ぶ。
- **HDLは動脈硬化の抑制作用**があり、HDLコレステロールを"善玉コレステロール"と呼ぶ。

生理 代謝：タンパク質代謝、その他の代謝

必須アミノ酸（9種）

- ロイシン
- フェニルアラニン
- バリン
- イソロイシン
- リジン
- ヒスチジン（乳幼児期のみ）
- スレオニン
- トリプトファン
- メチオニン

体内では合成不足か不能なので、食物などで体外から摂取する必要があります。

代謝：タンパク質代謝、その他の代謝とは

タンパク質（アミノ酸）代謝

- タンパク質は、いくつかの**アミノ酸**が、ペプチド結合した**ポリペプチド鎖**から構成される**高分子化合物**である。
- 体内合成不能か合成不足で、体外摂取が必要なアミノ酸を**必須アミノ酸**と呼ぶ。
- 血漿アミノ酸濃度は、ほぼ一定に保たれる。
- 余剰のアミノ酸は蓄積されず、アミノ基転移反応（ALT[*6]、AST[*7]などが触媒）が生じて、アミノ基と炭素骨格（α-ケト酸）に分割される。
- アミノ基は非必須アミノ酸に合成されるか、脱アミノ反応によりアンモニア（NH_3）を遊離し、尿素回路で尿素（水溶性・無害）に変換され尿中に排泄される。
- 炭素骨格は、TCA回路に合流するか、糖新生や脂肪酸合成に利用される。

核酸代謝

- **核酸**（DNAとRNA）を構成する塩基の**プリン塩基（アデニン、グアニン）**と**ピリミジン塩基（シトシン、チミン、ウラシル）**は、おもにアミノ酸から合成される。
- 肝臓で、プリン塩基は**尿酸**に、ピリミジン塩基は**アンモニア**に分解される。
- 尿酸は、大部分が尿中（一部は腸管）排泄される。血中濃度の基準値は、**男性（3.0～7.0mg/dL）＞女性（2.5～6.0mg/dL）**である。

ビタミン代謝

- ビタミンの多くは、体外摂取が必須である。一部は腸内細菌（ビタミンB_6・K、ビオチン、葉酸、パントテン酸）、肝臓・皮膚（ビタミンD）などで産生される。
- 脂溶性ビタミン（体内蓄積しやすい）には、ビタミンA、ビタミンD、ビタミンE、ビタミンK（K_1、K_2）がある。
- 水溶性ビタミンには、ビタミンB群（B_1、B_2、B_6、B_{12}）、ビタミンC、ナイアシン、葉酸、パントテン酸がある。

（美田誠二）

〈文献〉
1) 泉井亮, 金田研司：カラー図解 人体の正常構造と機能 Ⅳ肝・胆・膵. 日本医事新報社, 東京, 2001：22-35.
2) Jan Koolman, Klaus-Heinrich Rohm著, 川村越, 後藤貞夫, 松井隆司, 他訳：カラー図解 見てわかる生化学. メディカル・サイエンス・インターナショナル, 東京, 2007：162-183, 356-379.
3) 医療情報科学研究所編：病気がみえるvol.3 第1版 代謝・内分泌疾患. メディックメディア, 東京, 2004：70-73, 120-127.
4) 前場良太：イラストでまなぶ生化学. 医学書院, 東京, 2005：16-19, 136-143, 226-235.

VII 生殖器系

①女性の生殖器

POINTS

女性生殖器は、内生殖器（卵巣、卵管、子宮、腟）と、外生殖器（大陰唇、小陰唇、陰核、腟前庭など）からなる。

大脳皮質・視床下部・下垂体・卵巣・子宮がホルモンを介して連携し排卵を起こす。

精子が卵管に到着し、卵子が卵管に取り込まれて受精すると、妊娠が成立する。

解剖 女性生殖器の構造

女性生殖器の解剖

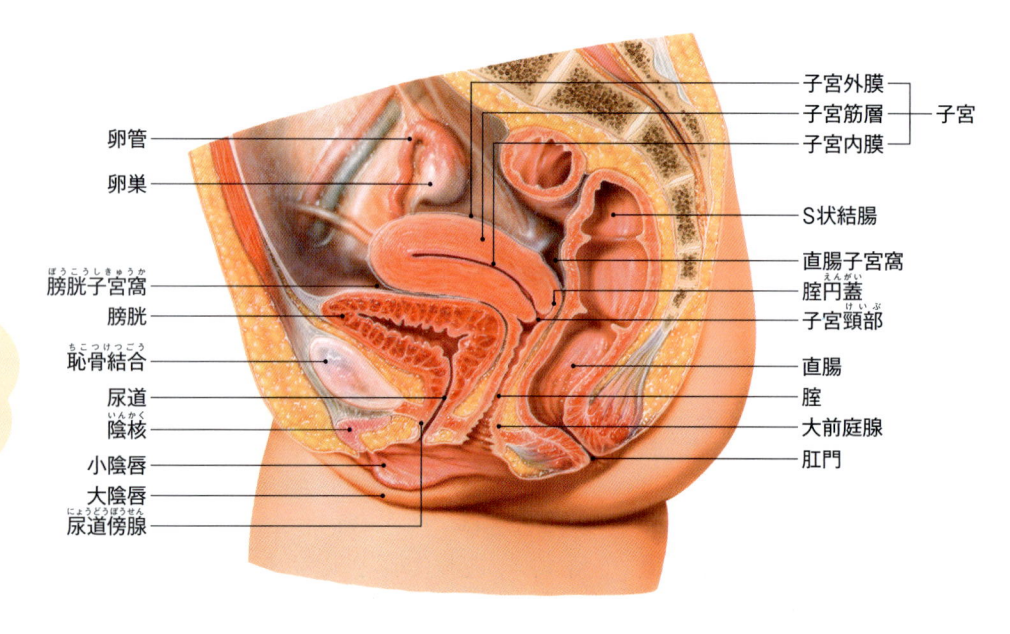

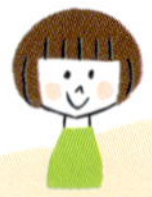

女性生殖器は、妊娠・出産による種族の維持のためにあります！

図中ラベル：卵管、卵巣、膀胱子宮窩、膀胱、恥骨結合、尿道、陰核、小陰唇、大陰唇、尿道傍腺、子宮外膜、子宮筋層、子宮内膜、子宮、S状結腸、直腸子宮窩、腟円蓋、子宮頸部、直腸、腟、大前庭腺、肛門

女性生殖器の構造

● **女性生殖器**とは、内生殖器である**卵巣、卵管、子宮、腟**と、外生殖器である**大陰唇、小陰唇、陰核、腟前庭**などからなる。

● 妊娠が可能になるように、腟・子宮内腔・卵管によって**腹腔内と体外が連絡**されている。

● **片方の卵巣**には、一生の排卵に必要な**卵子500個を上回る、1,000個以上の原始卵胞**が存在する。

● **子宮内腔**は頸管長7cmの狭いスペースであるが、**子宮壁は平滑筋**でできており、胎児の生育に可能なまで大きくなれる。

● 女性生殖器の存在の目的は、**妊娠・出産**による、種族の維持である。これを可能にするために、女性にはいろいろな機能と構造をもった器官や組織がある。しかし、個人の健康状態が悪化した場合、この生殖器の機能は抑制される。

● 女性生殖器である**子宮、卵巣・卵管**の"健康な状態"の指標とは、**月経の良好な状態**と、**希望するときに妊娠が可能な状態**である。

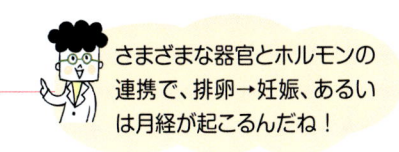

生理　月経が起こるメカニズム

> さまざまな器官とホルモンの連携で、排卵→妊娠、あるいは月経が起こるんだね！

月経周期と下垂体・卵巣・内膜・基礎体温

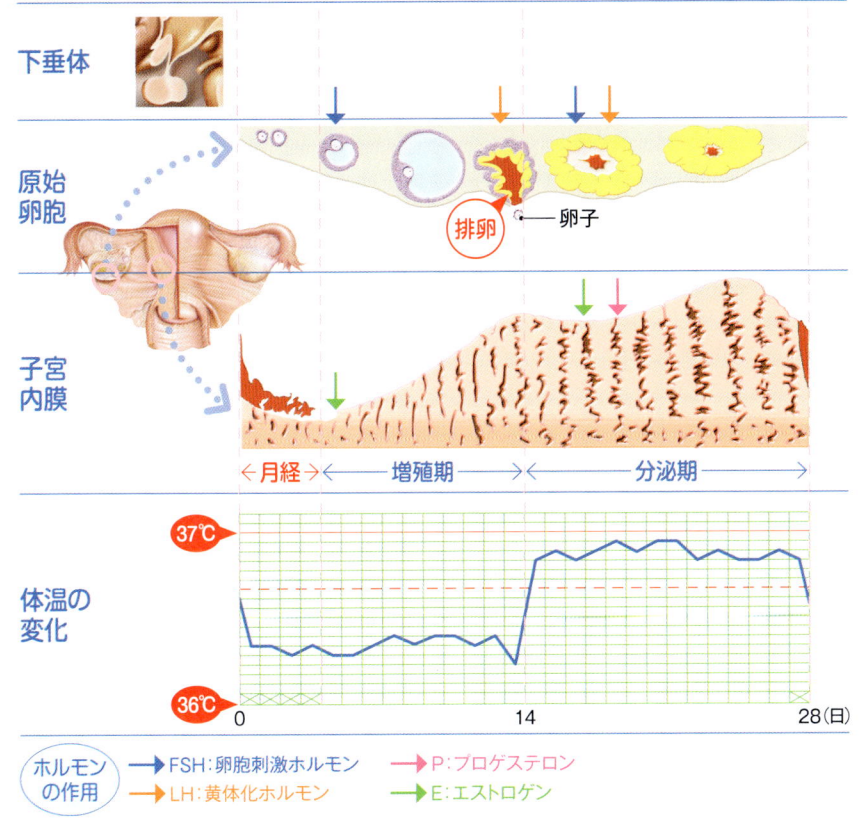

下垂体

原始卵胞　排卵　卵子

子宮内膜　←月経→←増殖期→←分泌期→

体温の変化　37℃　36℃　0　14　28(日)

ホルモンの作用
- → FSH：卵胞刺激ホルモン
- → LH：黄体化ホルモン
- → P：プロゲステロン
- → E：エストロゲン

月経に関係するおもなホルモンの分泌と作用

関与する臓器	ホルモン名	作用
視床下部	ゴナドトロピン放出ホルモン(Gn-RH[*1]：性腺刺激ホルモン放出ホルモン)	●FSH、LHの分泌を促進
下垂体	卵胞刺激ホルモン(FSH[*2])	●原始卵胞を成熟卵胞に育てる。
	黄体化ホルモン(LH[*3])	●成熟卵胞を排卵させる。
	乳汁分泌ホルモン(プロラクチン)	●乳汁の分泌を促進する。●過剰では卵巣の働きを抑制する。
	オキシトシン	●子宮の収縮を促進する(陣痛誘発、促進剤)。
卵巣	卵胞ホルモン(エストロゲン)<E>	●子宮内膜を増殖させ、出血を止める。
	黄体ホルモン(プロゲステロン)<P>	●子宮内膜を分泌期にする。
絨毛	絨毛性性腺刺激ホルモン(hCG[*4]：ヒト絨毛性ゴナドトロピン)	●卵巣を刺激してホルモン分泌を増加させる。

[*1] Gn-RH：gonadotropin releasing hormone
[*2] FSH：follicle stimulating hormone
[*3] LH：luteinizing hormone
[*4] hCG：human chorionic gonadotropin

月経が起こるメカニズム

●思春期になると、視床下部よりゴナドトロピン放出ホルモン(Gn-RH：性腺刺激ホルモン放出ホルモンともいう)が増え、下垂体からは卵胞刺激ホルモン(FSH)の分泌が増加する。

●FSHは、卵巣に卵胞ホルモン(エストロゲン、E)の分泌を促す。分泌された卵胞ホルモンは、子宮内膜に増殖を促して、受精卵の着床に良好な厚みをもたせる。

●FSHの作用によって、卵巣で、卵子が原始卵胞から成熟卵胞までに育つ。すると下垂体から黄体化ホルモン(LH)が分泌され、排卵を促す。

●排卵が起こると、成熟卵胞の部分が黄体に変化し、卵胞ホルモンと黄体ホルモン(プロゲステロン、P)の分泌を行う。

●黄体ホルモンは子宮の内膜を分泌期の状態に変えて、内膜腺から内膜の表面に活発な分泌液を出し、受精卵が内膜に着床しやすい環境を提供する。

●妊娠が成立しなかった場合は、下垂体の性腺刺激ホルモンが減少して、黄体が卵胞ホルモン・黄体ホルモンの分泌を減らす。

●子宮内膜への血流が減少した結果、内膜が壊死を起こして子宮内膜が剥離し、出血が起こる。これが月経の開始である。

●その後、卵胞ホルモンが増加し、子宮内膜が増殖してきて、出血(月経)が止まる。

①女性の生殖器　121

生理 妊娠

妊娠が成立するまで

受精卵は、約1週間かけて卵管を運ばれ、子宮に到着します。

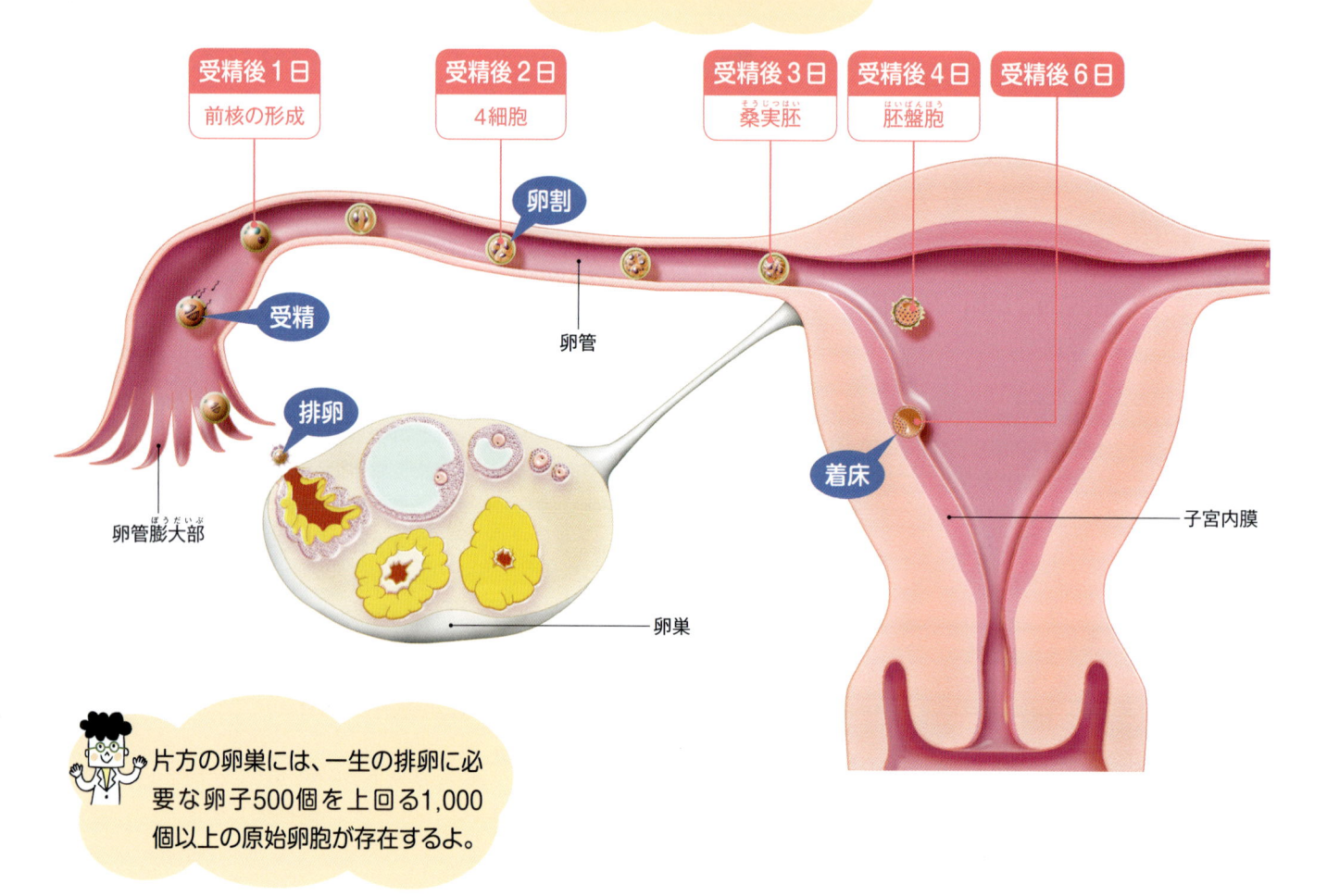

- 受精後1日　前核の形成
- 受精後2日　4細胞
- 受精後3日　桑実胚
- 受精後4日　胚盤胞
- 受精後6日

卵割／受精／排卵／卵管／着床／子宮内膜／卵管膨大部／卵巣

片方の卵巣には、一生の排卵に必要な卵子500個を上回る1,000個以上の原始卵胞が存在するよ。

妊娠とは

- 精子が腟から子宮に入り、卵管に到着し、卵巣から排卵によって飛び出した卵子が卵管に取り込まれて、受精すると妊娠が成立する。
- 受精卵から絨毛性性腺刺激ホルモン（hCG：ヒト絨毛性ゴナドトロピンともいう）が分泌され、黄体の活動がさらに活発化する。
- 卵胞ホルモンと黄体ホルモンの分泌が増加して、血流が増し、内膜は脱落膜に変化する。内膜はさらに厚みを増し、月経の発来を防止する。
- 卵管で、精子と卵子が合体してできた受精卵は、約1週間かけて、卵管の線毛運動によって運ばれ、子宮に到着する。
- 受精卵の周囲から、絨毛が脱落膜に食い込んで、着床する。

（宮本尚彦）

Ⅶ 生殖器系

②乳　房

POINTS

乳房は、腺葉と呼ばれる小葉の集合からなる。小葉は、腺房が100以上集まってできている。

腺葉と乳管をあわせて乳腺と呼ぶ。乳管は内側より「乳管上皮細胞」「筋上皮細胞」「基底膜」で構成される。

乳頭・乳輪の知覚神経は、吸啜刺激を下垂体に伝え、ホルモンの一種であるオキシトシンを分泌させる。

解剖 乳房の構造

乳房の解剖

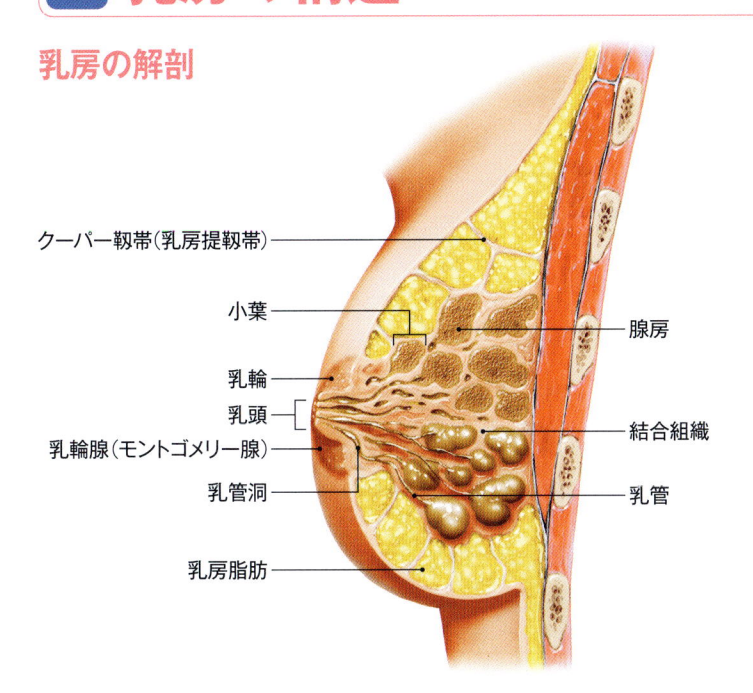

- クーパー靱帯（乳房提靱帯）
- 小葉
- 乳輪
- 乳頭
- 乳輪腺（モントゴメリー腺）
- 乳管洞
- 乳房脂肪
- 腺房
- 結合組織
- 乳管

乳管の2相性構造

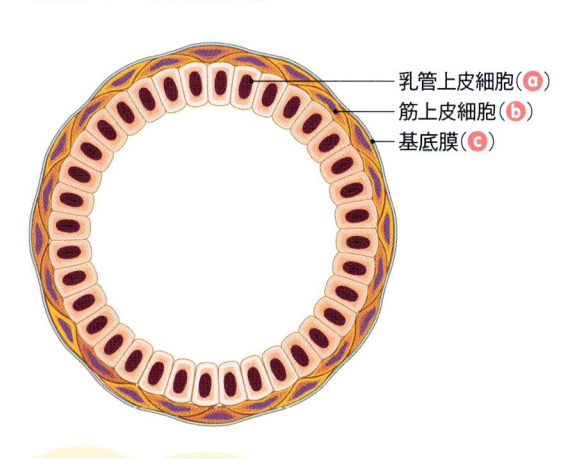

- 乳管上皮細胞（ⓐ）
- 筋上皮細胞（ⓑ）
- 基底膜（ⓒ）

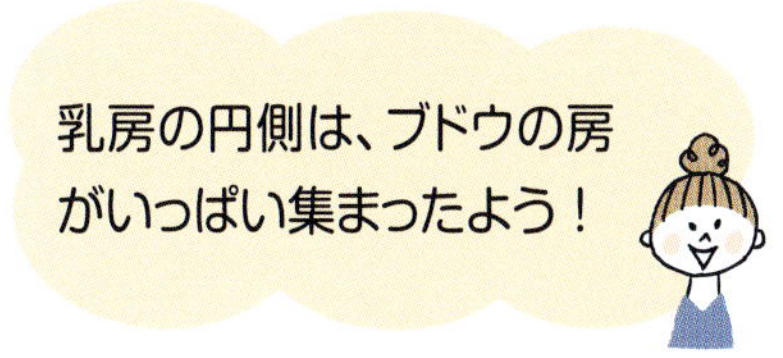

乳房の円側は、ブドウの房がいっぱい集まったよう！

乳房の構造

- 成熟した女性の**乳房**の内側は、ブドウの房が集まったような構造をしている。ブドウの実の1粒1粒が**腺房**と呼ばれる乳汁産生の場にあたり、これが100以上集まって、ブドウの房、すなわち**小葉**ができる。この房の集合が**腺葉**である。
- 腺葉ごとに**乳管**と呼ばれる管が1本みられ、乳頭の開口部につながっている。この腺房から始まって、乳管に至る全体を**乳腺**と呼び、樹枝状に分岐している。
- **乳管**の構造として、基本的には、1層の**乳管上皮細胞**（ⓐ）が敷石状に手をつなぎあって、**乳管の壁**を形成している。上皮細胞の壁は、**筋上皮細胞**（ⓑ）の裏打ちを受け、2相性を保つ。その上側の**基底膜**（ⓒ）で、周囲結合組織と境界を作っている。
- たとえば**乳がん**は、組織発生として**乳管上皮細胞**、または**小葉内乳管上皮細胞**から発生すると考えられている。したがって乳がんは、基本的には乳管の上皮細胞の2相性構造が喪失する状態を指している。

生理 乳房の発達

乳房の発達段階

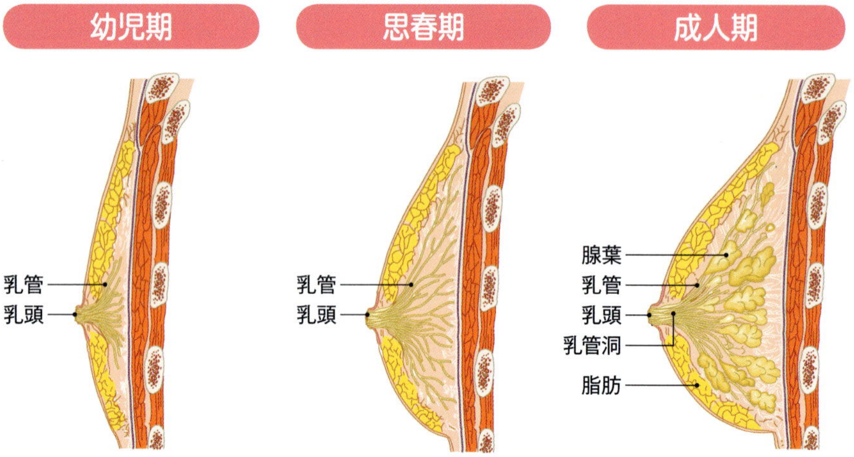

幼児期 — 乳管、乳頭

思春期 — 乳管、乳頭

成人期 — 腺葉、乳管、乳頭、乳管洞、脂肪

乳房の発達

- 男性や乳幼児期、さらに思春期前の女性の**乳腺**は、ごく小さな、分岐した管状の上皮細胞を含んでいる。
- **エストロゲン**の血中濃度が**外因性**、あるいは**内因性**に上昇すると、乳腺の発達をみる。
- したがって、思春期には、**乳管だけが発達**してふくらむが、いくら乳房が大きくなったからといっても、乳汁の分泌はみられない。

エストロゲンの血中濃度を上げる要素

外因性：身体の成長と体重増加による卵巣（卵胞）の成熟

内因性：卵胞の成熟・発育に関係する黄体形成ホルモン（LH）や卵胞刺激ホルモン（FSH）の上昇

生理 乳房の機能とホルモン

乳汁の分泌

- 乳汁分泌は、下垂体前葉のプロラクチンというホルモンの刺激によって起こる。
- 乳汁産生は授乳が続く限り維持され、下垂体からの性腺刺激ホルモン（ゴナドトロピン）の分泌は抑制され、性ホルモン産生が低く抑えられる。そのため、授乳中の受胎発生は、理論的には不可能になる。
- 授乳期が終わると、プロラクチンの分泌を制御しているエストロゲン、プロゲステロンなど、卵巣由来の女性ホルモンの分泌周期が復活し、月経が再開する。

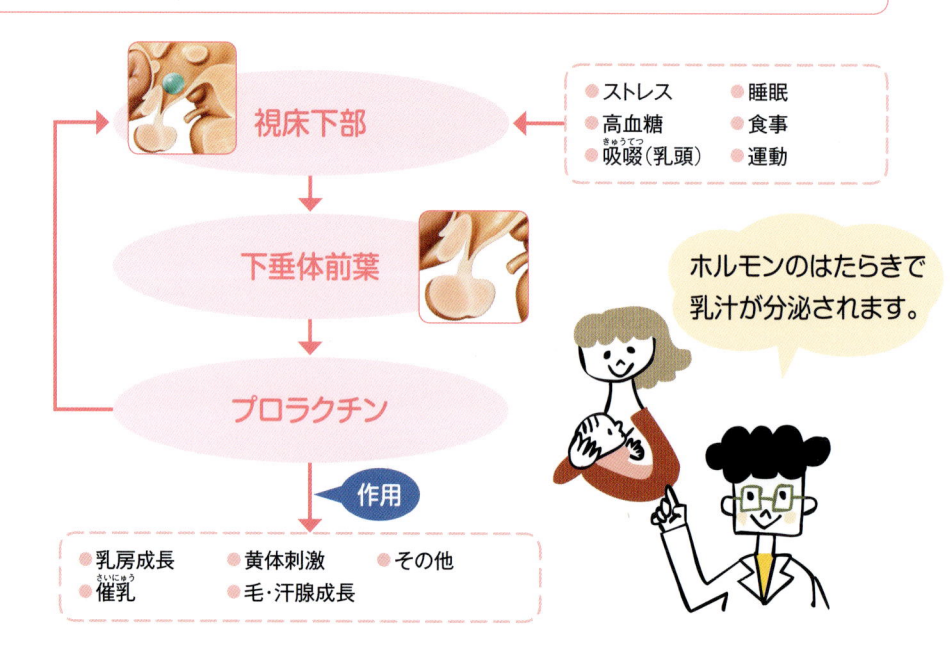

視床下部 ← ストレス・睡眠・高血糖・食事・吸啜（乳頭）・運動

↓

下垂体前葉

↓

プロラクチン

↓ 作用

- 乳房成長
- 催乳
- 黄体刺激
- 毛・汗腺成長
- その他

> ホルモンのはたらきで乳汁が分泌されます。

VII 生殖器系

乳房の機能とホルモン

乳汁分泌のしくみ

- **腺房**は、月経周期で妊娠に備える。**妊娠が成立**すると、いちばん末端の部分で細胞分裂が起こりはじめ、太い終末部を形成し、結合組織にかわって腺房が乳房内を埋めつくす。
- 妊娠後期の**腺房内腔**は、タンパク質が主体の**初乳**で満たされる。
- 分娩後、**腺上皮細胞**は、**乳汁**の分泌・貯留・排泄をくり返す。
- **月経が再開**する時期には、乳汁分泌にかかわっていた腺房は減少しはじめ、乳腺は萎縮しはじめる。乳腺が萎縮したぶん、**脂肪組織**に置きかわり、増加する。
- 腺房が脂肪組織に置きかわる現象は、**肥満**により助長され、**加齢**により進行する。また、閉経後は、乳腺は脂肪に急速に置きかわる（更年期から老年期における女性の健康維持のために推奨されている、ホルモン補助療法など特別なことをしない場合）。

乳汁の特徴

- **乳汁中の脂肪**は、分泌細胞の一部がちぎれるように腺腔へ放出されたもので、このような分泌の方法を**アポクリン分泌**と呼ぶ。
- **乳汁の成分**は、**乳糖**（ブドウ糖から産生される）、**乳タンパク**（このうち最も重要なのはカゼイン）、**乳清**、**脂質**、**2価の陽イオン**、および**抗体**からなる。抗体により、母親は乳児に**特定型の免疫**を伝える。

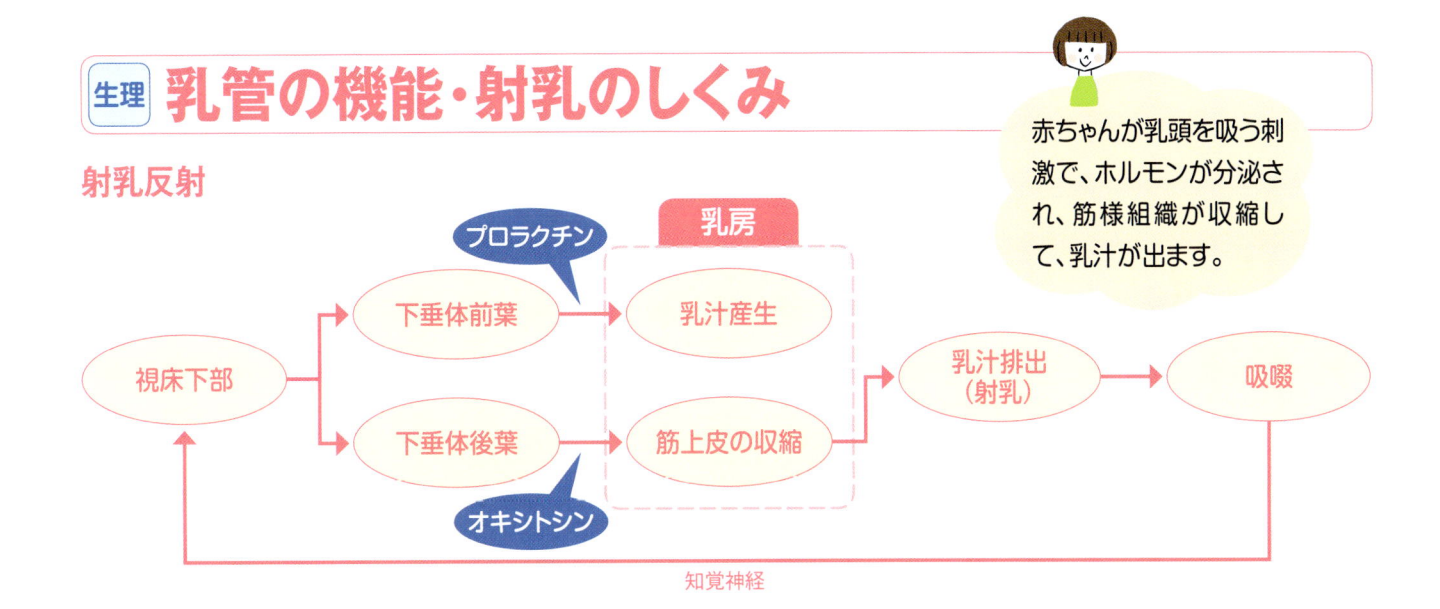

生理 乳管の機能・射乳のしくみ

射乳反射

赤ちゃんが乳頭を吸う刺激で、ホルモンが分泌され、筋様組織が収縮して、乳汁が出ます。

視床下部 → 下垂体前葉（プロラクチン）→ 乳汁産生
視床下部 → 下垂体後葉（オキシトシン）→ 筋上皮の収縮
→ 乳汁排出（射乳）→ 吸啜
知覚神経

乳管の機能・射乳のしくみ

- **乳管**は、**乳頭の開口部**（針穴ぐらいの大きさ）付近でふくらんで、**乳管洞**を形成する。
- **乳頭**とその周辺（**乳輪部**）の皮膚は、メラニン色素が豊富である。授乳期にはピンク色から褐色に着色し、その周辺にはモントゴメリー腺（乳輪腺）が小結節を伴ってみられる。これは汗腺や皮脂腺の一種で、授乳期に乳児が乳頭を含みやすくしたり、母乳で乳頭付近がただれないように、潤滑油のような液体を分泌する。
- 乳頭や乳輪の皮膚へ分布している**知覚神経**は、乳児が乳頭を律動的に吸ったときに生じる刺激（**吸啜刺激**）を脳下垂体に伝え、ホルモンの一種であるオキシトシンを分泌させる。
- オキシトシンが乳腺の**筋上皮細胞の受容体に結合**すると、**筋様組織の収縮**を起こさせる。これが乳房内圧を増加させて、乳汁を腺葉から管内に、そして乳頭を通って、外部へ**乳汁を射出（射乳）**する。
- **乳児の泣き声**も、分泌を促す要因になる。

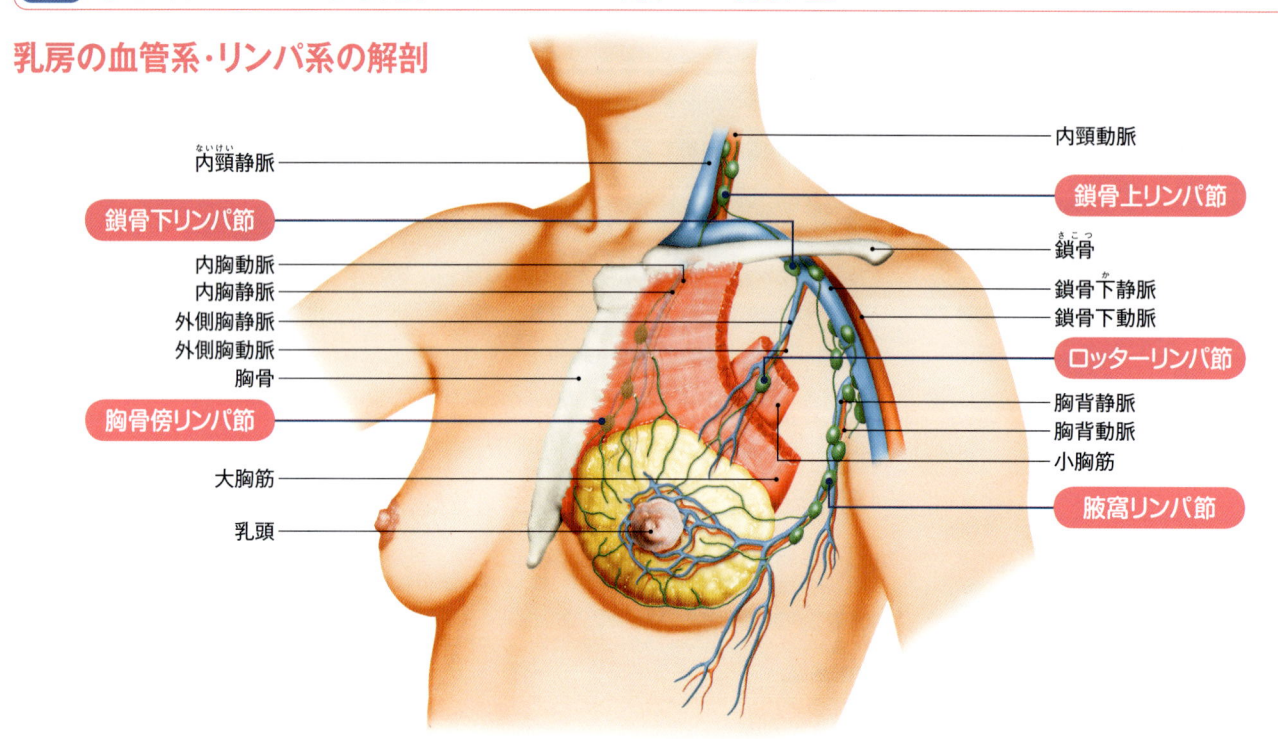

解剖 乳房の血管系・リンパ系の構造

乳房の血管系・リンパ系の解剖

図中ラベル：
- 内頸静脈
- 鎖骨下リンパ節
- 内胸動脈
- 内胸静脈
- 外側胸静脈
- 外側胸動脈
- 胸骨
- 胸骨傍リンパ節
- 大胸筋
- 乳頭
- 内頸動脈
- 鎖骨上リンパ節
- 鎖骨
- 鎖骨下静脈
- 鎖骨下動脈
- ロッターリンパ節
- 胸背静脈
- 胸背動脈
- 小胸筋
- 腋窩リンパ節

乳房の血管系・リンパ系の構造

- 腺葉間を埋めるのは脂肪であるが、脂肪の間に、血管・リンパ管・神経が網の目のように分布している。
- 腺葉と、皮膚直下の乳腺全体の表面をおおう筋膜を、線維組織のクーパー靱帯が支えている。
- 筋膜は、皮膚の裏側から、乳腺の下の筋肉を包むように存在する。乳房のすぐ下の筋肉は大胸筋で、両腕を前で互いに引き寄せるはたらきをする。その下にある筋肉は小胸筋で、その間にロッターリンパ節と呼ばれる、乳腺の所属リンパ節が存在する。

乳房の血管

- もともと母乳は、血液が濾過されてできたようなものである。そのため、乳房は血管の固まりとも捉えることができ、非常に血管が豊富である。
- 外側より、胸背動静脈、外側胸動静脈、内胸動静脈がみられ、乳腺に分布し、動脈から栄養物やホルモンを受け取り、静脈を経て組織内の老廃物などを流す。

乳房のリンパ管

- 組織と組織の間には、リンパ管という脈管が存在する。組織液の排水路の役目をしており、網の目のように発達している。
- リンパ管は、血管より壁の隙間が多いので、末梢の物質交換が容易に起こる。そのため、炎症部位から病原体、がん組織よりがん細胞を運んで、病気の拡大を招く。しかし、その先にはリンパ節があり、静脈系への侵入を防止する。
- 乳房内のリンパ流の経路には、胸骨傍内側経路（胸の中心部にある）と、腋窩（脇の下）に向かう外側経路がある。リンパ流に乗ったがん細胞はそこへ着床して、リンパ節転移を起こす。
- リンパ節の形は、長楕円形またはエンドウ豆形である。大きさは、一般に顕微鏡的な小さいものから、ゴマ粒大、大きいものではソラマメ大になる。大きさに応じたリンパ液が流入する輸入リンパ管は、数本から数十本あり、流出する輸出リンパ管は2〜3本程度である。

（横山 勲）

〈文献〉
1) 齋藤光江, 霞富士雄：乳癌の病態生理と診断・治療. 真興交易医書出版部, 東京, 2000.
2) 坂本吾偉：乳腺腫瘍病理アトラス 改訂第2版. 篠原出版, 東京, 1995.
3) Ben Greenstein著, 麻生芳郎訳：一目でわかる内分泌学. メディカル・サイエンス・インターナショナル, 東京, 1995:49.
4) 髙橋長雄：からだの地図帳. 講談社, 東京, 1080:46.
5) 髙橋健一：完全図解からだのしくみ全書. 東陽出版, 東京, 1992:214.

VII 生殖器系

③男性の生殖器

POINTS

男性生殖器は、精巣（睾丸）、精巣上体（副睾丸）、精管、陰茎と、付属生殖腺（精嚢、前立腺、尿道球腺）から構成される。

精巣において、精子、テストステロン（男性ホルモン）が産生される。

勃起中枢は仙髄S_2〜S_4（副交感神経系）、射精中枢はL_1〜L_2（交感神経系）に存在する。

解剖 生理 男性生殖器の構造と機能

男性生殖器の解剖

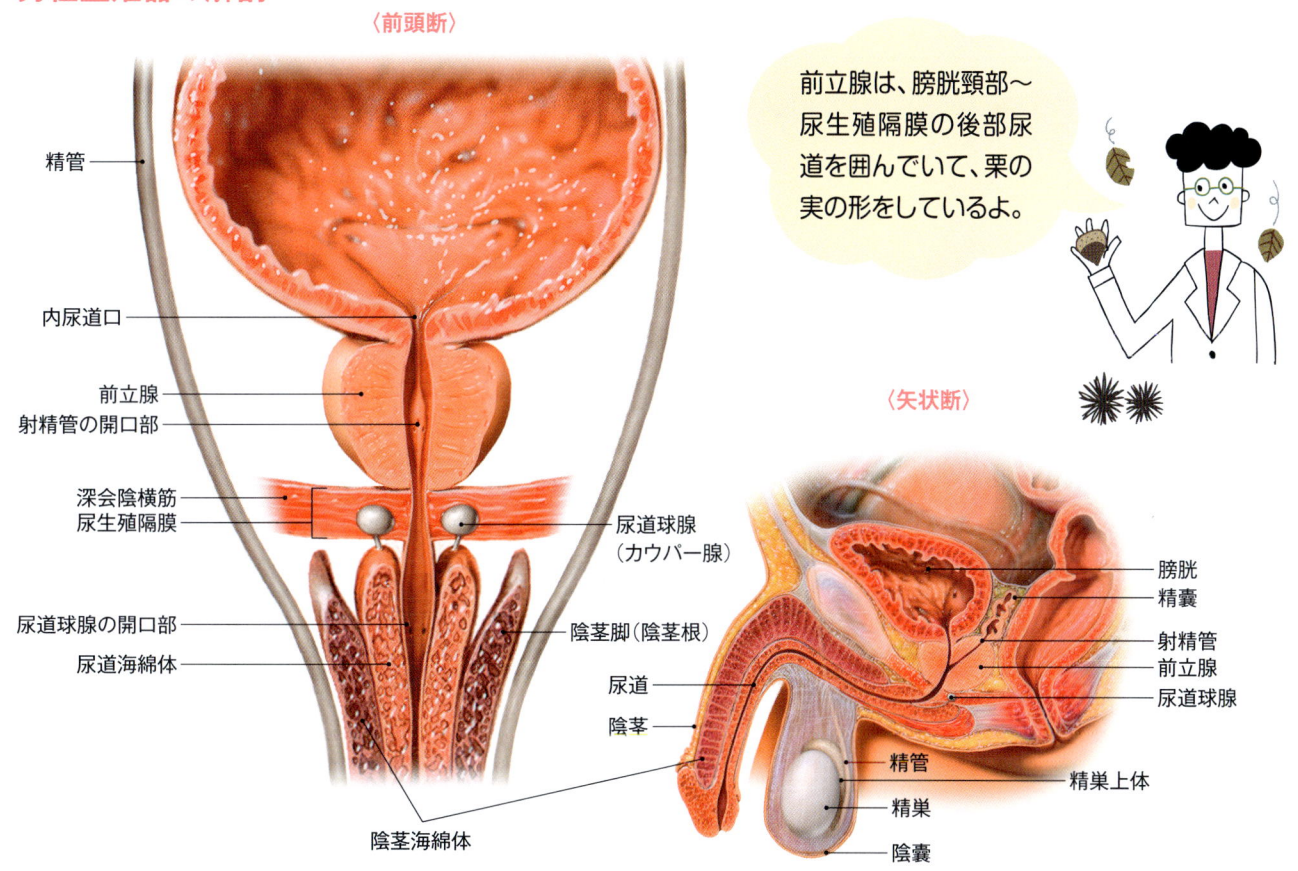

〈前頭断〉

- 精管
- 内尿道口
- 前立腺
- 射精管の開口部
- 深会陰横筋
- 尿生殖隔膜
- 尿道球腺の開口部
- 尿道海綿体
- 陰茎海綿体
- 尿道球腺（カウパー腺）
- 陰茎脚（陰茎根）
- 尿道
- 陰茎

前立腺は、膀胱頸部〜尿生殖隔膜の後部尿道を囲んでいて、栗の実の形をしているよ。

〈矢状断〉

- 膀胱
- 精嚢
- 射精管
- 前立腺
- 尿道球腺
- 精管
- 精巣上体
- 精巣
- 陰嚢

膀胱の後方から見た図

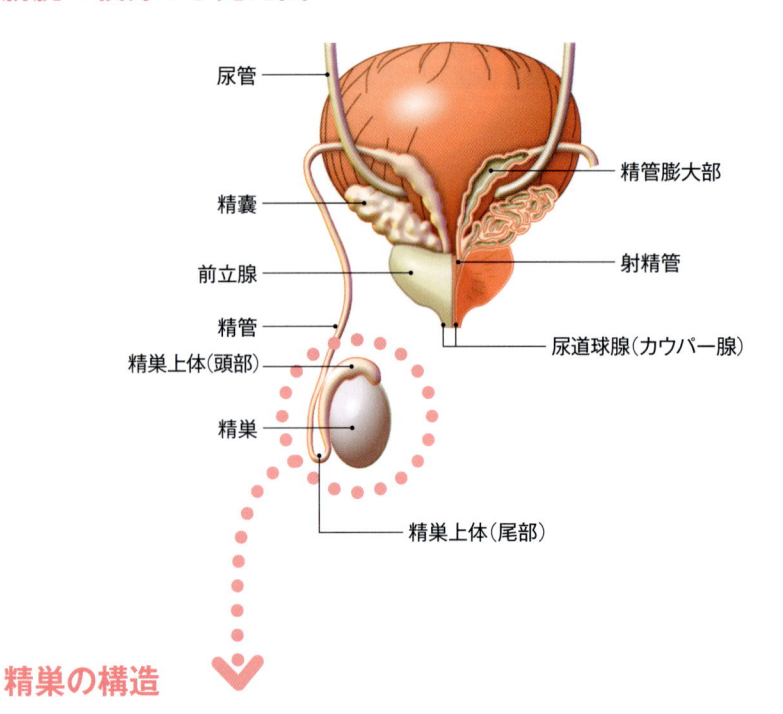

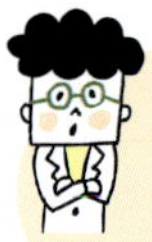

- 尿管
- 精管膨大部
- 精嚢
- 射精管
- 前立腺
- 尿道球腺（カウパー腺）
- 精管
- 精巣上体（頭部）
- 精巣
- 精巣上体（尾部）

精巣の構造

- 精索
- 精巣動・静脈と神経
- 精管
- 小葉
- 精巣上体（体部）
- 白膜
- 精巣網
- 精巣上体管
- 直精細管
- 曲精曲管

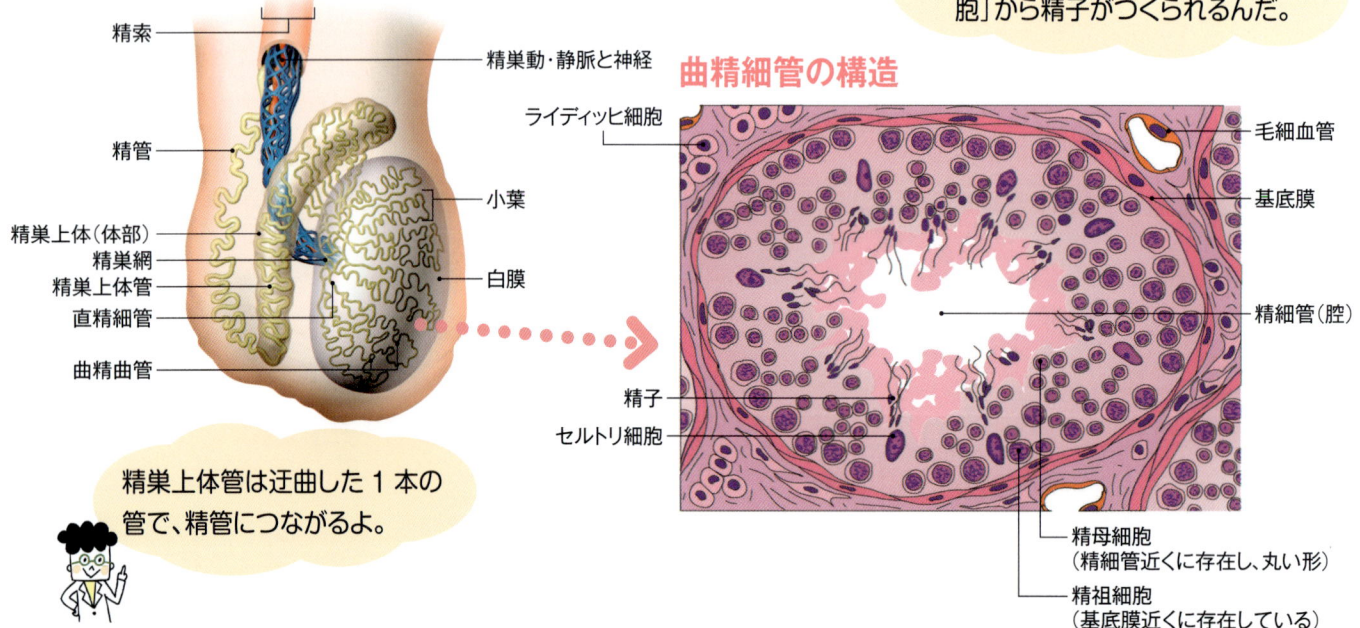

精巣上体管は迂曲した1本の管で、精管につながるよ。

- 精子は、曲精細管（形成場所）→直精細管→精巣網→精巣上体管（成熟場所、射精時までの何週間か生存）→精管、の順に送られる。

男性生殖器の構造と機能

● 男性生殖器は、**精巣（睾丸）**、精子の通路となる**精巣上体（副睾丸）**、**精管**、**陰茎**と、これらの管に開口する付属生殖腺の**精嚢（腺）**、**前立腺**、**尿道球腺（カウパー腺）**から構成される。

● **精巣**は、左右一対の卵円形の器官で、精子や男性ホルモンを産生する（重さ約8g）。**精子**は、曲精細管の精祖細胞・精母細胞に由来し、セルトリ細胞[*1]により支持・栄養されて分化して、減数分裂により成熟する。**男性ホルモン**（テストステロン）は、間質のライディッヒ細

陰嚢の中にある精巣を構成するのが、曲精細管。「精祖細胞」「精母細胞」から精子がつくられるんだ。

曲精細管の構造

- ライディッヒ細胞
- 毛細血管
- 基底膜
- 精細管（腔）
- 精子
- セルトリ細胞
- 精母細胞（精細管近くに存在し、丸い形）
- 精祖細胞（基底膜近くに存在している）

● 基底膜から離れるほど分化が進む。精子は尾を管腔側に向けて並ぶ。

[*1] セルトリ細胞：卵胞刺激ホルモン（FSH）に支配され、テストステロンなどのアンドロゲンの影響を受ける。
[*2] ライディッヒ細胞：黄体形成ホルモン（LH）の支配を受ける。

Expert Nurse　プチナース　照林社

"授業""実習""国試"に役立つ!
看護学生のためのおすすめ本 2018 No.2

＼看護学生必携ノート＆カード／ オールカラー

看護学生クイックノート 第2版
監修：石塚睦子　編集：プチナース編集部
定価：**本体925円**＋税
文庫判／128頁　ISBN978-4-7965-2335-6

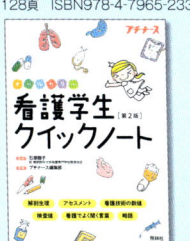

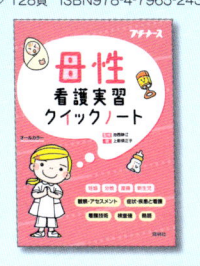

成人・老年看護実習クイックノート
監修：池西静江　著：森田真帆、伊藤美栄
定価：**本体900円**＋税
文庫判／144頁　ISBN978-4-7965-2428-5

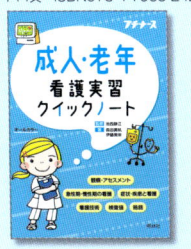

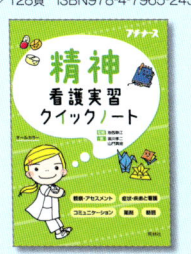

小児看護実習クイックノート
監修：池西静江　著：四俣芳子
定価：**本体900円**＋税
文庫判／128頁　ISBN978-4-7965-2429-2

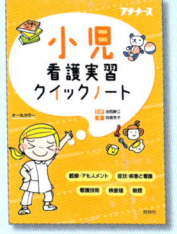

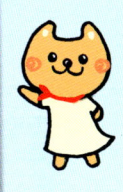

母性看護実習クイックノート
監修：池西静江　著：上敷領正子
定価：**本体900円**＋税
文庫判／128頁　ISBN978-4-7965-2430-8

精神看護実習クイックノート
監修：池西静江　著：濱川孝二、山門真樹
定価：**本体900円**＋税
文庫判／128頁　ISBN978-4-7965-2431-5

新版 看護学生お役立ちカード
編集：プチナース編集部
価格：**本体1,200円**＋税
A6変型判／カード24枚　ISBN978-4-7965-7009-1

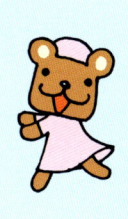

＼合格をかなえる国試対策本／

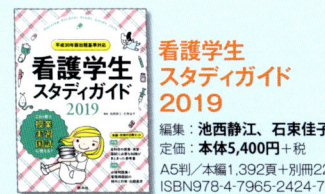

看護学生スタディガイド2019
編集：池西静江、石束佳子
定価：**本体5,400円**＋税
A5判／本編1,392頁＋別冊224頁
ISBN978-4-7965-2424-7

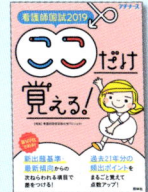

看護師国試2019 ここだけ覚える！
編集：看護師国家試験対策プロジェクト
定価：**1,500円**＋税
A5判／224頁
ISBN978-4-7965-2440-7

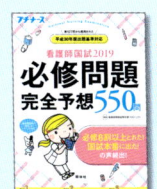

看護師国試2019 必修問題完全予想550問
編集：看護師国家試験対策プロジェクト
定価：**1,850円**＋税
B5判／本体244頁＋別冊52頁
ISBN978-4-7965-2439-1

プチナースBOOKS

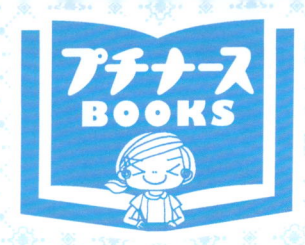

"授業""実習"ですぐに役立つ！
プチナースBOOKSシリーズ

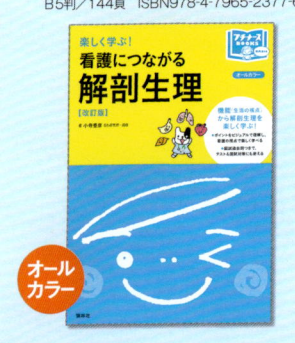

看護学生のための
レポート書き方教室
著：江原勝幸
定価：**本体1,900円**＋税
B5判／144頁　ISBN978-4-7965-2362-2

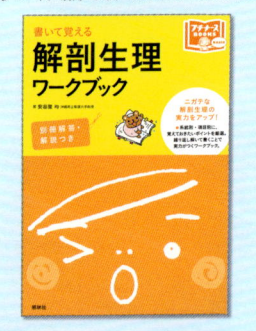

1日20分10日でできる
看護計算ドリル
著：菊地よしこ
定価：**本体1,400円**＋税
B5判／128頁　ISBN978-4-7965-2355-4

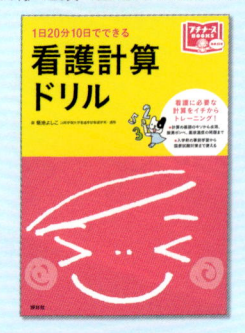

看護に必要な
やりなおし数学・物理
著：時政孝行
定価：**本体1,600円**＋税
B5判／128頁　ISBN978-4-7965-2311-0

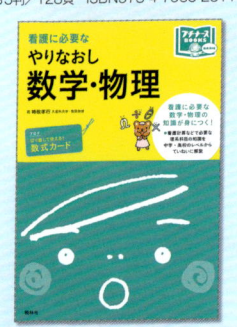

看護に必要な
やりなおし生物・化学
著：時政孝行
定価：**本体1,600円**＋税
B5判／144頁　ISBN978-4-7965-2312-7

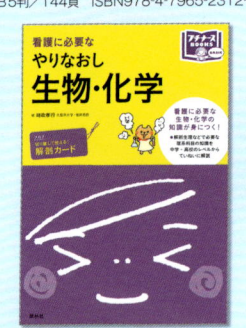

看護に必要な
漢字で覚える解剖ドリル
著：菊地よしこ　監修：百田龍輔
定価：**本体1,300円**＋税
B5判／104頁　ISBN978-4-7965-2399-8

楽しく学ぶ！
看護につながる解剖生理【改訂版】
著：小寺豊彦
定価：**本体1,800円**＋税
B5判／144頁　ISBN978-4-7965-2377-6

書いて覚える
解剖生理ワークブック
著：安谷屋均
定価：**本体2,300円**＋税
B5判／144頁＋別冊104頁　ISBN978-4-7965-2367-7

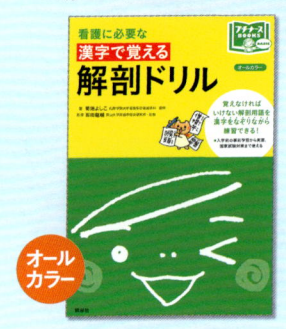

看護学生のための
臨地実習ナビ
編著：本江朝美
定価：**本体2,000円**＋税
B5判／208頁　ISBN978-4-7965-2277-9

※当社ホームページで試し読みができます

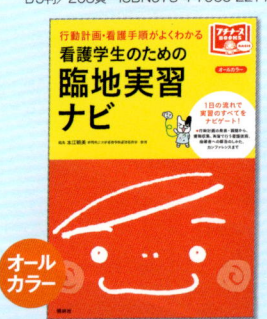

実習記録の書き方がわかる
看護過程展開ガイド
編著：任和子
定価：**本体2,600円**＋税
AB判／288頁　ISBN978-4-7965-2344-8

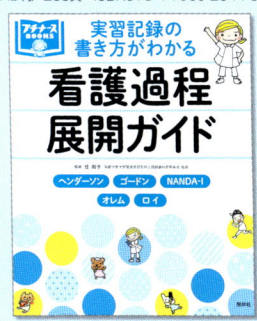

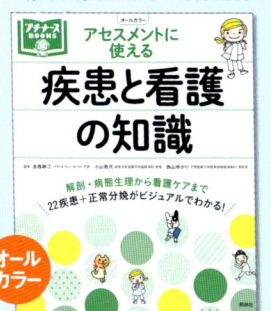

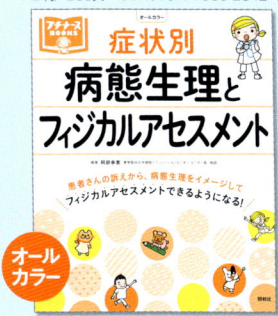

領域別
看護過程展開ガイド
編著：任和子
定価：**本体2,200円**＋税
AB判／210頁　ISBN978-4-7965-2343-1

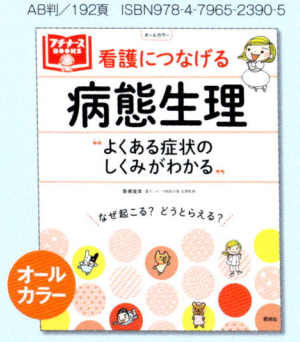

症状別 看護過程
アセスメント・看護計画がわかる！
編著：小田正枝
定価：**本体2,700円**＋税
AB判／344頁　ISBN978-4-7965-2337-0

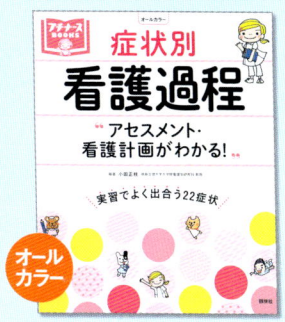

実習でよく挙げる
看護診断・計画ガイド
編著：小田正枝
定価：**本体2,200円**＋税
AB判／168頁　ISBN978-4-7965-2395-0

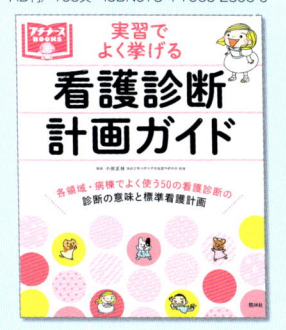

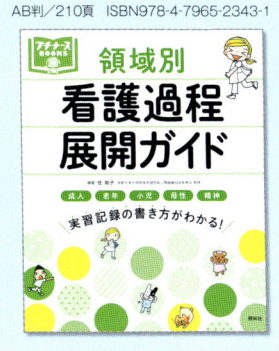

病態関連図が書ける
観察・アセスメントガイド
監修：阿部俊子、山本則子
定価：**本体2,700円**＋税
AB判／256頁　ISBN978-4-7965-2345-5

症状別
観察ポイントとケア
編集：小田正枝、山口哲朗
定価：**本体2,700円**＋税
AB判／232頁　ISBN978-4-7965-2388-2

アセスメントに使える
疾患と看護の知識
編集：池西静江、小山敦代、西山ゆかり
定価：**本体2,800円**＋税
AB判／288頁　ISBN978-4-7965-2368-4

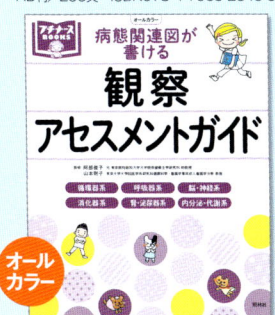

看護につなげる 病態生理
よくある症状のしくみがわかる
著：齋藤宣彦
定価：**本体2,600円**＋税
AB判／192頁　ISBN978-4-7965-2390-5

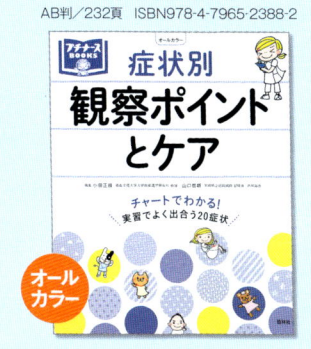

症状別 病態生理と
フィジカルアセスメント
編著：阿部幸恵
定価：**本体2,800円**＋税
AB判／288頁　ISBN978-4-7965-2342-4

＼ コンパクトサイズで便利！ ／

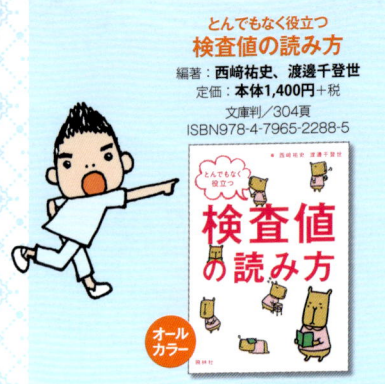

とんでもなく役立つ 検査値の読み方
編著：西﨑祐史、渡邊千登世
定価：本体1,400円＋税
文庫判／304頁
ISBN978-4-7965-2288-5

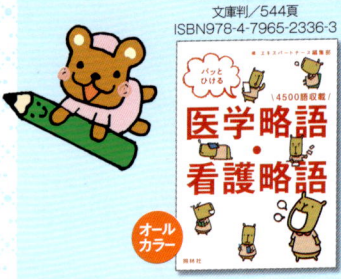

ケアに生かす 検査値ガイド 第2版
編集：西﨑祐史、渡邊千登世
定価：本体2,400円＋税
A5判／384頁
ISBN978-4-7965-2425-4

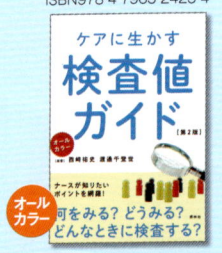

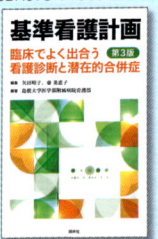

臨床で役立つ 看護アセスメント スケール＆ツール
編集：池松裕子
定価：本体1,400円＋税
文庫判／256頁
ISBN978-4-7965-2434-6

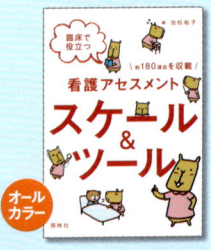

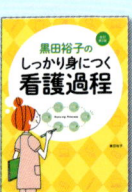

パッとひける 医学略語・看護略語
編集：エキスパートナース編集部
定価：本体1,600円＋税
文庫判／544頁
ISBN978-4-7965-2336-3

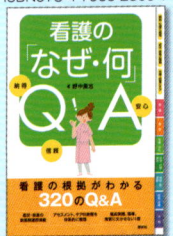

基準看護計画 第3版
編著：矢田昭子、秦 美恵子
定価：本体2,800円＋税
A5変型判／544頁
ISBN978-4-7965-2380-6

看護の「なぜ・何」QA
著：野中廣志
定価：本体2,000円＋税
A5判／352頁
ISBN978-4-7965-2309-7

＼ "授業""実習"に役立つ！ ／

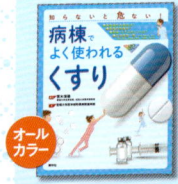

知らないと危ない！病棟でよく使われる「くすり」
編集：荒木博陽
執筆：愛媛大学医学部附属病院薬剤部
定価：本体2,200円＋税
AB判／224頁
ISBN978-4-7965-2432-2

黒田裕子の しっかり身につく看護過程 改訂第2版
著：黒田裕子
定価：本体1,900円＋税
B5判／144頁
ISBN978-4-7965-2423-0

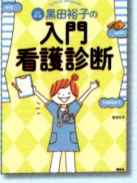

黒田裕子の 入門・看護診断 改訂第3版
著：黒田裕子
定価：本体2,200円＋税
B5判／176頁
ISBN978-4-7965-2438-4

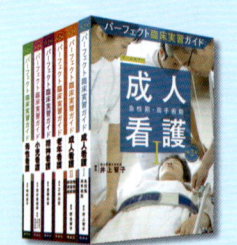

パーフェクト臨床実習ガイド 第2版

成人看護Ⅰ 急性期・周手術期
編集：井上智子
B5判／424頁／定価：本体3,200円＋税
ISBN978-4-7965-2394-3

成人看護Ⅱ 慢性期・回復期
監修：野並葉子
B5判／448頁／定価：本体3,300円＋税
ISBN978-4-7965-2412-4

精神看護
編集：萱間真美
B5判／448頁／定価：本体3,000円＋税
ISBN978-4-7965-2341-7

小児看護
監修：筒井真優美
B5判／464頁／定価：本体3,300円＋税
ISBN978-4-7965-2401-8

母性看護
編集：堀内成子
B5判／416頁／定価：本体3,200円＋税
ISBN978-4-7965-2411-7

老年看護
編集：正木治恵
B5判／352頁／定価：本体3,000円＋税
ISBN978-4-7965-2409-4

●ご注文は書店へお願いいたします。　●お問い合わせは照林社営業部へお願いいたします。
※当社ホームページで試し読みができます。
●照林社　〒112-0002　東京都文京区小石川2-3-23　TEL03-5689-7377
http://www.shorinsha.co.jp　○Twitter @shorinsha　○facebook facebook.com/shorinsha　2018.6現在

試し読みはこちら

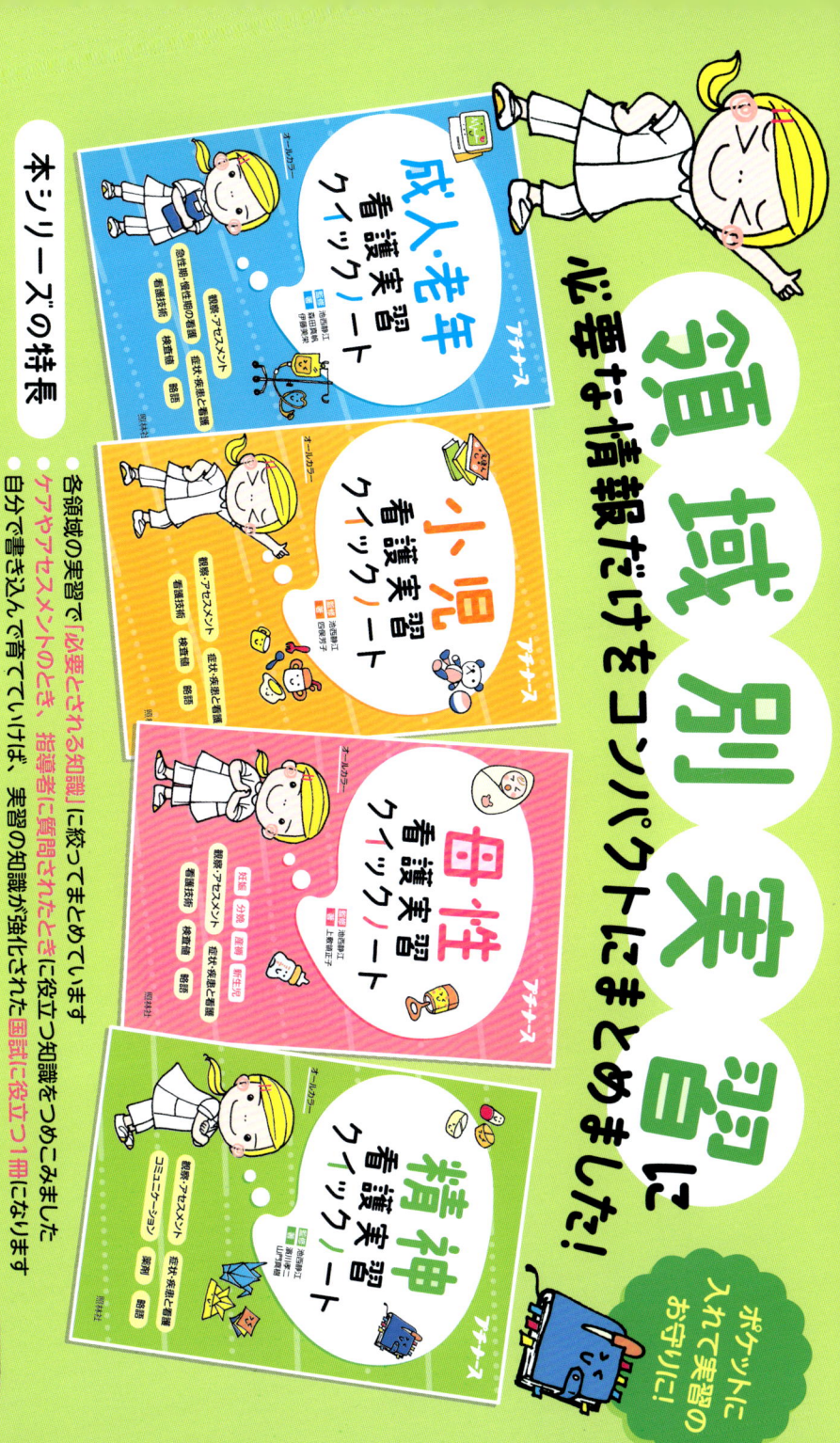

領域別実習に必要な情報だけをコンパクトにまとめました！

本シリーズの特長

- 各領域の実習で必要とされる知識に絞ってまとめています
- ケアやアセスメントのとき、指導者に質問されたときに役立つ知識をつめこみみました
- 自分で書き込んで育てていけば、実習の知識が強化された国試に役立つ1冊になります

成人・老年看護実習クイックノート
オールカラー
編集 池西靜江／伊藤美栄
観察・アセスメント／急性期・慢性期の看護／看護技術／検査値／症状・疾患と看護／略語

小児看護実習クイックノート
オールカラー
編集 池西靜江／西嶋美干
観察・アセスメント／看護技術／検査値／症状・疾患と看護／略語

母性看護実習クイックノート
オールカラー
編集 池西靜江／上敷領正子
妊婦・分娩・産褥・新生児／観察・アセスメント／看護技術／検査値／症状・疾患と看護／略語

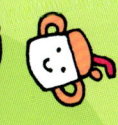

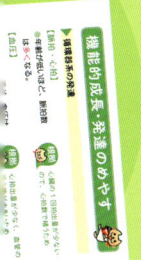

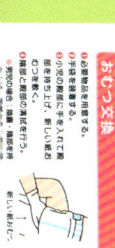

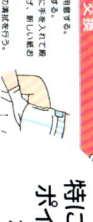

精神看護実習クイックノート
オールカラー
編集 池西靜江／岡田佳詠／山門實
観察・アセスメント／コミュニケーション／症状・疾患と看護／薬剤／略語

特に気をつけたいポイント・大切なポイントは

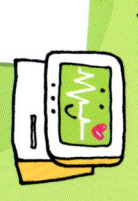

ポケットに入れて実習のお守りに！

照林社

実習でよく質問される内容は根拠とマーク

成人・老年看護実習クイックノート
監修：池西靜江
著：森田真帆、伊藤美栄
定価：本体900円＋税　144頁
ISBN978-4-7965-2428-5

構成
- 第1章 ここがポイント！成人・老年看護学実習
- 第2章 観察・アセスメントやケアのポイント
- 第3章 実習でよく出合う疾患のポイント

小児看護実習クイックノート
監修：池西靜江
著：四俣芳子
定価：本体900円＋税　128頁
ISBN978-4-7965-2429-2

構成
- 第1章 ここがポイント！小児看護学実習
- 第2章 観察・アセスメントに必要な基礎知識
- 第3章 実習でよく出合う症状・疾患のポイント
- 第4章 実習でよく行うケアのポイント

母性看護実習クイックノート
監修：池西靜江
著：上敷領正子
定価：本体900円＋税　128頁
ISBN978-4-7965-2430-8

構成
- 第1章 ここがポイント！母性看護学実習
- 第2章 妊娠期の観察・アセスメントに必要な基礎知識
- 第3章 妊娠期の看護技術・アセスメントのポイント
- 第4章 分娩期の観察・アセスメント・ケアのポイント
- 第5章 産褥期の観察・アセスメント・ケアのポイント
- 第6章 新生児の観察・アセスメント・ケアのポイント

精神看護実習クイックノート
監修：池西靜江
著：濱川孝二、山門眞樹
定価：本体900円＋税　128頁
ISBN978-4-7965-2431-5

構成
- 第1章 ここがポイント！精神看護学実習
- 第2章 精神障害を理解するための基礎知識
- 第3章 実習でよく出合う症状・疾患のポイント
- 第4章 主な治療法
- 第5章 精神障害を支える社会制度

看護学生クイックノート［第2版］
監修：池西靜江
編集：石塚睦子、プチナース編集部
定価：本体925円＋税　128頁
ISBN978-4-7965-2335-6

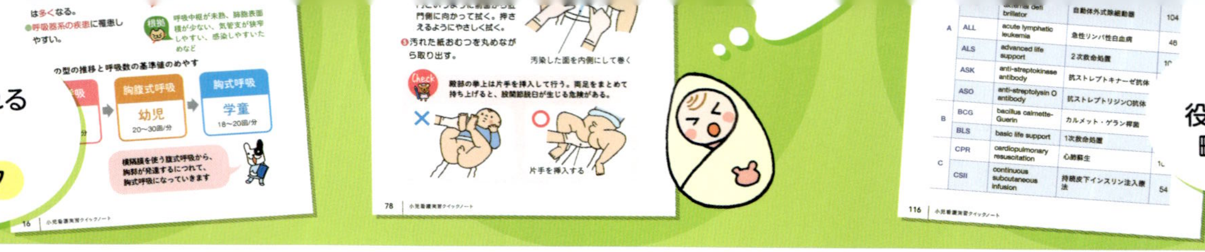

実習で役立つ資料・略語も充実

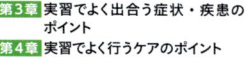

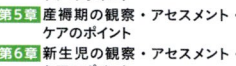

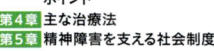

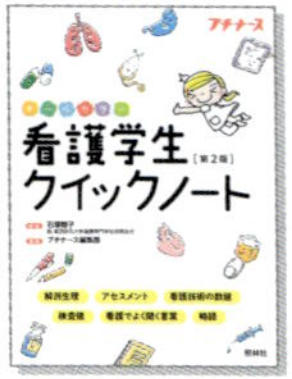

好評既刊

- 解剖生理
- アセスメント
- 看護技術の数値
- 検査値
- 看護でよく聞く言葉
- 略語

● ご注文は書店へお願いいたします。
● 当社ホームページにて試し読みができます

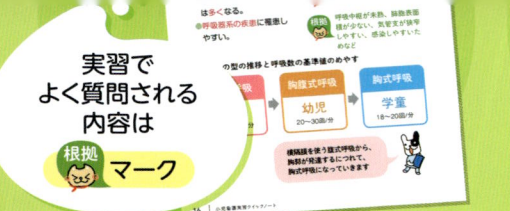

http://www.shorinsha.co.jp/

ホームページはこちらから

成人・老年看護実習クイックノート ISBN978-4-7965-2428-5 定価：本体900円＋税	（　）用	
小児看護実習クイックノート ISBN978-4-7965-2429-2 定価：本体900円＋税	（　）用	
母性看護実習クイックノート ISBN978-4-7965-2430-8 定価：本体900円＋税	（　）用	
精神看護実習クイックノート ISBN978-4-7965-2431-5 定価：本体900円＋税	（　）用	
看護学生クイックノート［第2版］ ISBN978-4-7965-2335-6 定価：本体925円＋税	（　）用	

●お名前
●ご連絡先・ご住所　〒
　　　　　TEL（　　）
●施設名
　　　　　TEL（　　）
●貴店名・帖合印

VII 生殖器系

- 胞[*2]が産生する。
- 精巣は、数葉の被膜に包まれて陰嚢の中に存在する。線維性結合織の白膜により多数の小葉に分けられる。
- 精巣小葉の中で、コイル状の曲精細管は集合して精巣網を形成し、精巣輸出管となり、精巣上体（精）管に移行する。
- 精巣にはTh$_{10}$〜Th$_{11}$から起こる交感神経線維（血管運動神経）が分布し、感覚神経線維も含まれる。この求心性線維が睾丸痛を伝える。関連痛は、臍周囲〜下腹・鼠径部の皮膚にみられる。
- 精巣上体管は精細管に続く迂曲した1本の管で、精子の吸収・分泌・貯蔵を行う。
- 精管は、精巣上体から尿道までの長さ約30〜40cmの厚い平滑筋層を有する管である。精子を蠕動運動で運搬する。
- 精巣から出る精管は、鼠径管を通って腹腔に入り、膀胱のうしろで精嚢腺の後方（管腔が拡張し精管膨大部を形成）から前立腺を貫いて、尿道に開口する。前立腺内部を通る部分を射精管と呼ぶ。
- 精嚢（腺）は、精管膨大部と膀胱との間に存在し、精管膨大部と接合して、射精管を形成する。
- 前立腺は、膀胱直下で尿道をうしろから取り囲んで存在する。約3cm大の栗の実に似た形状であり、重さは約15〜20gである。前立腺液を分泌する腺組織と緻密な結合組織、平滑筋（α$_1$受容体をもつ）から構成され、弾力性がある。
- 前立腺は、下記の4領域に分類される。
①前立腺底部を占め、射精管の周囲である中心領域
②前立腺尖部（遠位部）の辺縁領域（前立腺がんの好発部位）
③中心部で尿道を取り囲む移行域（前立腺肥大の好発部位）
④尿道前面の前線維筋性間質
- 精液の組成は、精嚢液（40〜80％）、前立腺液（15〜30％）が大部分を占め、ほかに精巣・精巣上体に由来する液体成分が微量存在する。
- 前立腺液は、精液成分として精嚢液（精子の主要エネルギー源）の約60％に次ぎ約20％を占め、精子の運動性に関与している。
- 陰茎は、1個の尿道海綿体、1対の陰茎海綿体を中心に構成される。

精子の形成過程

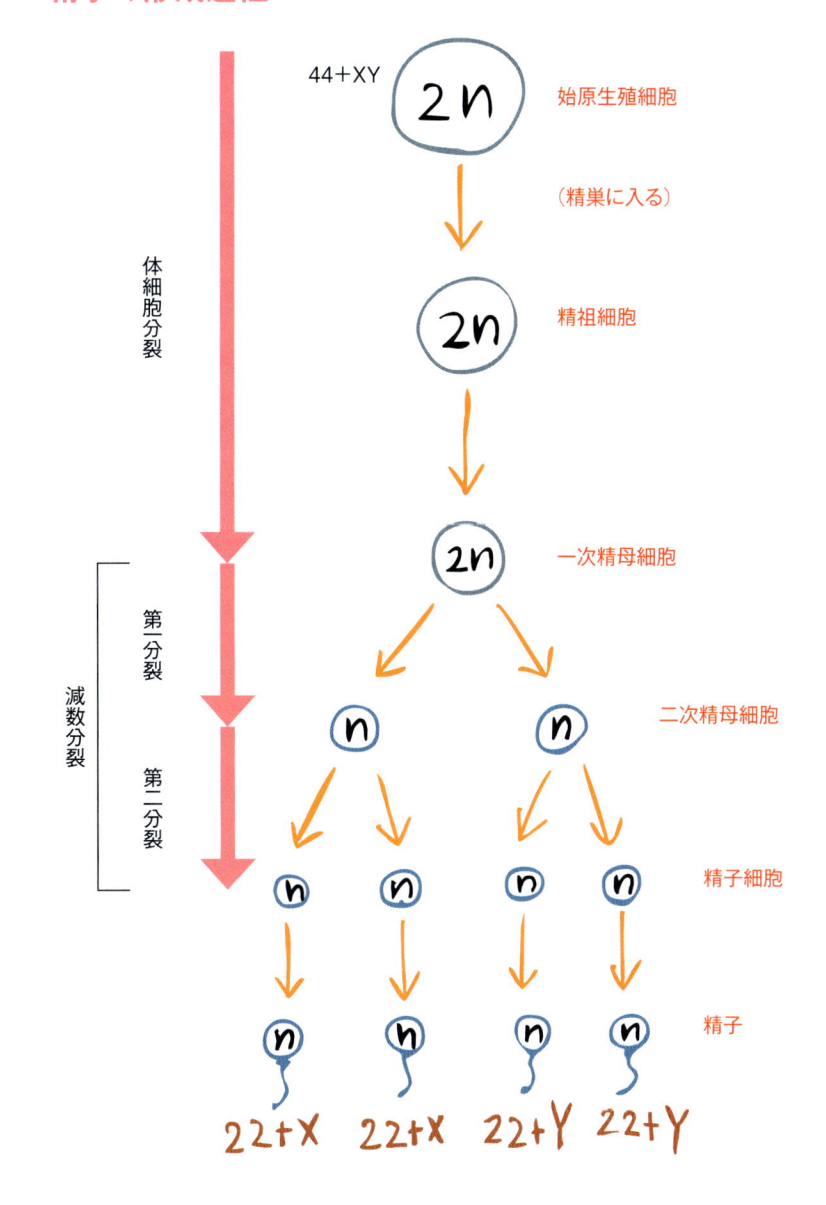

44+XY　2n　始原生殖細胞
（精巣に入る）
2n　精祖細胞
2n　一次精母細胞
n　n　二次精母細胞（第一分裂）
n　n　n　n　精子細胞（第二分裂）
n　n　n　n　精子
22+X　22+X　22+Y　22+Y

体細胞分裂／減数分裂

生理 精巣の機能

精巣機能の視床下部・下垂体・性腺系による制御

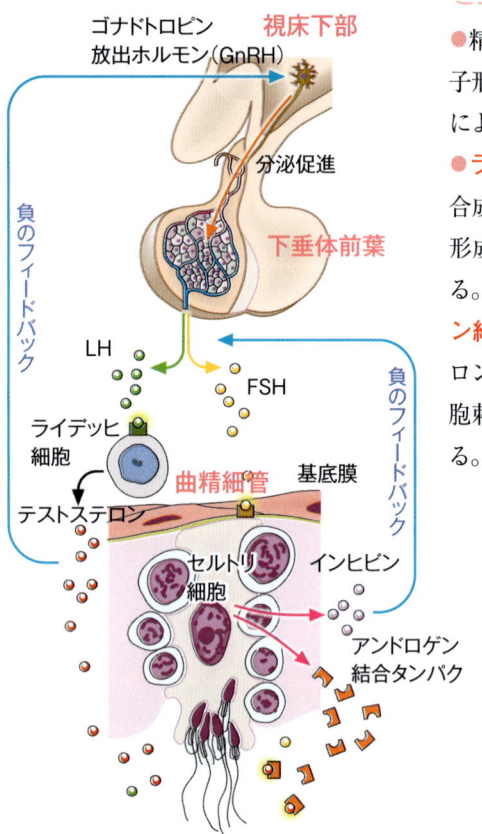

精巣の機能

- 精巣の機能（テストステロン合成、精子形成）は、視床下部・下垂体・性腺系により制御されている。
- **ライディッヒ細胞**でのテストステロン合成・分泌は、下垂体前葉のLH（黄体形成ホルモン）作用を受けて促進される。また、**セルトリ細胞でのアンドロゲン結合タンパク**（精細管内のテストステロン濃度を高く保つ）の産生は、FSH（卵胞刺激ホルモン）作用を受けて亢進する。
- 視床下部の**ゴナドトロピン放出ホルモン（GnRH）**や下垂体前葉のLH、FSHは、**アンドロゲンおよびインヒビン**（糖タンパク質：セルトリ細胞が産生）による**負のフィードバック調節**を受ける。
- **テストステロン**はGnRH分泌を抑制し、インヒビンはFSH分泌を抑制する。思春期の精子形成開始時にはFSHが不可欠で、その後の精子形成の維持には高濃度（精巣内静脈血）のテストステロンが重要な役割を果たす。
- アンドロゲン（テストステロンほか）は、アロマターゼ（FSHで活性化）によりエストロゲンに変換される。

> テストステロンの作用は、
> 1. 男性への性分化（胎児期）
> 2. 男性器の発達と二次性徴発現
> 3. 精子形成（曲精細管）
> 4. タンパク同化作用

> 精子形成にはFSHとLH、高濃度のテストステロンが必要だよ！

生理 勃起と射精のしくみ

勃起時の変化

非勃起時：筋膜、白膜、陰茎海綿体、ラセン動脈、深陰茎背静脈、導出静脈、陰茎深動脈、海綿体小柱、海綿体洞

海綿体小柱とラセン動脈の平滑筋は収縮している。

勃起時：流出路が圧迫

ラセン動脈の平滑筋が弛緩し、海綿体洞に動脈血が流入する。

勃起とは

- **勃起**は、動静脈吻合（ラセン動脈→海綿体洞）を介して海綿体が充血し陰茎が硬く伸長する現象である。
- **勃起中枢**は仙髄S_2〜S_4に存在する。ここからの骨盤内臓神経（副交感神経）は下下腹神経叢に入り、その分枝（勃起神経）が陰茎海綿体に分布する。
- 性的興奮が勃起中枢に伝わると、海綿体組織に分布する副交感神経系の非アドレナリン非コリン作動性神経（神経伝達物質は一酸化窒素：NO）が興奮する。
- 遊離されたNO（血管内皮細胞も合成）は海綿体組織に浸透し、平滑筋細胞の可溶性グアニル酸シクラーゼを活性化→サイクリックGMP（cGMP）合成促進→Ca^{2+}の筋小胞体への取り込み促進→細胞内Ca^{2+}濃度低下→平滑筋の弛緩、となる。その結果、海綿体小柱の弛緩および陰茎深動脈・ラセン動脈の拡張→動脈血が海綿体洞に貯留、となる。
- 膨張した海綿体・引き伸ばされた白膜→流出路である導出静脈・深陰茎背静脈の絞扼・圧迫→血液が行き場を失い海綿体洞に充満、となり陰茎は勃起する。
- 交感神経系活動の射精が起こると、勃起は消退していく。
- 海綿体の平滑筋細胞には、cGMP分解酵素のホスホジエステラーゼ5型（PDE-5）が存在し、本酵素活性高値やcGMP産生量減少は勃起障害（ED[*3]）の原因として多くみられる。

射精のメカニズム

1 勃起中枢（S_1〜S_4）に刺激が伝達される。

→

2 射精中枢（L_1〜L_2）からの交感神経（遠心性線維）作用により、精巣上体・精管・精嚢・前立腺の平滑筋（$α_1$受容体）が収縮して、精液が射出される。
- 精液が尿道へ射出されるとともに、内尿道口は閉鎖され、精液の逆流を防止する
- 同時に仙髄を介する反射が起こり、陰部神経により、陰茎根の筋（球・坐骨海綿体筋、外尿道括約筋：深会陰横筋）が律動的に収縮して、海綿体に拡がり、射精が律動的に起こる

> 勃起は、S_1〜S_4からの副交感神経（勃起神経：骨盤内臓神経）がラセン動脈を拡張して、海綿体に血液が流入して起こります。

射精とは

- **射精**は精管内の精子を体外に排出する現象である。
- 射精は脊髄反射で生じ、**射精中枢**はL_1〜$L_{2(3)}$に存在する。
- 反射の第1段階は精液の後部尿道への射出、第2段階は後部尿道から体外への射精である。
- 前者は自律神経（おもに交感神経）支配で、陰茎亀頭部への感覚刺激は求心性線維を経て腰髄に送られ、反射的に交感神経の興奮が生じ精嚢・付属腺の平滑筋収縮により起こる。このとき内尿道括約筋も収縮して内尿道口を閉鎖し、精液の逆流を防ぐ。
- 後者は体性神経（陰部神経）支配で、陰茎根を取り巻く骨格筋の収縮で生じる。
- 後部尿道が精液で充満すると、その刺激は陰部神経（求心性線維）を介して仙髄に達する。反射的に陰部神経（遠心性線維）経由で球海綿体筋・坐骨海綿体筋（骨格筋）の律動的収縮が起こり、精液は体外へ射精される。

（美田誠二）

[*3] ED：erectile dysfunction

Ⅷ 運動器系

骨、筋、関節

POINTS

骨の数は約200個である。骨と骨が関節で連結し、その骨を筋肉が動かす。

縦軸の主要な骨が、頭蓋骨と脊柱である。

関節は構造、形、動きで分類される。蝶番関節、車軸関節、楕円関節、鞍関節、球関節などがある。

解剖 骨の種類

全身の骨格

人間を建物にたとえると、1本の柱（脊柱）に頭（頭蓋）が乗り、上の横の梁（胸椎部）で胸腔を作り上肢につなげ、下の横の梁（仙椎部）で骨盤腔を作って下肢につながっていく。

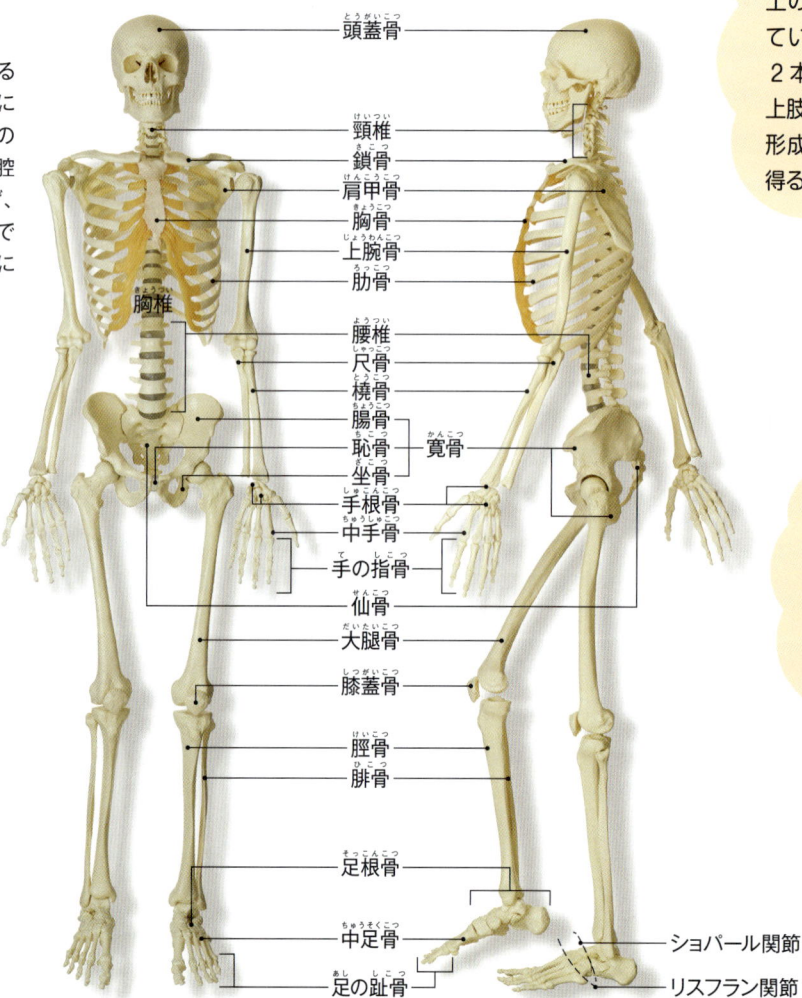

骨格ラベル：頭蓋骨、頸椎、鎖骨、肩甲骨、胸骨、上腕骨、肋骨、胸椎、腰椎、尺骨、橈骨、腸骨、恥骨、寛骨、坐骨、手根骨、中手骨、手の指骨、仙骨、大腿骨、膝蓋骨、脛骨、腓骨、足根骨、中足骨、足の趾骨、ショパール関節、リスフラン関節

人間とほかの動物との構造上の違いは、2本足で立っていることが大きな要素。2本足で立つことによって上肢が自由になり、"手掌"を形成し、手の細かい運動を得ることができたんだね！

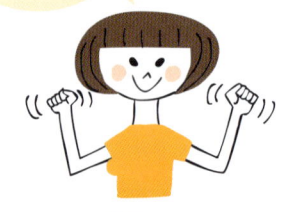

足については、他の動物がほとんど"爪先"で立っているのに比べ2本足で立ったため、足の裏全体で体重を支える必要があったんだ。そのため、人間特有の"足の裏（土踏まず）"ができたんだよ！

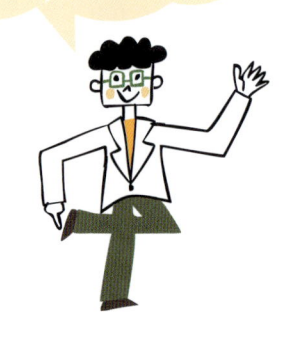

骨の構造

- 人間が生活するうえで、必要な**動きを担うもの**を**運動器**という。運動器とは、**骨・関節・筋・腱**を総称したものである。
- 人間の身体は"頭"から"足先"まで骨組みがされ、**骨**と骨が関節でつながっている。その連結した骨を、**筋肉**で動かしている。
- 人間の身体の動きは複雑だが、おおまかにいうと、以下の2種類になる。
  ① 自律神経によって動く、自動操縦される内臓の運動。
  ② 脳からの命令で動く筋肉の運動。
- われわれが意識して動かせるのは筋肉しかなく、皮膚も骨も勝手には動かない。
- **筋肉の動き**は**筋の収縮**によって起こる。
- 骨・関節・筋・腱は動きを作るだけではなく、その複雑な組み合わせによって精密で壊れにくい建物を構築している。その建物の柱、梁になるのが**骨**である。
- 骨の数はおよそ200個ある。その縦の柱として、大切な**頭蓋骨**と**脊柱**がある。ここにコンピュータでいうCPU*になる**脳**と、それをつなぐケーブルである**脊髄**が配置されている。衝撃に弱い脳と脊髄は、周囲をほとんど骨で守られている。
- 人間の頭は、ほんの数cm^{2}しかない**第1頸椎**（環椎）に乗っている。
- **頸椎**は7つあるが、ほかの骨と、横の連絡はない。
- **胸椎**は12個あり、横の連結で肋骨につながり、前方で胸骨と癒合して、肺、心臓を擁する胸郭を形成する。胸椎部で作られる胸郭は、胸骨、鎖骨、肩甲骨を介して、上肢とつながっている。
- 胸椎の下に**腰椎**が5つあるが、頸椎と同様に、横の連絡をもたない。
- 次に**仙椎**がつながり、ここで腸骨と横の連結をして、骨盤腔を形成する。その骨盤に股関節を作って、下肢とつながっている。

脊柱の構造

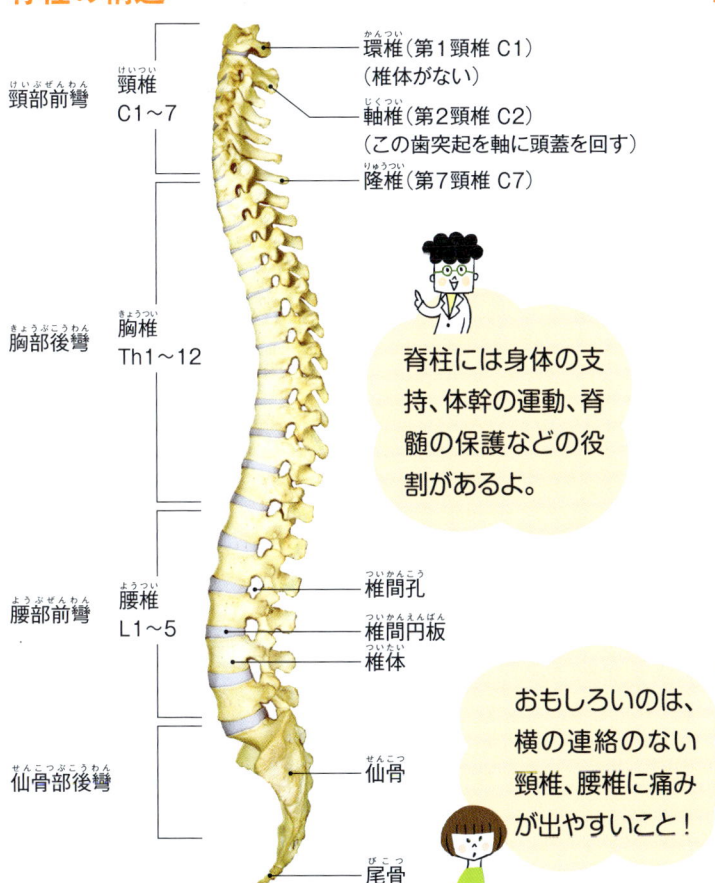

頸部前彎　頸椎 C1〜7
- 環椎（第1頸椎 C1）（椎体がない）
- 軸椎（第2頸椎 C2）（この歯突起を軸に頭蓋を回す）
- 隆椎（第7頸椎 C7）

胸部後彎　胸椎 Th1〜12

腰部前彎　腰椎 L1〜5
- 椎間孔
- 椎間円板
- 椎体

仙骨部後彎
- 仙骨
- 尾骨

脊柱には身体の支持、体幹の運動、脊髄の保護などの役割があるよ。

おもしろいのは、横の連絡のない頸椎、腰椎に痛みが出やすいこと！

腰椎の構造

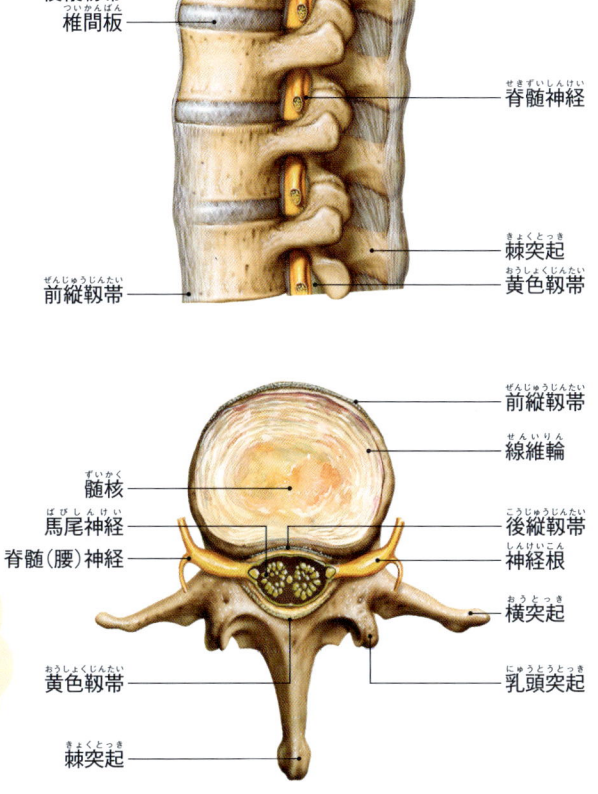

- 棘間靱帯
- 棘上靱帯
- 後縦靱帯
- 椎間板
- 脊髄神経
- 棘突起
- 前縦靱帯
- 黄色靱帯

- 前縦靱帯
- 線維輪
- 髄核
- 馬尾神経
- 後縦靱帯
- 脊髄（腰）神経
- 神経根
- 横突起
- 黄色靱帯
- 乳頭突起
- 棘突起

*　CPU：central processing unit：中央演算処理装置

解剖 関節のしくみ

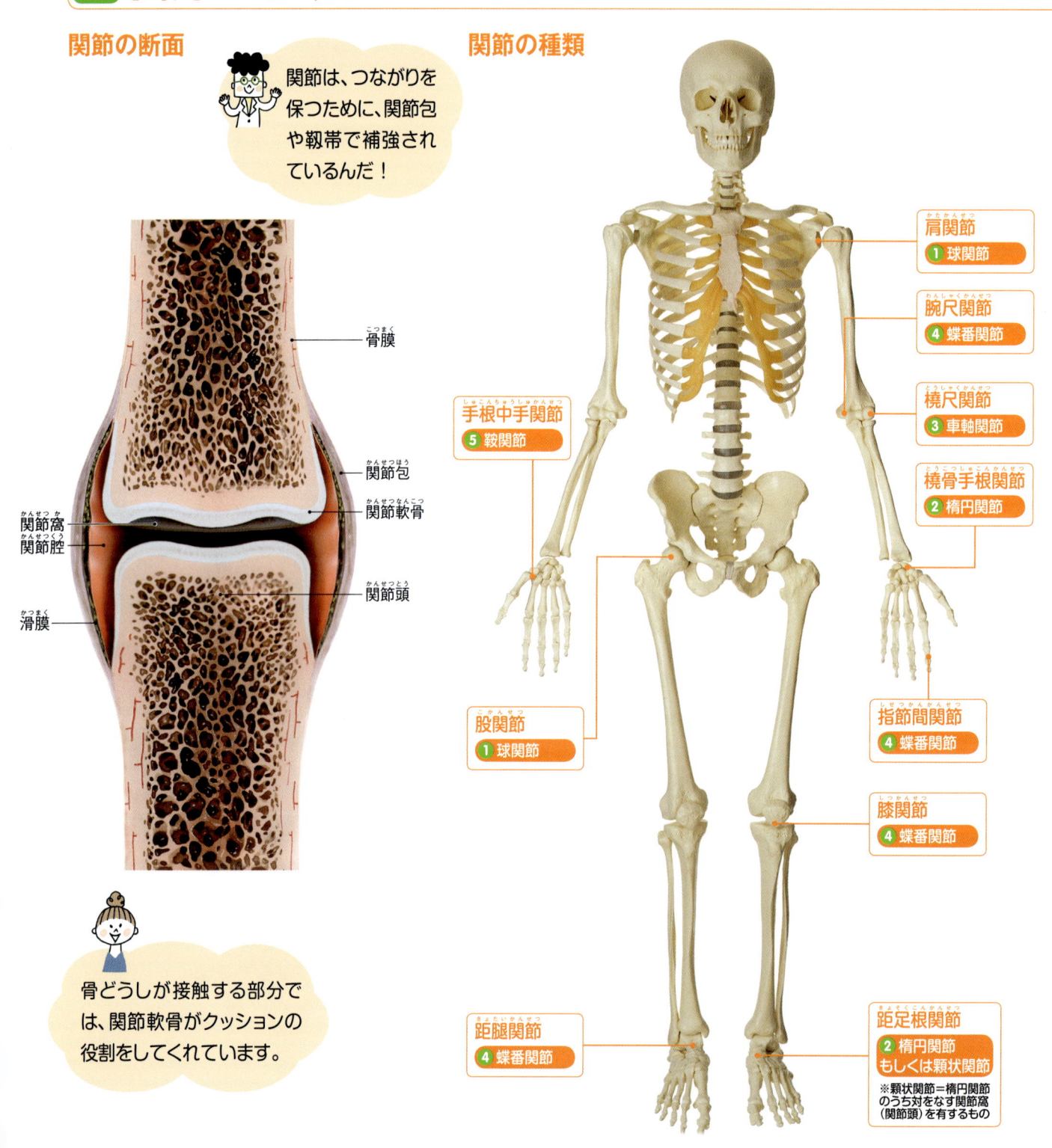

関節の断面

関節は、つながりを保つために、関節包や靱帯で補強されているんだ！

- 骨膜
- 関節包
- 関節軟骨
- 関節窩
- 関節腔
- 関節頭
- 滑膜

骨どうしが接触する部分では、関節軟骨がクッションの役割をしてくれています。

関節の種類

- 肩関節　① 球関節
- 腕尺関節　④ 蝶番関節
- 橈尺関節　③ 車軸関節
- 橈骨手根関節　② 楕円関節
- 手根中手関節　⑤ 鞍関節
- 股関節　① 球関節
- 指節間関節　④ 蝶番関節
- 膝関節　④ 蝶番関節
- 距腿関節　④ 蝶番関節
- 距踵関節　② 楕円関節もしくは顆状関節

※顆状関節＝楕円関節のうち対をなす関節窩（関節頭）を有するもの

VIII 運動器系

関節のしくみ

- 骨と骨の動きを保ちながら連結するのが**関節**である。
- 関節は、つながりを保つために、周囲が**関節包**や**靱帯**で補強されている。また、骨どうしが接触する部分は、**関節軟骨**に覆われている。
- 関節は形によって、動きをいろいろと制限している。
- 骨だけならば関節はかなりの自由度で動くことが可能であるが、関節周囲に関節包・靱帯・筋肉などがついているため、**動きが制限**されることになる。"体が柔らかい"というのは関節が柔らかいのではなく、**周囲の靱帯や筋肉に伸縮性がある**ということである。
- 「建物として頑丈に作りながら」「しなやかな動きをする」という無理な注文をしたために、人間の身体のなかで関節が最も負担を強いられている。その結果、老化し、傷みやすくなっている。
- **関節軟骨がすり減れば、関節としての機能は破壊**され、**運動制限**や**痛み**が出現することになる。したがってわれわれは、年齢とともに関節が必ず衰えることを認識して、うまくつきあっていく必要がある。

1 球関節
- 肩関節
- 股関節
など

関節が球形で、どの方向にも動かせる。

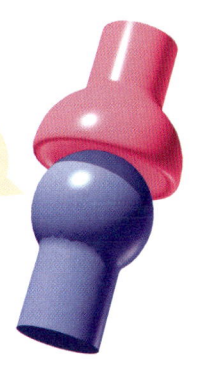

2 楕円関節
- 橈骨手根関節
など

関節面が楕円形で、屈伸や内外転ができる。

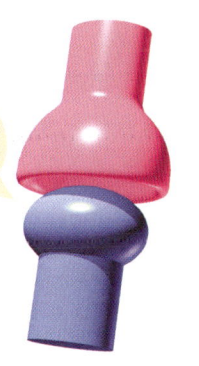

3 車軸関節
- 肘の橈骨関節
など

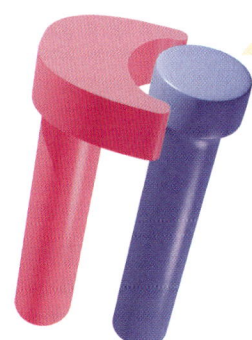

関節頭が円柱状で、切痕状となった関節窩で、軸受けで回転する。

4 蝶番関節
- 肘関節
- 膝関節
など

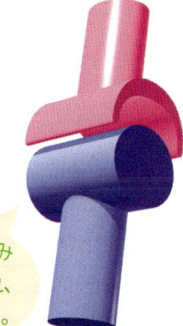

ドアの蝶番と同じしくみで、伸展時にロックされ、一方向にしか動かない。

5 鞍関節
- 母指の手根中手関節
など

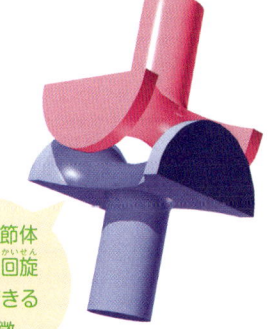

鞍状の関節体からなる。回旋運動ができることが特徴。

関節がやわらかいといわれる人は、関節周囲の靱帯や筋肉に伸縮性があるということ！

関節がゆるゆるというわけではないよ！

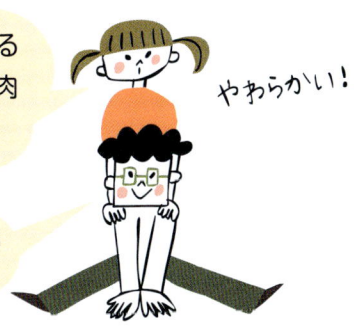

やわらかい！

骨、筋、関節

解剖 筋肉の種類と構造

全身の筋肉

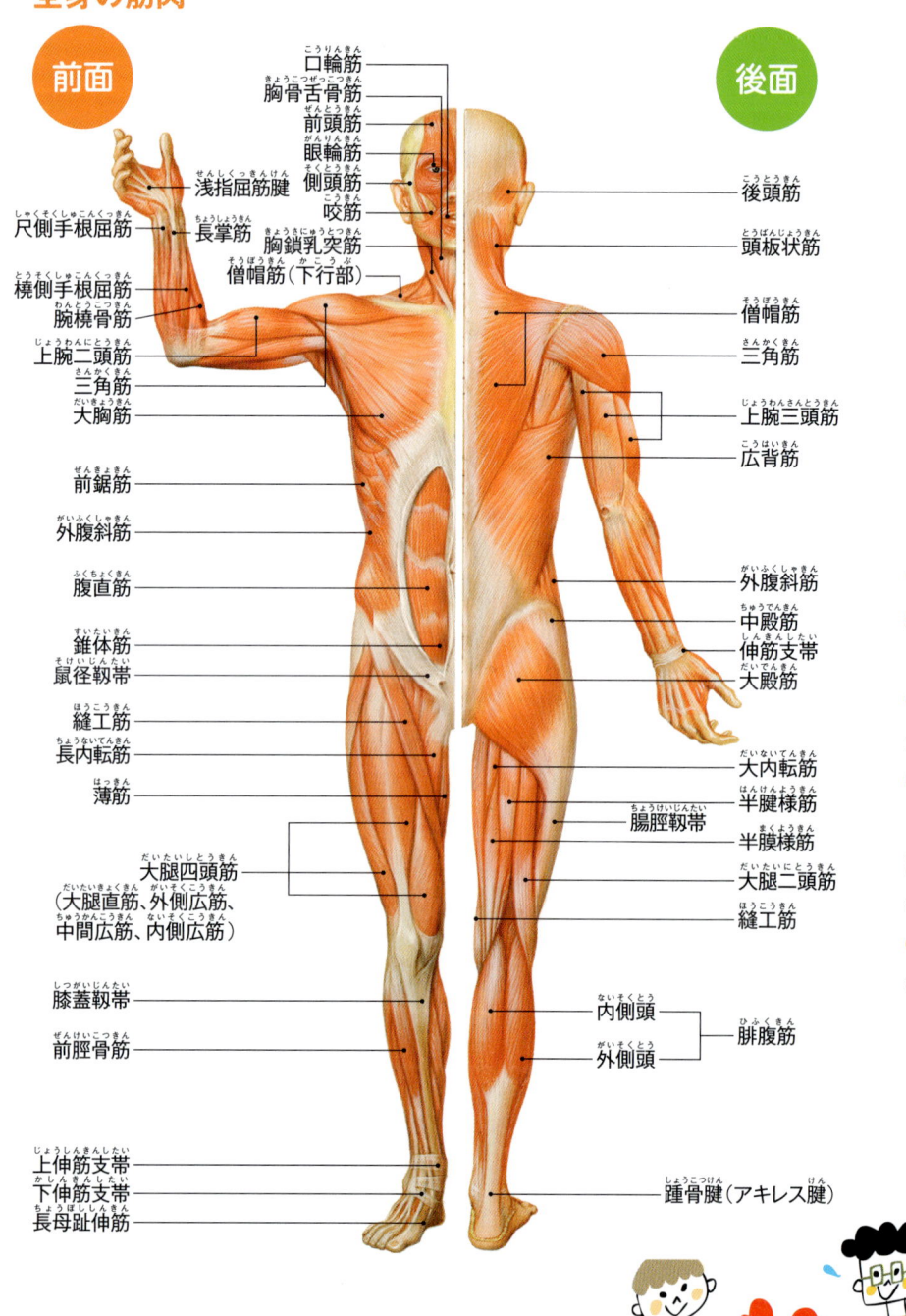

前面

- 口輪筋
- 胸骨舌骨筋
- 前頭筋
- 眼輪筋
- 浅指屈筋腱
- 側頭筋
- 咬筋
- 尺側手根屈筋
- 長掌筋
- 胸鎖乳突筋
- 橈側手根屈筋
- 僧帽筋（下行部）
- 腕橈骨筋
- 上腕二頭筋
- 三角筋
- 大胸筋
- 前鋸筋
- 外腹斜筋
- 腹直筋
- 錐体筋
- 鼠径靭帯
- 縫工筋
- 長内転筋
- 薄筋
- 大腿四頭筋（大腿直筋、外側広筋、中間広筋、内側広筋）
- 膝蓋靭帯
- 前脛骨筋
- 上伸筋支帯
- 下伸筋支帯
- 長母趾伸筋

後面

- 後頭筋
- 頭板状筋
- 僧帽筋
- 三角筋
- 上腕三頭筋
- 広背筋
- 外腹斜筋
- 中殿筋
- 伸筋支帯
- 大殿筋
- 大内転筋
- 半腱様筋
- 腸脛靭帯
- 半膜様筋
- 大腿二頭筋
- 縫工筋
- 内側頭
- 外側頭
- 腓腹筋
- 踵骨腱（アキレス腱）

筋肉の構造

- **筋肉**は、人間では体重の約40〜50％をも占めている。
- 筋肉の動きは、あらゆる運動器の運動を担うものだが、意外に単純で、**収縮**することだけである。
- 1つの骨にはほとんど2つ以上の筋肉が、**腱**あるいは腱状となって骨にくっつき、複雑な動きを作り出している。
- たとえば曲げるという動作は**屈筋**、伸ばすという動作は**伸筋**が別々にはたらいて生じる動きである。
- この縮める（**収縮**）と同時に、緩める（**弛緩**）という連続動作が、いわゆる"力まない"スムーズな動きを生み出す。
- 筋肉に収縮する命令を出し、伝えるのが**神経**である。
- **脳、脊髄**からはりめぐらされた**神経ネットワーク**によって、1つひとつの筋肉に収縮というスイッチを押す神経がつながっている。
- 神経は、複雑な運動でも、瞬時にいろいろな筋肉へ"力を入れろ""力を抜け"という命令を伝える。

（木原未知也）

> スポーツ選手などの運動能力、運動神経というのは、単に力を入れるだけでなく、"いかにうまく力を抜けるか"ということが重要。力を入れるのは簡単でも、抜くことは難しいのです。

IX 感覚器系

①皮　膚

POINTS

皮膚は、表皮・真皮・皮下組織の3層よりなる。

表皮にはケラチノサイト、メラノサイト、ランゲルハンス細胞などが存在し、最上層の角層は皮膚のバリア機能をもつ。

真皮の細胞は表皮の細胞と協力し創傷治癒にはたらき、自然免疫、獲得免疫などの免疫をつかさどる。

解剖 皮膚の構造

皮膚全体の構造

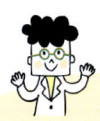

皮膚は、表面から、「表皮」「真皮」「皮下組織」の3つの層で構成されるよ。

加えて、皮膚付属器として「毛嚢脂腺系」と「汗腺」があるんですね。

図中ラベル：毛幹、角層、表皮、真皮、皮下組織、マイスネル小体、パチニ小体、毛包、汗腺

皮膚の構造

- 皮膚は面積約1.6㎡、重さ約10kgの重要な臓器である。
- 皮膚は、表皮・真皮・皮下組織の3層よりなる。
- 表皮には角化細胞（ケラチノサイト）、色素細胞（メラノサイト）、ランゲルハンス細胞などが存在する。
- ケラチノサイトのもっとも大切な機能はバリア機能であり、外力を防ぐとともに、皮膚の水分を保持する。このとき、角層が重要な役割を果たす。
- バリア機能は、さまざまな疾患で障害される。ドライスキン、アトピー性皮膚炎では、脂質が関与する病態に痤瘡[*1]、脂漏性皮膚炎[*2]などがある。
- メラノサイトはメラニンを産生する。メラニンは紫外線から皮膚を防御して、皮膚がんなどの発生を抑制している。
- ランゲルハンス細胞は骨髄由来の細胞で、外部からのタンパクなどの抗原を捕捉し、Tリンパ球に伝える。同時にケラチノサイトと協力し、免疫をつかさどる。
- 汗腺は体温の調節を行う。
- 表皮の下の、真皮と皮下組織は、外力に対するクッションの役割を果たす。
- 真皮では膠原線維、弾力線維、および基質が骨格を形成し、その間に線維芽細胞、組織球などの細胞成分、血管およびリンパ管、神経系などが存在する。

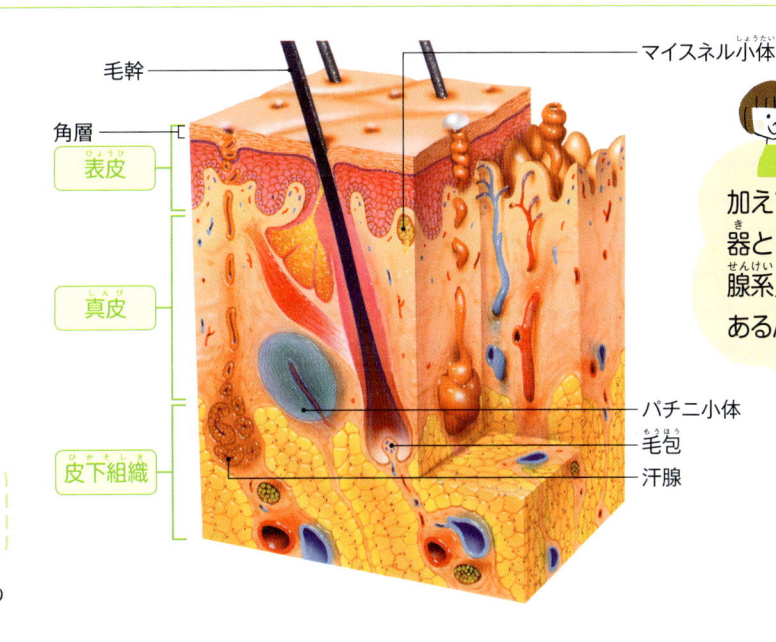

[*1] 痤瘡：俗にいうにきびのこと。皮脂のほか、毛孔の閉塞やにきび桿菌（P.acnes）が関与する。
[*2] 脂漏性皮膚炎：マラセチアが関与する皮脂腺の豊富な部位によく見られる"ふけ"様の落屑と紅斑を生じる疾患。

生理 表皮・真皮・皮下組織のはたらき

表皮の拡大

角化

- 角層
- 顆粒層
- 有棘層
- 基底層

ランゲルハンス細胞
メラノサイト
ケラチノサイト（角化細胞）

表皮は一番下の層「基底層」からできあがってきて、「有棘層」「顆粒層」「角層」へと押し出されていくんだ！

表皮と真皮は、基底膜で接着されています。

表皮と真皮の接着部

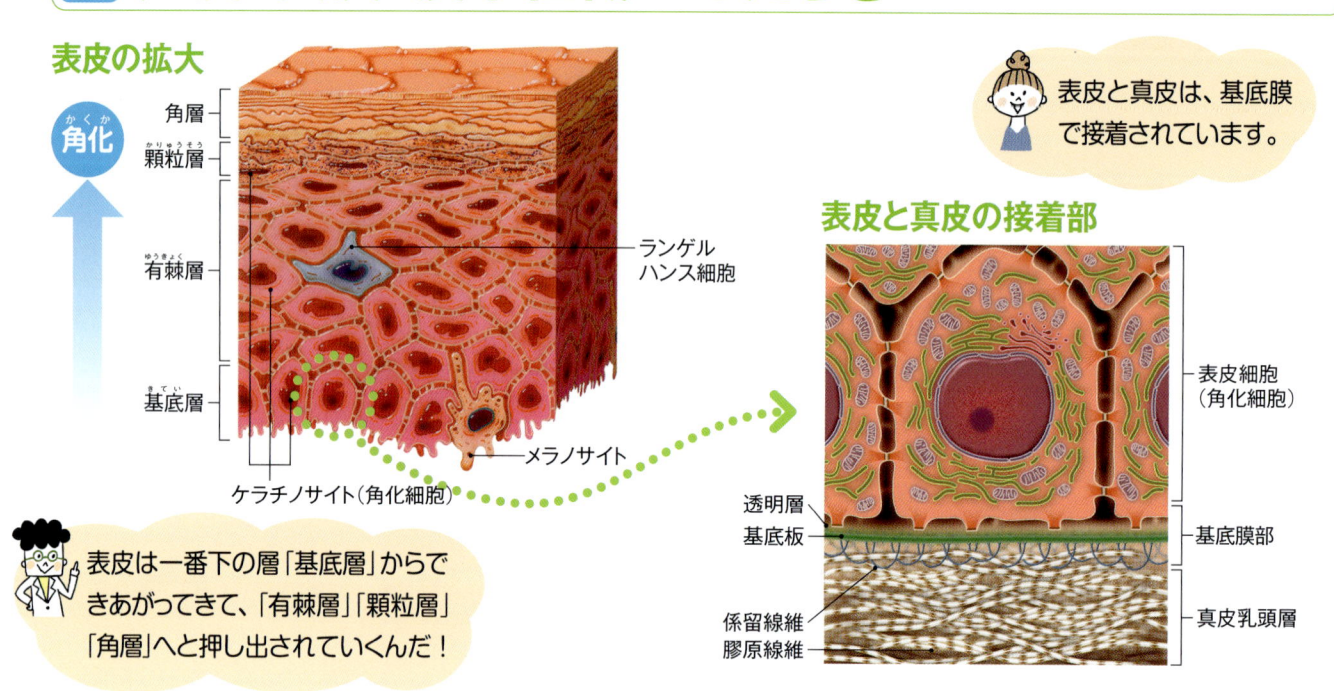

- 表皮細胞（角化細胞）
- 透明層
- 基底板
- 係留線維
- 膠原線維
- 基底膜部
- 真皮乳頭層

表皮・真皮・皮膚付属器・皮下組織のはたらき

表皮

- 表皮の大部分は**ケラチノサイト**が占め、**角化**と呼ばれる分化を行う。
- 最下層の**基底層**で分裂し、**有棘層**、**顆粒層**を経て、最上層の**角層**を形成する。
- 角層は対外防御、バリア機能に重要な役割を果たす。
- ケラチノサイトは、ケラチンと呼ばれるタンパクを合成する。そのタンパクのパターンが、疾患により特徴があるとされる。
- **メラノサイト**は、基底細胞の10個に約1個の割合で存在する。
- メラノサイトは**メラニンを合成**して、これをケラチノサイトに供給する。メラニンは**紫外線防御**に役立ち、**悪性腫瘍の発生を防ぐ**はたらきがある。
- **ランゲルハンス細胞**は、表皮細胞の数％を占める。抗原を認識して、その情報をリンパ球に提示する。
- 表皮の下には、**表皮真皮境界部**がある。表皮と真皮の間の複雑な構造物（基底膜部）であり、真皮と表皮を接着させている。

皮膚付属器

- **毛嚢脂腺系**と**汗腺**をあわせて、**皮膚付属器**と呼ぶ。
- **毛嚢**は、下部の毛母あるいは毛乳頭で毛をつくる。
- **脂腺**は、人では手掌・足蹠を除いたほぼ全身にみられる。大部分の脂腺は、毛嚢漏斗部に開口する。
- 汗腺には、**エクリン汗腺**と**アポクリン汗腺**がある。エクリン汗腺は全身に分布し、体温調節に関与する。アポクリン汗腺は窩・乳輪・外陰部などにみられる。

真皮

- 真皮は細胞成分、基質、および線維成分よりなる。
- **細胞**には**線維芽細胞**（線維を合成する）、**組織球**、**肥満細胞**（生体防御・アレルギーに関与）などがある。
- **基質**は、線維および細胞間を満たす物質で、ムコ多糖、糖タンパクなどよりなる。
- **線維**には**膠原線維**、弾力線維がある。
- **血管**、**リンパ管**、**神経系**は表皮には存在せず、**真皮より下層**に存在する。

皮下組織

- 皮下組織は、**脂肪細胞**と**結合組織**よりなる。体温保持、クッション、カロリー貯蔵の役割を果たす。

（宮川俊一）

IX 感覚器系

②眼球

POINTS

眼球において、光は角膜・水晶体で屈折して、網膜に像を結ぶ。

眼球内は硝子体と房水が充満している。これらによって眼内圧が保たれている。

左側の視野にある物体は、各眼球の右側の網膜に、右側の視野にある物体は各眼球の左側の網膜に投影される。

解剖 眼球の構造

右眼球の矢状断面

眼球に入った光は、屈折しながら角膜を透過し、水晶体でさらに屈折するよ。

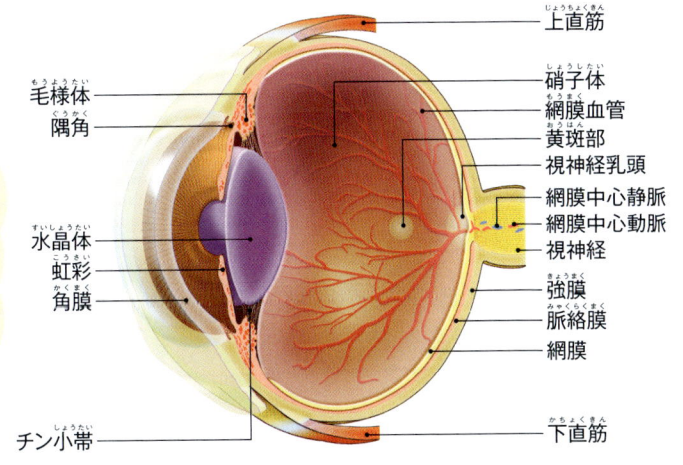

（図の名称）毛様体、隅角、水晶体、虹彩、角膜、チン小帯、上直筋、硝子体、網膜血管、黄斑部、視神経乳頭、網膜中心静脈、網膜中心動脈、視神経、強膜、脈絡膜、網膜、下直筋

そして、網膜でその像が見られるんですね！

- 角膜の後方にある虹彩には、光の入る量を加減する絞りの役割があり、瞳孔の大きさを調節している。
- 虹彩は毛様体と脈絡膜につながっている。これらの組織は血管が豊富で、免疫をつかさどる機能があり、虹彩・毛様体・脈絡膜の3組織を合わせてぶどう膜と呼ぶ。
- 毛様体は、チン小帯という細い線維のような組織で水晶体とつながっており、水晶体の厚みを変える作用をもつ。
- 脈絡膜には、血管とメラニン色素が豊富であり、網膜に栄養を与えるとともに、眼内を暗くして、入ってきた光のコントラストをつける役割がある。
- 角膜と水晶体の間にある前房には、房水という液体があり、血管のない角膜や水晶体に栄養を与えている。
- 水晶体と網膜の間には硝子体という、無色透明のゼリー状の物質がある。

眼球の構造

- 角膜は無色透明の組織である。光をよく通し、屈折させる性質をもつ。
- 水晶体は水を屈折するとともに、厚みを自動的に変化させることで、遠くのものや近くのものにピントを合わせている。
- 外界から眼球内に入る光は、屈折しながら角膜を透過し、水晶体でさらに屈折して、網膜に像を結ぶ。
- 光が焦点を結ぶ網膜は、神経細胞が集まった薄い膜状の組織である。
- 視神経乳頭の少し耳側の網膜には、円形の黄斑部があり、中心部は浅くくぼんでいる。この部位の視細胞は錐体細胞が多く、視力と色覚に関与している。物を見るのにもっとも重要な部位である。
- 網膜の周辺部には、光の明暗を感じる杆体細胞が広く分布している。

②眼球 139

解剖 網膜の構造

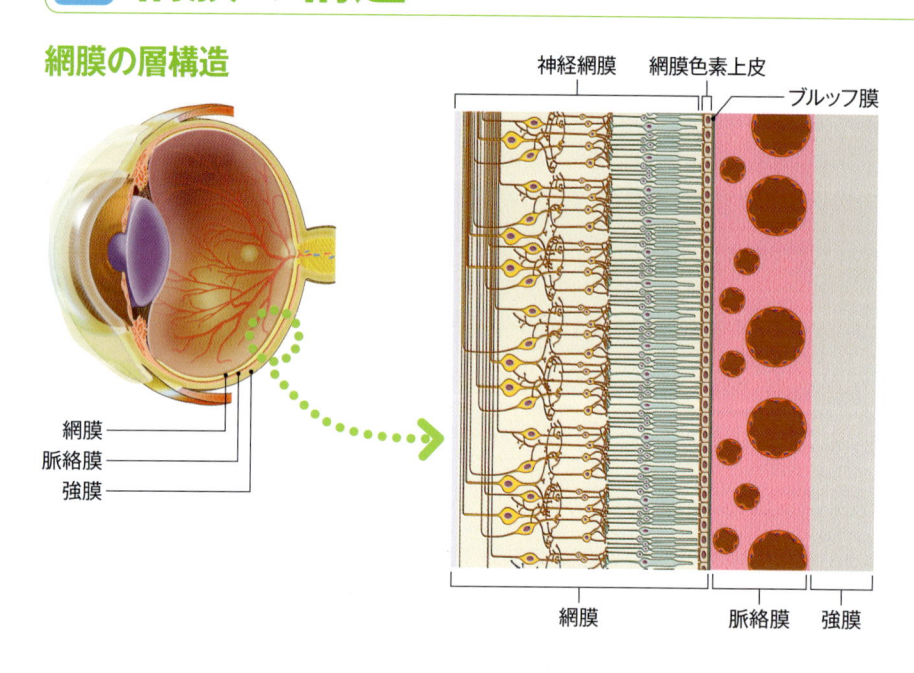

網膜の層構造

- 網膜は、眼球壁のもっとも内側にある、厚さ約0.2mmの薄い膜である。外から入ってきた光を映像として感じるフィルムの役割をもつ。
- 組織学的には10層からなり、一番外側の脈絡膜に接している層を網膜色素上皮、残りの9層を神経網膜という。
- 網膜の黄斑部には錐体細胞、周辺部には杆体細胞が数多く分布している。

生理 眼圧の保持（房水の流れ：産生と排出）

房水の流れ

1. 毛様体の突起から後房に分泌される
2. 虹彩と水晶体の間（後房）を通って前房へ
3. 隅角にある線維柱帯を通り抜けてシュレム管に入る
4. 房水静脈を通って、眼外に排出される

- 眼球内には硝子体と房水が充満しており、両者によって眼内圧が保たれている。
- 硝子体の容積はほとんど変化しない。
- 房水は、絶えず毛様体から産生されており、シュレム管から排出されている。この産生と排出のバランスで、眼圧が保たれている。

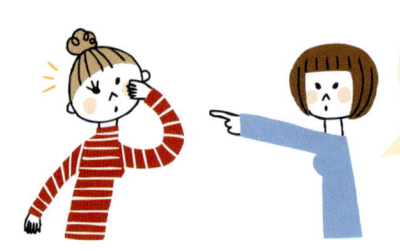

房水がバランスよく産生・排出されることで、眼圧が保たれているんですね。

IX 感覚器系

生理 物体の認識（視路）

視覚の経路

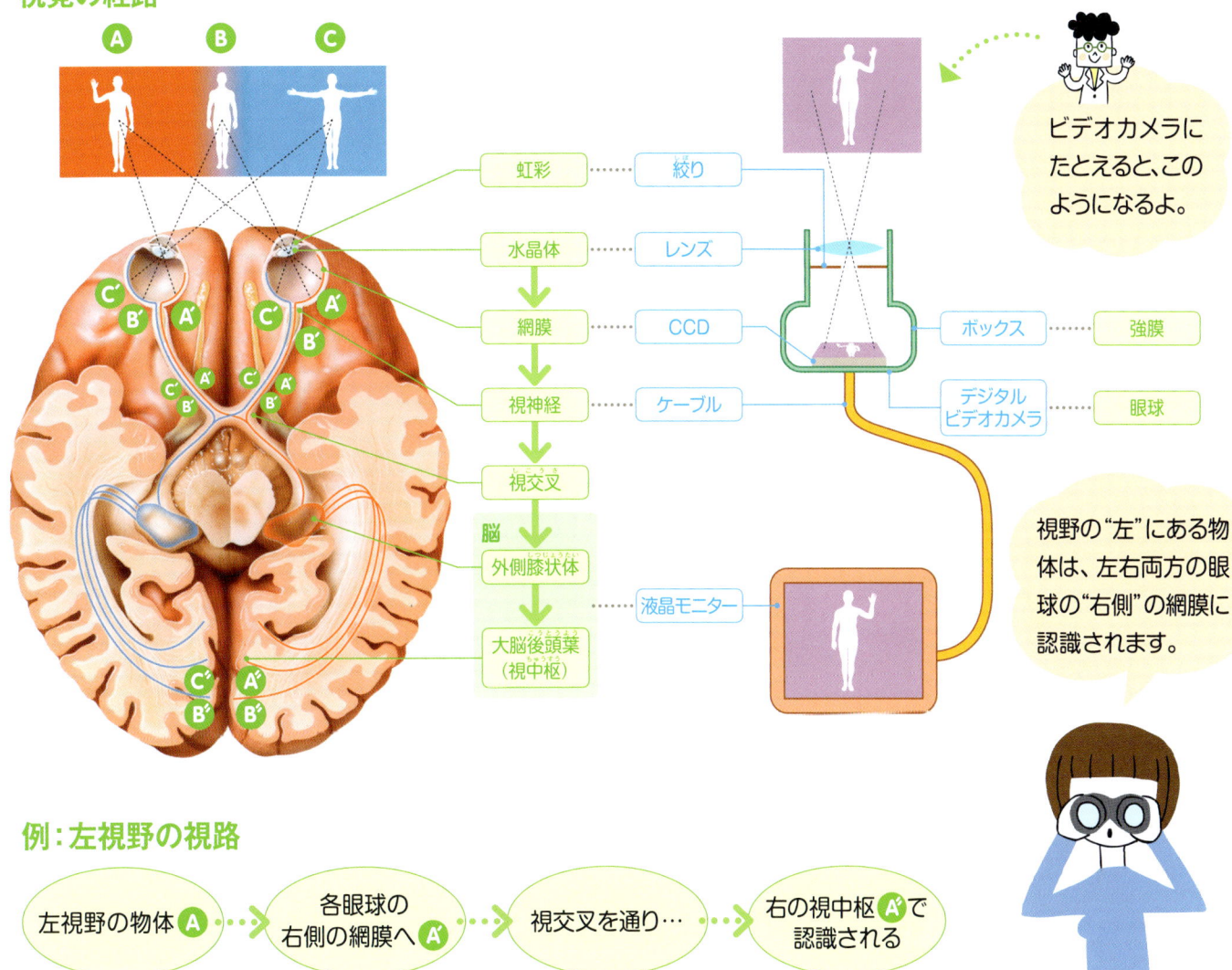

虹彩 …… 絞り
水晶体 …… レンズ
網膜 …… CCD
視神経 …… ケーブル
視交叉
脳
外側膝状体
大脳後頭葉（視中枢） …… 液晶モニター

ボックス …… 強膜
デジタルビデオカメラ …… 眼球

ビデオカメラにたとえると、このようになるよ。

視野の"左"にある物体は、左右両方の眼球の"右側"の網膜に認識されます。

例：左視野の視路

左視野の物体A ⇒ 各眼球の右側の網膜へA' ⇒ 視交叉を通り… ⇒ 右の視中枢A''で認識される

●左視野にある物体Aは、各眼球の右側の網膜A'に、右視野にある物体Cは、各眼球の左側の網膜C'に投影される。
●視神経に伝達された情報は視交叉を通り、脳の外側膝状体に行く。そこから大脳後頭葉にある視中枢に送られる。

●視中枢では、左視野の物体Aは右の視中枢A''に、右視野の物体Cは左の視中枢C''に、そして視野中央の物体Bは左右両側の視中枢B''に行く。視中枢で光の情報が分析されて、網膜に投影された物体が何であるのかが認識される。

●眼のしくみをビデオカメラにたとえるならば、角膜と水晶体がレンズ、虹彩が絞り、毛様体がオートフォーカス機構、網膜がビデオフィルム、視神経がケーブル、視中枢がモニターであるといえる。

（常岡 寛）

②眼球 141

IX 感覚器系

③耳、鼻、咽喉頭

POINTS

外耳と中耳は聴覚経路の役割をもち、内耳は聴覚経路および平衡感覚の役割をもつ。

鼻腔の機能は、吸気の加温・加湿、異物粒子除去および嗅覚である。

上咽頭には気道の一部としての機能が、中咽頭・下咽頭には気道および食物の通路としての機能がある。

解剖 耳(外耳・中耳・内耳)の構造

耳の解剖

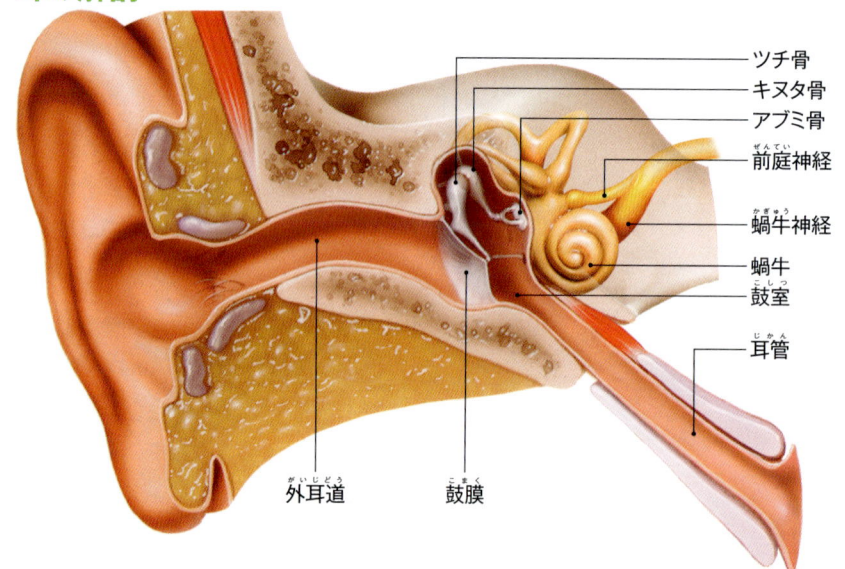

- ツチ骨
- キヌタ骨
- アブミ骨
- 前庭神経
- 蝸牛神経
- 蝸牛
- 鼓室
- 耳管
- 外耳道
- 鼓膜

外耳・中耳・内耳の区分

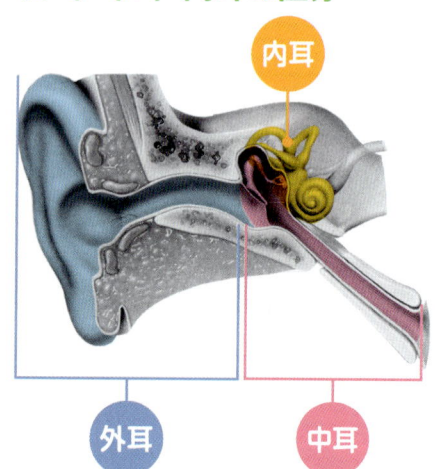

- 内耳
- 外耳
- 中耳

耳は、「外耳」「中耳」「内耳」に分けられるよ。

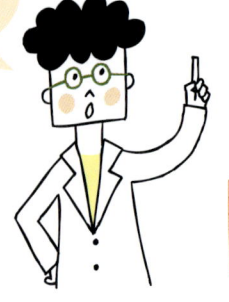

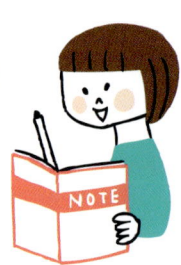

外耳と中耳は鼓膜を境に分かれるんですね。

耳の構造

- 耳は外耳、中耳、内耳からなる。
- 外耳と中耳は聴覚経路としての役割をもち、内耳は聴覚経路および平衡感覚の役割をもつ。

[生理] 中耳のはたらき

中耳の模式図

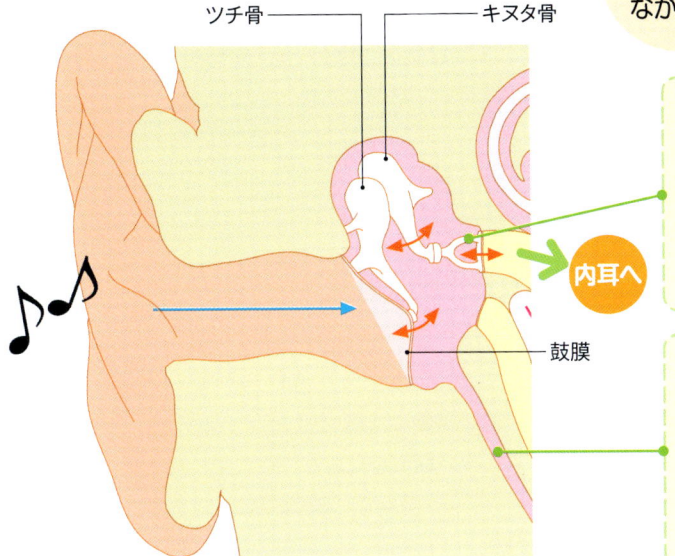

「ツチ骨」「キヌタ骨」「アブミ骨」という3つの耳小骨が、関節でつながっているよ。

- ツチ骨
- キヌタ骨
- 鼓膜

アブミ骨
- 卵円窓という骨の欠損部にはまりこむ形になっている。
- アブミ骨の振動が、蝸牛に伝わる。

→ 内耳へ

耳管
- 中耳から内側に向かい、上咽頭に開口する。
- 中耳を大気圧と同じ圧に調整している。

中耳のはたらき

- **中耳**は、鼓膜の内側に存在する空間である。そのなかに、3つの**耳小骨**（**ツチ骨、キヌタ骨、アブミ骨**）が存在する。
- 中耳の前方には、**耳管鼓室口**があり、**耳管**を経由して**上咽頭**とつながっている。
- 耳管は上咽頭と中耳をつなぐ管である。換気することによって、中耳を**大気圧と同じ圧**に調節する。
- **嚥下運動**によって耳管は開き、中耳の圧を調節する。

[解剖] 内耳（蝸牛）の構造

内耳の模式図

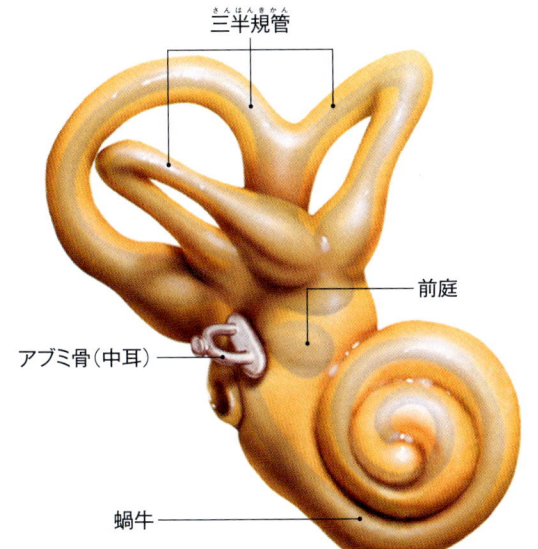

- 三半規管
- 前庭
- アブミ骨（中耳）
- 蝸牛

蝸牛のしくみ

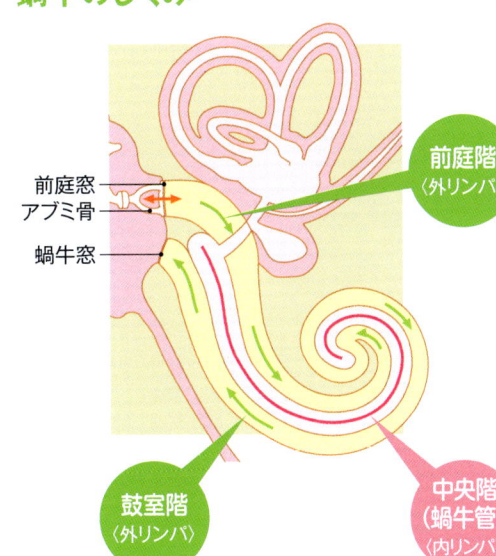

カタツムリ状の蝸牛を伸ばしてみたとすると、こんな状態になるよ。

- 前庭窓
- アブミ骨
- 蝸牛窓
- 前庭階〈外リンパ〉
- 鼓室階〈外リンパ〉
- 中央階（蝸牛管）〈内リンパ〉

内耳の中はリンパ液で満たされています。

内耳（蝸牛）の構造

- 内耳は主に蝸牛、前庭、三半規管からなる。
- 蝸牛は聴覚に関与する部分である。カタツムリの殻状に2回転半している、骨のなかの渦巻き状の管である。
- 蝸牛の内腔は、外リンパ液で満たされた前庭階および鼓室階と、内リンパ液で満たされている中央階（あるいは蝸牛管）の3部分に分かれる。
- 内耳のうち、三半規管および前庭が平衡感覚に関与する。
- 三半規管は頭部の回転加速度を感知し、前庭は直線加速度を感知する。
- ほか、筋肉からの刺激、視覚などが統合され、身体の平衡が保たれる。

生理 音の伝達

音の伝わり方

外耳
- 音は外耳道を入る。

中耳
- 外耳道からの音が、中耳の鼓膜と耳小骨（ツチ骨、キヌタ骨、アブミ骨）を振動させる。その間に約20倍に増幅され、内耳に伝わる。
- アブミ骨底板は卵円窓（前庭窓）にはまりこんでおり、振動する。

内耳
- アブミ骨の振動が、蝸牛のリンパ液の波動へと変換される。
- この波動が基底板の有毛細胞を刺激し、蝸牛神経から側頭葉の聴覚野へと伝わる。

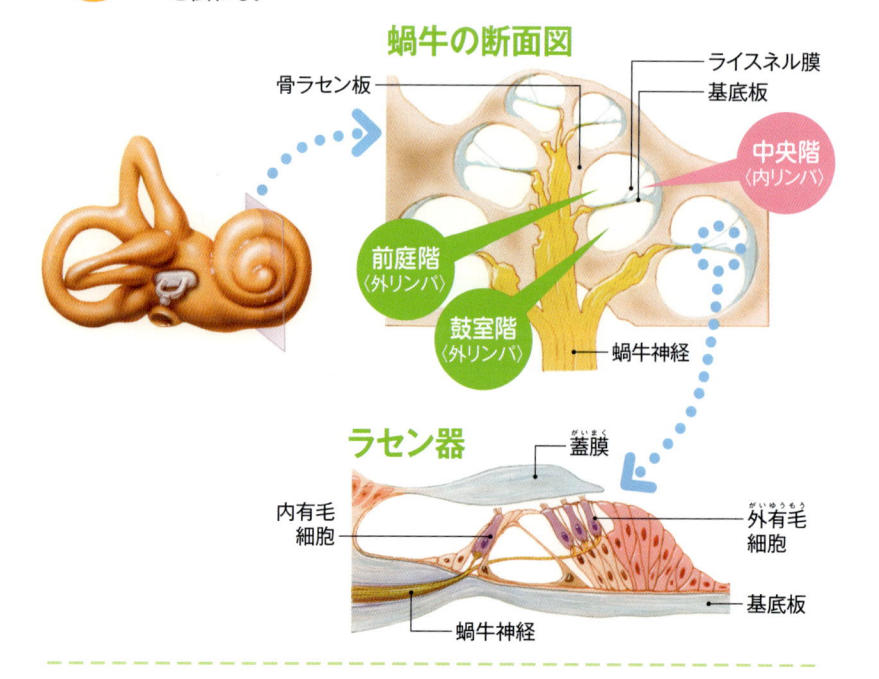

音の伝達とは

- 蝸牛は、骨で囲まれた内耳の一部である。
- 断面を見ると、膜により前庭階、中央階（蝸牛管）、鼓室階に分けられている。
- 前庭階および鼓室階は、外リンパ液で満たされている。
- 中央階（蝸牛管）は、内リンパ液で満たされている。
- コルチ器（ラセン器）には有毛細胞が存在し、リンパ液の波を感じて、音が蝸牛神経に伝わる。

蝸牛の断面図
骨ラセン板／ライスネル膜／基底板／中央階〈内リンパ〉／前庭階〈外リンパ〉／鼓室階〈外リンパ〉／蝸牛神経

ラセン器
蓋膜／内有毛細胞／外有毛細胞／基底板／蝸牛神経

"音"は、蝸牛のリンパ液の"波動"として伝わっていくんだね！

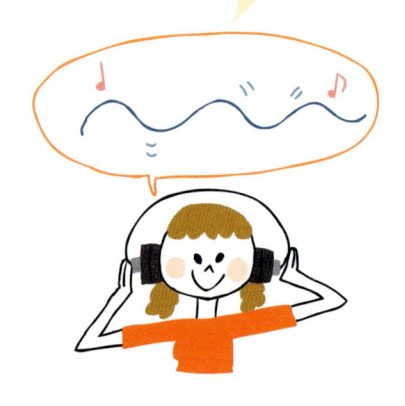

IX　感覚器系

解剖　鼻の構造

外鼻、鼻腔、副鼻腔の解剖

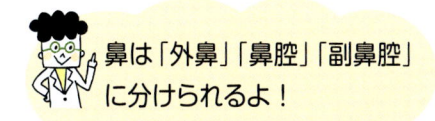

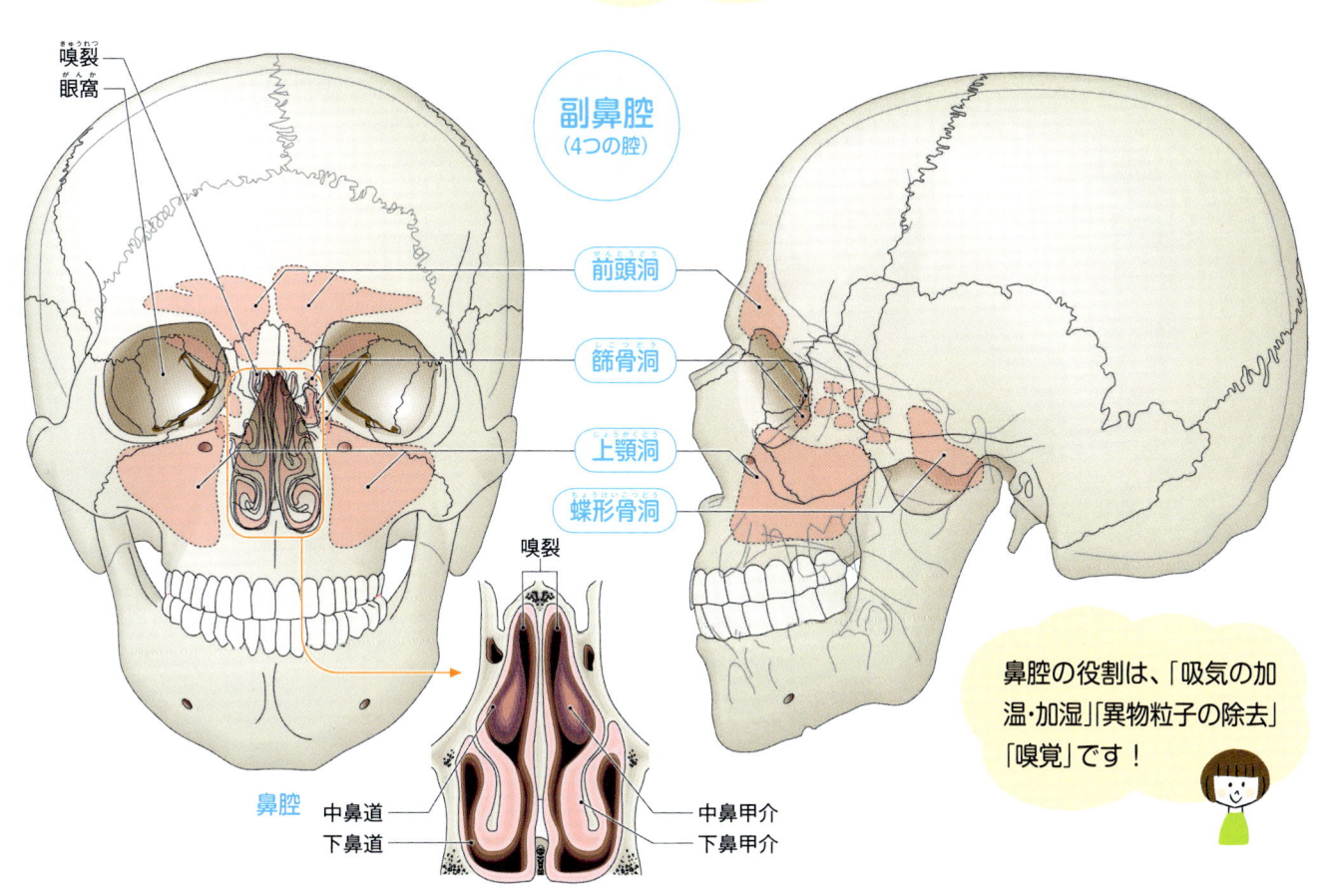

鼻は「外鼻」「鼻腔」「副鼻腔」に分けられるよ！

副鼻腔（4つの腔）
- 前頭洞
- 篩骨洞
- 上顎洞
- 蝶形骨洞

嗅裂
眼窩

鼻腔
中鼻道　　中鼻甲介
下鼻道　　下鼻甲介

鼻腔の役割は、「吸気の加温・加湿」「異物粒子の除去」「嗅覚」です！

鼻の構造

- 鼻は**外鼻**、**鼻腔**および**副鼻腔**に分けられる。
- **鼻腔**は骨および軟骨からなる**鼻中隔**で左右に隔てられている。
- 鼻中隔前方には毛細血管が密集している**キーゼルバッハ部位**があり、これは鼻出血の好発部である。
- 鼻腔の**外側壁**には**上鼻甲介**、**中鼻甲介**、**下鼻甲介**が突出しており、これが**下鼻道**、**中鼻道**を形成している。
- 上鼻甲介と中鼻中隔の間を**嗅裂**といい、嗅覚をつかさどる**嗅上皮**が存在している。
- **副鼻腔**は、鼻腔を取り囲むように左右に存在する**上顎洞**、**篩骨洞**、**蝶形骨洞**、**前頭洞**の4つの腔からなる。それぞれは小さな**自然孔**という孔で、鼻腔とつながっている。
- 上顎洞は中鼻道、篩骨洞前部は中鼻道に、篩骨洞後部は上鼻道、蝶形骨洞は上鼻道に、前頭洞は中鼻道にそれぞれ開口している。
- 鼻腔の機能は、**吸気の加温・加湿**、**異物粒子除去**および**嗅覚**である。副鼻腔の機能ははっきりしていない。

③耳、鼻、咽喉頭　145

解剖 咽頭・喉頭の構造

咽喉頭の解剖

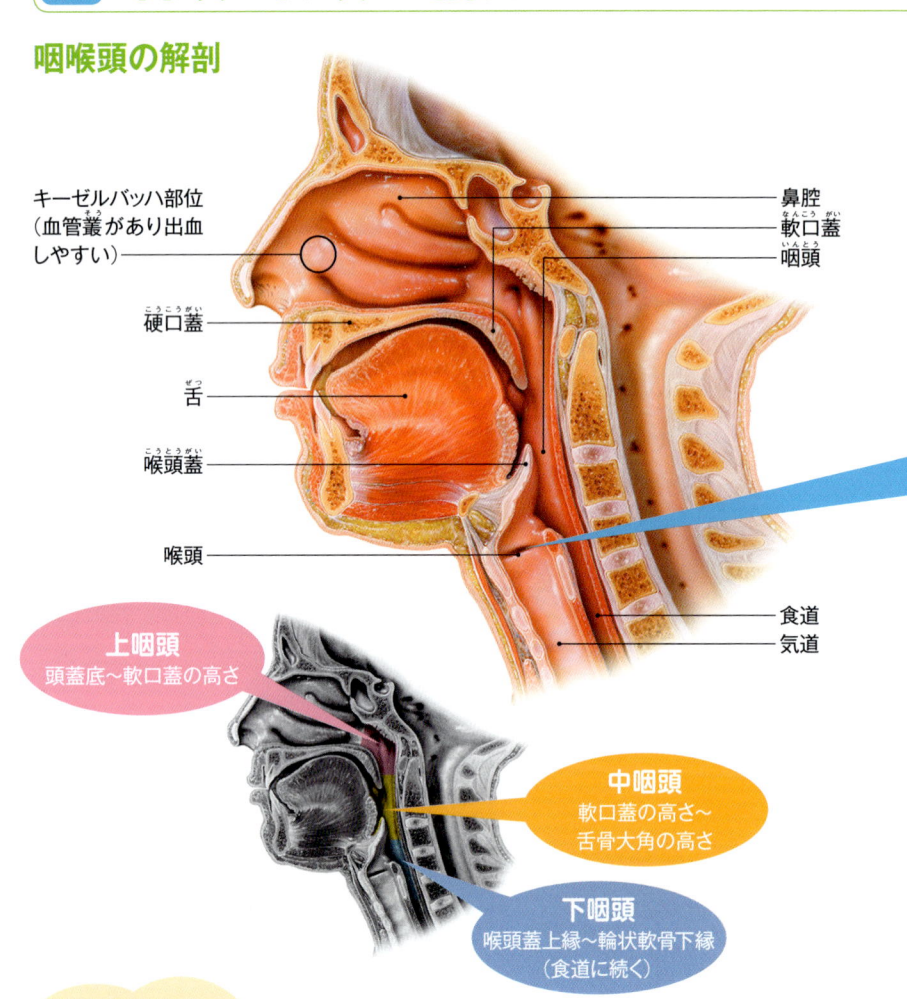

- キーゼルバッハ部位（血管叢があり出血しやすい）
- 硬口蓋
- 舌
- 喉頭蓋
- 喉頭
- 鼻腔
- 軟口蓋
- 咽頭
- 食道
- 気道

上咽頭
頭蓋底〜軟口蓋の高さ

中咽頭
軟口蓋の高さ〜舌骨大角の高さ

下咽頭
喉頭蓋上縁〜輪状軟骨下縁（食道に続く）

声帯の開閉

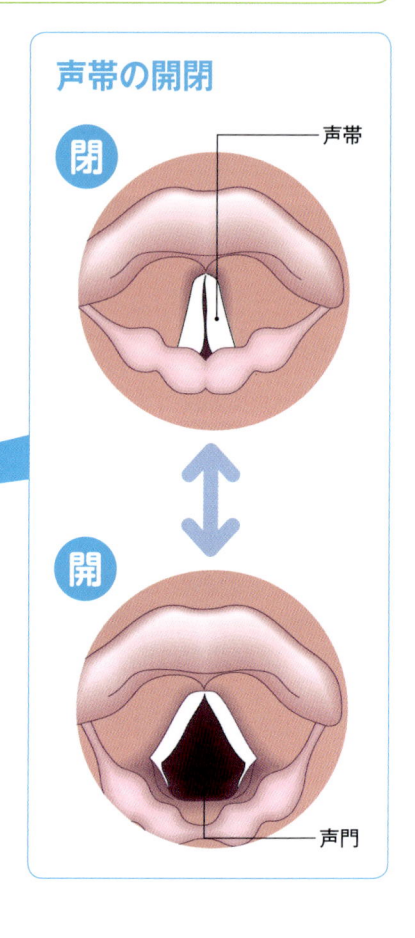

閉 — 声帯
開 — 声門

喉には声帯が存在して、息を吐くとともに、声帯が閉じてふるえて声になるよ！

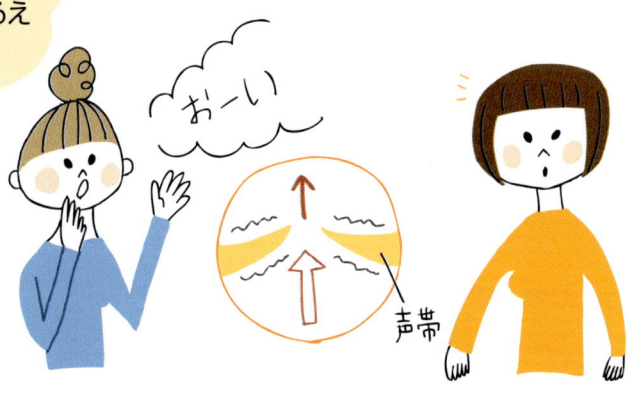

おーい
声帯

咽頭・喉頭の構造

- 咽頭は上咽頭、中咽頭、下咽頭に分けられる。
- 上咽頭は気道の一部としての機能を有し、中咽頭・下咽頭は、気道および食物の通路としての機能を有する。
- 喉頭は下咽頭の前、気管の上に存在する気道の一部である。
- 喉頭には声帯が存在し、呼気に際して声帯が閉鎖し、振動して声が出る。

IX 感覚器系

生理 嚥下の機能

嚥下の過程

❶ 咽頭への送り込み
（口腔期：嚥下第1期）

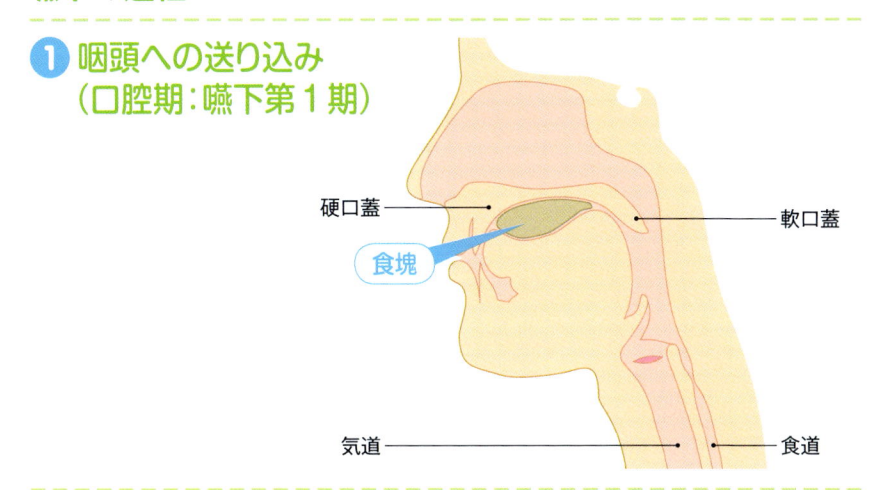

- 硬口蓋
- 食塊
- 軟口蓋
- 気道
- 食道

❷ 咽頭を通過、食道への送り込み：嚥下反射
（咽頭期：嚥下第2期）

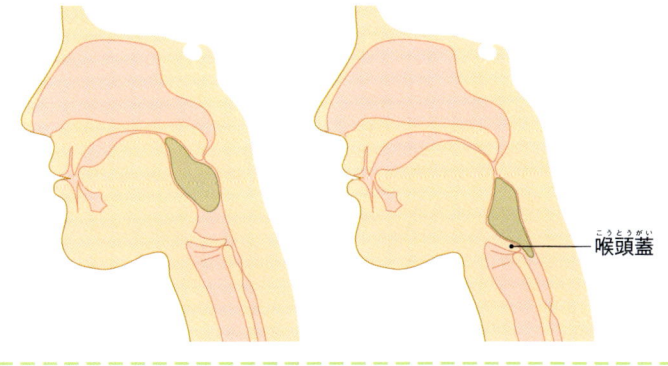

- 喉頭蓋

❸ 食道通過
（食道期：嚥下第3期）

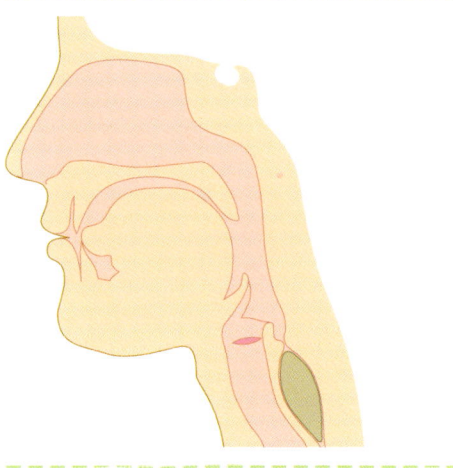

嚥下の機能とは

- 食物は視覚で認識され、食べる方法の準備や、唾液の準備が行われる。
- 食物は口腔内でかみ砕かれ、唾液と混ざって飲み込みやすくされる。
- 舌の運動によって中咽頭に送られる（❶口腔期：嚥下第1期）。
- 軟口蓋が後上方へ移動し、上咽頭と中咽頭を閉鎖する。このことによって、食物が上咽頭から鼻腔へ逆流することを防ぐ。続いて喉頭は前上方へと引き上げられ、声帯が閉鎖し、喉頭蓋が声帯にフタをするように倒れ込み、気管への食物の進入を防ぎながら、食道へ送られる（❷咽頭期：嚥下第2期）。
- 送られた食物は、下咽頭から食道を通過する（❸食道期：嚥下第3期）。咽頭・喉頭はもとの位置に戻る。

（矢部 武）

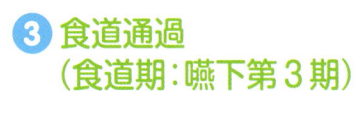

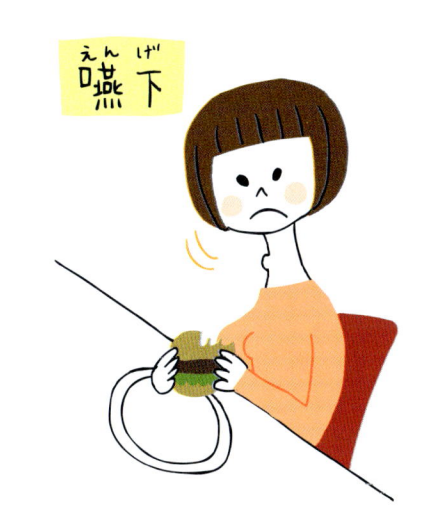

嚥下

③耳、鼻、咽喉頭

X 精神の発達

自我の発達と防衛機制

POINTS
- 精神的な健康状態を評価する際には、心理的、社会的、生物学的諸次元からの多元的なアプローチが必要である。
- 人間には各時期特有の発達課題があり、それを克服することが人格形成に重要である。
- 葛藤を解消し、精神の均衡を保つために、さまざまな防衛機制をはたらかせている。

生理 正常な自我の発達課題・ライフイベント

発達課題・ライフイベントと関連する精神医学的問題

ライフサイクル	乳児期	幼児期	学童期	思春期	青年期	成人期	中年期・退行期	老年期
発達課題とライフイベント	●基本的信頼感の形成	●自律性 ●自我の獲得 ●積極性 ●性格の基礎 ●性の分化	●社会性、生産性の習得	●二次性徴に伴う自意識の拡大 ●性衝動・攻撃衝動の亢進 ●親からの自立と依存 ●アイデンティティ(自我同一性)の模索と確立	●就職・結婚に基づく新しい役割 ●仕事・家庭における大きな変化(異動、昇進、転居、出産など) ●アイデンティティの再統合		●心身の機能低下 ●子どもの独立	●退職 ●近親者との死別 ●喪失体験 ●老化の自覚と死の不安
関連する精神医学的問題	●発達障害 ●精神遅滞 ●自閉症	●注意欠陥・多動性障害 ●夜驚症 ●登校拒否 ●学習障害 ●行為障害 ●神経症 ●チック		●登校拒否 ●家庭内暴力 ●非行 ●薬物濫用 ●摂食障害 ●統合失調症	●思春期妄想症 ●不安障害 ●対人恐怖 ●境界型人格障害 ●心身症 ●アパシー	●気分障害(うつ病、躁うつ病) ●統合失調症 ●心身症 ●不安障害 ●アルコール依存症		●退行期うつ病 ●仮面うつ病 ●老年期うつ病 ●老年期精神障害 ●認知症
年齢	0	1　　6		12　　15	18　　20	25	40	65　　(歳)

自我の発達課題・ライフイベントとは

- 人間には、成長過程において各年代に応じた**自我の発達課題**があり、これらを克服することが**人格形成**あるいは**社会性形成**のために必要とされている。
- 人生の各時期(ライフサイクル)において特徴的な**ライフイベント**に直面し、それらを乗り越えていくことが求められる。
- ライフイベントとは、配置転換、昇進、転居、進学、結婚、離婚、失業、病気など、生活に大きな変化をもたらすできごとをいう。
- 自我の発達課題やライフイベントがうまく克服されなければ、**精神医学的問題**を引き起こすこともある。
- 精神医学的問題に対して適切な診断・治療を行うためには、発達課題やライフイベントの問題を十分に考慮する必要がある。
- **上表**に、人生の各段階における自我の発達課題とライフイベント、そして関連する精神医学的問題を示す。

生理 自我の防衛機制

> 葛藤、不安、欲動、衝動などを解消するために、われわれが意識的あるいは無意識的に行っているはたらきです。

自我の防衛機制の分類

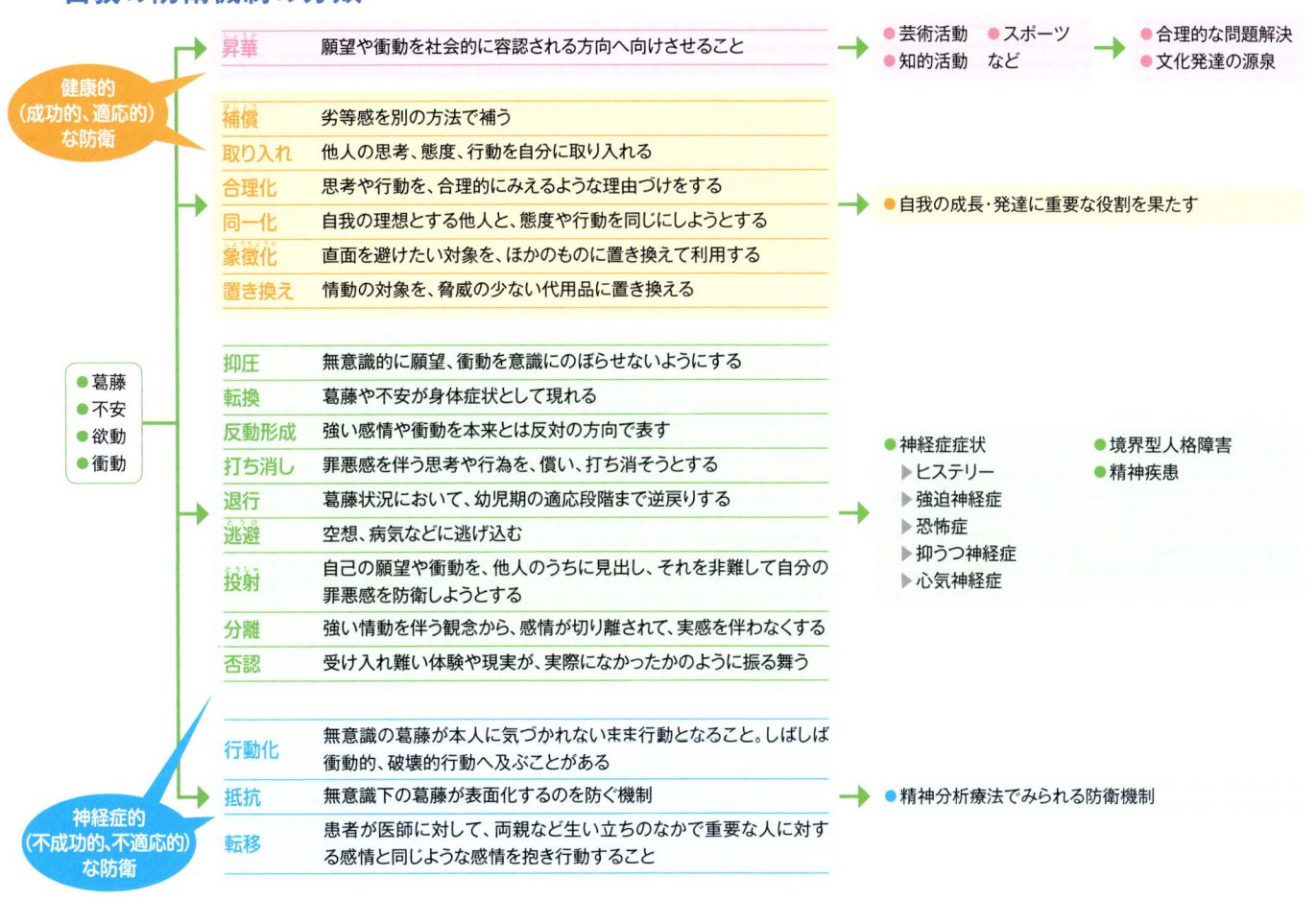

健康的（成功的、適応的）な防衛

昇華	願望や衝動を社会的に容認される方向へ向けさせること	→ ●芸術活動 ●スポーツ ●知的活動 など → ●合理的な問題解決 ●文化発達の源泉

補償	劣等感を別の方法で補う
取り入れ	他人の思考、態度、行動を自分に取り入れる
合理化	思考や行動を、合理的にみえるような理由づけをする
同一化	自我の理想とする他人と、態度や行動を同じにしようとする
象徴化	直面を避けたい対象を、ほかのものに置き換えて利用する
置き換え	情動の対象を、脅威の少ない代用品に置き換える

→ ●自我の成長・発達に重要な役割を果たす

●葛藤 ●不安 ●欲動 ●衝動

抑圧	無意識的に願望、衝動を意識にのぼらせないようにする
転換	葛藤や不安が身体症状として現れる
反動形成	強い感情や衝動を本来とは反対の方向で表す
打ち消し	罪悪感を伴う思考や行為を、償い、打ち消そうとする
退行	葛藤状況において、幼児期の適応段階まで逆戻りする
逃避	空想、病気などに逃げ込む
投射	自己の願望や衝動を、他人のうちに見出し、それを非難して自分の罪悪感を防衛しようとする
分離	強い情動を伴う観念から、感情が切り離されて、実感を伴わなくする
否認	受け入れ難い体験や現実が、実際になかったかのように振る舞う

→ ●神経症症状 ▶ヒステリー ▶強迫神経症 ▶恐怖症 ▶抑うつ神経症 ▶心気神経症 ●境界型人格障害 ●精神疾患

神経症的（不成功的、不適応的）な防衛

行動化	無意識の葛藤が本人に気づかれないまま行動となること。しばしば衝動的、破壊的行動へ及ぶことがある
抵抗	無意識下の葛藤が表面化するのを防ぐ機制
転移	患者が医師に対して、両親など生い立ちのなかで重要な人に対する感情と同じような感情を抱き行動すること

→ ●精神分析療法でみられる防衛機制

自我の防衛機制とは

●葛藤、不安、欲動、衝動などを解消するために、われわれが意識的あるいは無意識的に行っている心理的なはたらきを、**防衛機制**（defense mechanism）と呼ぶ。

●防衛機制は、**健康的**（成功的、適応的）な防衛と、**神経症的**（不成功的、不適応的）な防衛の2つに分けられるが、必ずしもどちらかにあてはまるわけではなく、1つの防衛機制がそのはたらかせ方によって健康的にも神経症的にもなる。

●一般に健康な状態では自我の防衛機制は意識化されやすく、状況に応じて柔軟かつ適切に使い分けられる。しかし病的な状態では、防衛機制は融通性を失って硬化したり弱化したり、不完全になったりして、現実への適応性を失ってしまう。

●神経症的な防衛機制は、無意識的・機械的に反復されてしまいやすい。**抑圧**、**反動形成**、**投射**などは神経症症状の原因として重要な防衛機制である。ヒステリーでは、**転換**によってさまざまな身体症状が出現する。

●自我の防衛機制は、年齢とともに次第に発達していく。**取り入れ**や**同一化**などは、成長・発達過程において重要な役割を果たすと考えられている。

●防衛機制のはたらかせ方は、その人の人格や性格をそのまま表しているといってもよい。

自我の発達と防衛機制　149

生理 精神症状

主要な精神症状

知覚の障害	●錯覚 ●幻覚（幻聴、幻視、幻嗅、幻味、体感幻覚）		●現実感喪失
思考の障害 思考過程の異常	●思考途絶 ●滅裂思考	●思考制止 ●観念奔逸	●保続 ●迂遠
思考体験の異常	●思考伝播 ●思考奪取	●思考吹入 ●強迫観念	
思考内容の異常	●妄想		
感情の障害	●不安 ●抑うつ気分 ●気分高揚	●易刺激性 ●情動易変性 ●感情鈍麻	●両価性
意欲・行動の障害	●精神運動興奮（緊張病性興奮、躁病性興奮） ●精神運動抑制	●昏迷（緊張病性昏迷、抑うつ性昏迷） ●発動性低下	●強迫行為 ●衝動行為 ●摂食障害
自我の障害	●離人体験 ●作為体験	●行動感の喪失 ●多重人格	
意識の障害	●意識混濁 ●意識狭窄	●意識変容（錯乱、せん妄）	

ほかに記憶の障害、見当識の障害、知能の障害、疎通性の障害、人格の障害など

妄想の主題による分類

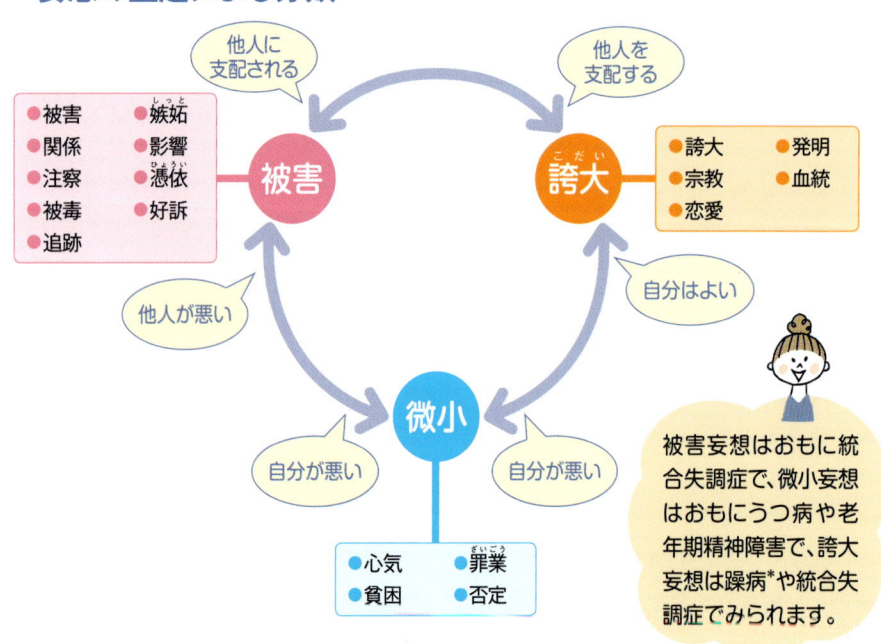

被害（他人に支配される）
- 被害、嫉妬
- 関係、影響
- 注察、憑依
- 被毒、好訴
- 追跡

誇大（他人を支配する）
- 誇大、発明
- 宗教、血統
- 恋愛

微小（自分が悪い）
- 心気、罪業
- 貧困、否定

（他人が悪い → 被害）（自分はよい → 誇大）（自分が悪い → 微小）

被害妄想はおもに統合失調症で、微小妄想はおもにうつ病や老年期精神障害で、誇大妄想は躁病*や統合失調症でみられます。

精神症状とは

●精神症状は、**知覚**、**思考**、**感情**、**意欲**、**行動**、**意識**、**記憶**、**知能**、**自我**、**人格**などさまざまな面に表れる。

●精神症状は、おもに精神医学的な面接によって評価する。しかし、職場での人間関係や家族関係など、面接場面以外でのさまざまな情報を総合的に評価することが重要である。

●ここでは、特に重要な精神症状として**妄想**を取り上げる。妄想は、統合失調症だけでなく、うつ病、躁病、老年期精神障害など、多くの精神疾患で出現する。

●妄想とは、いかなる現実の体験や説明によっても訂正不能な**誤った思考内容や判断**をいう。

●妄想は、その内容によって、**不安**、**引きこもり**、**拒絶**、**易怒性**、**攻撃性**、**自殺・自傷行為**などを引き起こし、しばしば看護を困難にする。妄想の内容を把握することは、患者を理解し、適切な看護を行ううえでとても大切である。

●妄想への対応方法として、妄想内容について安易に尋ねたり、一方的に否定するのは望ましくない。妄想内容の真偽を明らかにするのではなく、妄想を抱いている患者の気持ちに共感し、肯定的に接することが重要である。

●**左図**に、妄想の主題内容による分類と相互の関係を示す。妄想は大きく**被害妄想**、**微小妄想**、**誇大妄想**に分類することができる。

*躁病とうつ病を繰り返すものを躁うつ病という。

X 精神の発達

生理 神経細胞間の神経伝達

神経細胞間の神経伝達

正常な神経伝達

神経細胞間の神経伝達は、シナプスにおいて神経伝達物質によって行われる。

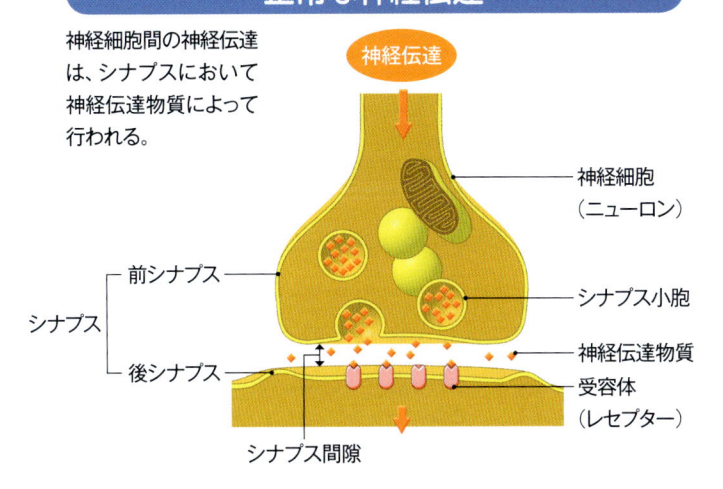

- 神経伝達
- 神経細胞（ニューロン）
- シナプス小胞
- 神経伝達物質
- 受容体（レセプター）
- 前シナプス
- 後シナプス
- シナプス
- シナプス間隙

統合失調症のドーパミン仮説

抗精神病薬は、シナプス間隙における神経伝達物質を遮断することによって、幻覚や妄想を改善させる。

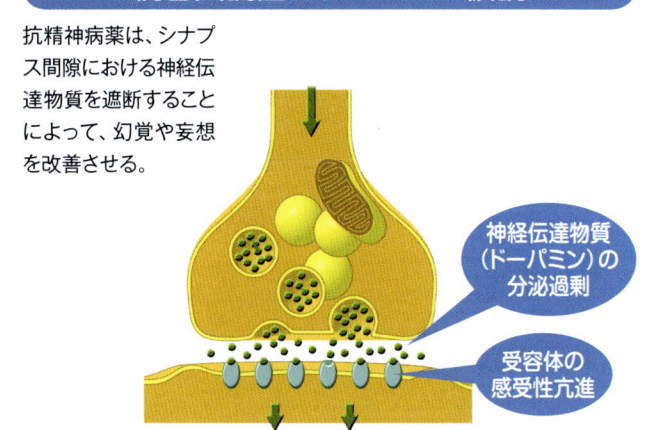

- 神経伝達物質（ドーパミン）の分泌過剰
- 受容体の感受性亢進

うつ病のモノアミン仮説

現在、この仮説ではうつ病を十分説明できなくなったが、うつ病の病態生理を考えるための基礎として、モノアミン仮説は重要である。

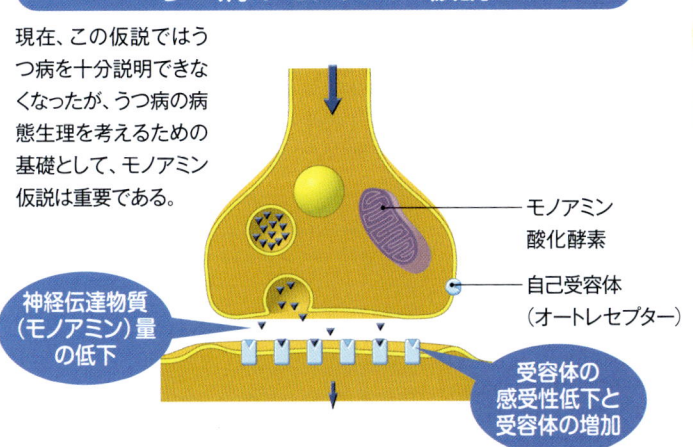

- モノアミン酸化酵素
- 自己受容体（オートレセプター）
- 神経伝達物質（モノアミン）量の低下
- 受容体の感受性低下と受容体の増加

> シナプス間隙に放出された神経伝達物質を介して、神経細胞間の神経伝達が行われているよ！

> 神経伝達物質の異常によって精神疾患が起こると推測されています。

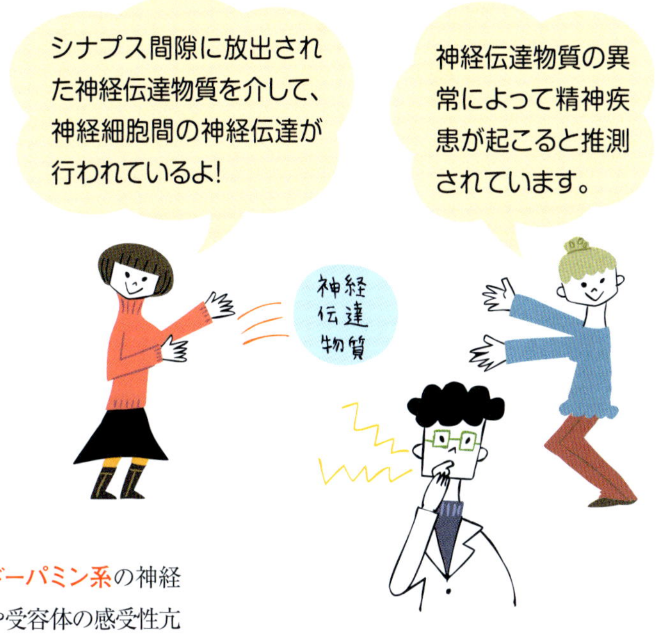

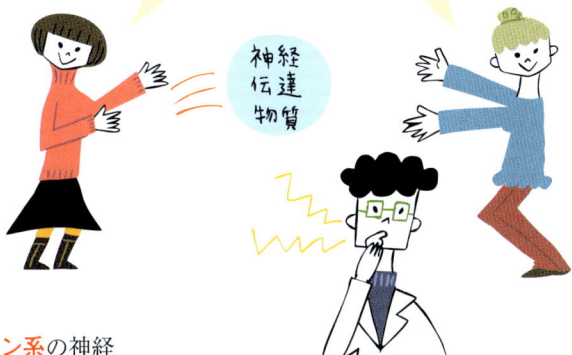

神経細胞間の神経伝達とその異常

- **神経細胞**（ニューロン）の接合部を**シナプス**と呼ぶ。**シナプス間隙**に放出された**神経伝達物質**を介して、神経細胞間の神経伝達が行われている。

- **統合失調症**では、**ドーパミン系**の神経伝達物質の分泌過剰や受容体の感受性亢進などの異常が推測されている。**うつ病**においても、**セロトニン、ノルアドレナリン系**の神経伝達物質の異常が推測されている。しかし現在では、この仮説だけでは病態生理を説明できなくなっている。

（門倉真人／中山和彦）

〈文献〉
1) 島薗安雄, 保崎秀夫, 徳田良仁, 他編: 図説臨床精神医学講座 1 精神医学入門と診断法. メジカルビュー社, 東京, 1988.
2) 馬場謙一編: 臨床心理学. 弘文堂, 東京, 1995.
3) 加藤正明, 笠原嘉, 小此木啓吾, 他編: 新版 精神医学辞典. 弘文堂, 東京, 1993.
4) 大月三郎: 精神医学 第4版. 文光堂, 東京, 1994.

自我の発達と防衛機制 151

索 引

和文索引

あ
- アクアポリン2 ………… 85
- 亜区域分類（肝臓）………… 65
- 悪玉コレステロール ………… 119
- アクチン線維 ………… 75
- アシドーシス ………… 86
- アストロサイト ………… 37
- アスパラギン酸アミノトランスフェラーゼ …… 118
- アセチルコリン ………… 36, 51
- 圧差 ………… 28
- 圧受容体 ………… 26
- アディポネクチン ………… 108
- アデニン ………… 119
- アトピー性皮膚炎 ………… 137
- アドレナリン ………… 27, 51, 111
- アナフィラトキシン ………… 105
- アニオンギャップ ………… 86
- アブミ骨 ………… 143
- アポクリン汗腺 ………… 138
- アポタンパク（質）………… 67, 116
- アミノ基転移反応 ………… 119
- アミノ酸 ………… 63
  - ——代謝 ………… 67, 119
  - ——誘導体ホルモン ………… 111
- アミラーゼ ………… 63, 69
- アラニンアミノトランスフェラーゼ …… 118
- アルコールの代謝 ………… 67
- アルドステロン ………… 83, 85, 111
- アレルギー ………… 102
  - ——疾患 ………… 93, 103
  - ——性炎症 ………… 105
- アレルゲン ………… 102
- アンジオテンシノーゲン ………… 83
- アンジオテンシンⅠ ………… 83
- アンジオテンシンⅡ ………… 83
  - ——受容体拮抗薬 ………… 81
- アンジオテンシン変換酵素 …… 18, 81, 83
- 安静吸気位 ………… 19
- 安静呼気位 ………… 19
- アンドロゲン ………… 130
  - ——結合タンパク ………… 130
- アンモニア ………… 67, 119

い
- 胃 ………… 60
  - ——液 ………… 61
- 異化 ………… 116
- 移行上皮 ………… 88
- 胃酸 ………… 61
- 意識 ………… 39, 150
  - ——障害 ………… 21
  - ——清明 ………… 39
- 意識賦活系 ………… 39
- 胃腺 ………… 61
- Ⅰ型アレルギー ………… 105
- 一次運動野 ………… 39
- 一次止血 ………… 93
- 一次ニューロン ………… 46

- 1秒率 ………… 19
- 1秒量 ………… 19
- 1回換気量 ………… 17, 19
- 一酸化窒素 ………… 28
- 易怒性 ………… 150
- イヌリン ………… 79
- 胃噴門 ………… 59
- 意欲 ………… 150
- 陰核 ………… 120
- 陰茎 ………… 128, 129
- 陰茎海綿体 ………… 129
- インスリン ………… 111, 115
  - ——拮抗ホルモン ………… 117
  - ——様成長因子 ………… 110
- インターロイキン ………… 98
- 咽頭 ………… 146
  - ——期（嚥下）………… 147
- インヒビン ………… 130
- 陰部神経 ………… 91, 131

う
- ウェルニッケ野 ………… 39
- 右心系 ………… 25
- うつ病 ………… 150, 151
- 右房室弁 ………… 23
- 右葉（肝臓）………… 65
- ウラシル ………… 119
- ウロビリノーゲン ………… 68
- ウロビリン ………… 68
- 運動器 ………… 133
- 運動神経 ………… 35, 40
- 運動性言語中枢 ………… 39
- 運動ニューロン ………… 35, 40, 49

え
- エイコサノイド ………… 105
- 腋窩リンパ節 ………… 126
- 液性調節 ………… 27
- 液性免疫 ………… 93, 99
- エクリン汗腺 ………… 138
- エストロゲン ………… 111, 121, 124
- エネルギー ………… 67, 116
- エピトープ ………… 97
- エペンディモサイト ………… 37
- エラスターゼ ………… 69
- エリスロポエチン ………… 87
- 遠位尿細管 ………… 70, 72, 84
- 嚥下 ………… 147
  - ——運動 ………… 143
  - ——機能 ………… 147
  - ——性肺炎 ………… 13
  - ——の過程 ………… 147
- 塩酸 ………… 61
- 炎症 ………… 93, 105
  - ——徴候 ………… 105
- 遠心性線維 ………… 91
- 延髄 ………… 38, 49
- エンドクリン ………… 108
- エンドセリン ………… 108

お
- 横隔神経 ………… 21
- 横隔膜 ………… 11, 21
- 横行結腸 ………… 59, 63
- 黄体 ………… 122
  - ——形成（黄体化）ホルモン …… 109, 110, 121
  - ——ホルモン ………… 111, 121, 122
- 黄疸 ………… 67
- 黄斑部 ………… 139
- オキシトシン ………… 111, 125
- オータコイド ………… 27
- オッディ括約筋 ………… 68
- 音 ………… 144
- オリゴデンドロサイト ………… 37

か
- 外因系 ………… 95
- 外因性経路 ………… 119
- 外肛門括約筋 ………… 63
- 外呼吸 ………… 17
- 外耳 ………… 142
- 外生殖器 ………… 120
- 外側胸静脈 ………… 126
- 外側胸動脈 ………… 126
- 外側溝 ………… 38
- 外側口 ………… 57
- 外側膝状体 ………… 141
- 回腸 ………… 62
- 外転神経 ………… 49
- 外套細胞 ………… 37
- 外尿道括約筋 ………… 91
- 灰白質 ………… 35
- 外鼻 ………… 145
- 外分泌部 ………… 69
- 解剖学的死腔 ………… 17
- 解剖学的シャント ………… 18
- 外膜 ………… 13, 59
- 海綿静脈洞 ………… 55
- 外来性抗原物質 ………… 99
- 外肋間筋 ………… 14
- カイロミクロン ………… 119
- カウパー腺 ………… 128
- 化学受容体 ………… 21
- 化学的消化 ………… 58
- 下気道 ………… 13
- 蝸牛 ………… 144
  - ——管 ………… 144
- 角化 ………… 138
- 角回 ………… 39
- 角化細胞 ………… 137
- 拡散 ………… 28
- 核酸 ………… 119
  - ——代謝 ………… 119
- 覚醒 ………… 39
- 角層 ………… 138
- 拡張期 ………… 26
  - ——圧 ………… 31
  - ——血圧 ………… 26
- 獲得免疫 ………… 101
- 角膜 ………… 139

下顎神経	27
下行結腸	59, 63
下垂腎	70
下垂体	38, 108
──後葉ホルモン	111
──前葉ホルモン	110
ガス交換	17
──効率	18
ガストリン	61
下腸間膜静脈	65
滑車神経	49
活性型ビタミンD_3	87
カテコールアミン	111
果糖	63
下鼻甲介	145
下鼻洞	145
下腹神経	89, 91
下部消化管	58
ガラクトース	63
顆粒球	93
──系幹細胞	95
カルシウム	68
カルシトニン	111
眼圧	140
肝NK細胞	66
感覚	46
──受容器	46
──神経	35
──性言語中枢	39
──ニューロン	35, 46, 49
肝鎌状間膜	65
肝管	68
換気	15
──血流比	18
眼球	139
管腔膜	72
感作	102
肝細胞	65, 66, 115
肝実質細胞	66
感情	150
冠状静脈洞	29
冠状動脈	29
肝静脈	65
肝小葉	66
関節	135
──軟骨	135
──包	135
汗腺	137, 138
完全抗原	97
肝臓	65, 116
杆体細胞	139, 140
肝動脈	65
──血	65
カントリー線	65
間脳	38, 54
顔面神経	49

き

記憶	39, 150
記憶T細胞	101
記憶B細胞	101
機械的消化	58
気管	13
──支	13

──支動脈	18
──軟骨	13
──平滑筋	13
基質	138
奇静脈	18
寄生虫疾患	93
キーゼルバッハ部位	145
基底核	54
基底膜	72, 123
気道	13
──炎症	105
──過敏症	105
──内圧	15
──閉塞	105
希突起膠細胞	35, 37
キニナーゼⅡ	83
キヌタ骨	143
機能的残気量	19
機能的終動脈	29
キマーゼ	83
キャリヤー	97
球	38
嗅覚	145
──野	39
吸気	14
弓状静脈	71
弓状動脈	71
嗅上皮	145
嗅神経	49
求心性線維	46, 91
吸啜刺激	125
吸入アレルゲン	103
嗅裂	145
橋	38, 49, 91
胸郭	11, 15
胸腔	11
──内圧	15
胸骨	14
胸骨傍リンパ節	126
胸式呼吸	15
胸心臓神経	27
胸水	11
胸腺	97
胸椎	133
胸背静脈	126
胸背動脈	126
胸膜腔	11
巨核球系幹細胞	95
拒絶	150
キラーT細胞	93
近位尿細管	70, 72, 84
筋弛緩薬	37
筋上皮細胞	123
筋層	59
緊張	42
筋トーヌス	42
筋肉	45, 133, 136
筋紡錘	45
筋膜	70, 126

く

グアニン	119
区域気管支	13
──枝	13

空腸	62
屈筋	136
クッパー細胞	66
クーパー靱帯	126
クモ膜下腔	54, 57
クモ膜顆粒	57
グリア細胞	35, 37
クリアランス値	78
グリコーゲン	67, 115, 116
グリソン鞘	66
グルカゴン	115
──様ペプチド1	109
グルコース	67, 115
クレアチニン	79
──・クリアランス	79

け

形質細胞	93
頸椎	13, 133
経皮性アレルゲン	103
経皮的動脈血酸素飽和度	21
頸部食道	59
頸部粘液細胞	61
血圧	26
血液	25, 93
──凝固因子	67, 93, 95
──循環系	109
──脳関門	37
血管	28
──拡張	105
──極	72
──作動性小腸ポリペプチド	109
──収縮物質	28
──抵抗	18, 26
──透過性亢進	105
──内皮細胞	28, 108
──壁	26, 28
血球	92
──の分化	95
月経	121, 125
結合組織	28, 138
──性膜	59
血色素	93
血漿	92
──膠質浸透圧	80
──浸透圧	67
──漏出	105
血小板	92, 93
──凝集塊	93
──由来成長因子	106
結腸	63
血糖	115
──値	115
解毒作用	67
ケトン体	67, 117
ケミカルメディエーター	105
ケラチノサイト	137, 138
ケルクリング襞	62
ゲロタ筋膜	70
腱	136
限外濾過	28, 80
──圧	80
腱索	23, 31
原始卵胞	120

こ

- 減数分裂 128
- 原尿 77, 84
- 腱紡錘 45
- 好塩基球 93, 102
- 後下行枝 29
- 睾丸 128
- ──痛 129
- 交感神経（系） 24, 35, 51, 89
- 口腔 58
- ──アレルギー症候群 103
- ──期（嚥下） 147
- 攻撃性 150
- 高血糖 117
- 抗原 97
- ──決定基 97
- ──抗体反応 97
- 膠原線維 138
- 抗原分子 97
- 抗原レセプター 97, 101
- 虹彩 139
- 好酸球 93
- ──性陽イオンタンパク 106
- 後室間枝 29
- 鉱質コルチコイド 111
- 膠質浸透圧 28, 80
- 恒常性 51, 108
- 甲状腺 108
- ──刺激ホルモン 109, 110
- ──刺激ホルモン放出ホルモン 110
- ──ホルモン 111
- 非ステロイド性抗炎症薬 81
- 酵素 69
- 抗体 97
- 後大脳動脈 54
- 好中球 93, 101
- 喉頭 146
- 行動 150
- 後頭葉 38
- 高二酸化炭素血症 21
- 更年期 125
- 高比重リポタンパク 118, 119
- 硬膜 55
- ──静脈洞 57
- 肛門管 58, 63
- 抗利尿ホルモン 109, 111
- 交連線維 38
- 誤嚥性肺炎 13
- Ⅴ型アレルギー 107
- 呼気 14
- 呼吸 14
- ──運動 15
- ──筋群 15
- ──曲線 19
- ──細気管支 13
- ──数 19
- ──性アシドーシス 21
- ──中枢 21
- ──の調節 21
- 黒質 42
- 鼓室階 144
- 誇大妄想 150
- 骨 57, 133
- 骨格筋 115
- 骨髄 95, 97
- ──系幹細胞 95
- 骨盤内蔵神経 89, 91
- ゴナドトロピン 110
- ──放出ホルモン 110, 121, 130
- 鼓膜 143
- ゴルジ器官 45
- ゴルジ線維 45
- コルチ器 144
- コルチコトロピン 110
- コルチゾール 111, 113
- コレシストキニン 68
- コレステロール 67, 68, 116
- ──逆転送系 119

さ

- 細気管支 13
- 再吸収 84
- 最高排尿中枢 91
- 最小血圧 26
- 最大吸気位 19
- 最大吸気量 19
- 最大血圧 26
- 最大呼気位 19
- 細動脈 71
- サイトカイン 87, 95
- 細胞 138
- ──体 35
- ──性免疫 93, 99
- サイロトロピン 110
- 杯細胞 13
- 鎖骨下動脈 54
- 鎖骨下リンパ節 126
- 鎖骨上リンパ節 126
- 左心系 25
- 痤瘡 137
- サーファクタント 17
- 左房室弁 23
- 左葉（肝臓） 65
- 酸・塩基平衡 86
- Ⅲ型アレルギー 107
- 残気量 17, 19
- 三叉神経 49
- 三次ニューロン 46
- 三尖弁 23, 31
- 酸素 18, 54, 93
- 3大栄養素 63, 116
- 三半規管 144

し

- 自我 150
- ──の発達 148
- 紫外線 137
- 視覚 141
- ──性言語 39
- 耳管 143
- 色素細胞 137
- 子宮 120, 122
- ──内腔 120
- ──内膜 121
- ──壁 120
- 糸球体 70, 71, 72, 73
- ──基底膜 73
- ──係蹄壁 73, 75
- ──・尿細管平衡 81
- ──囊 72
- ──肥大 72
- ──濾過値 77
- 軸索 35
- 刺激伝導系 24
- 止血 93
- 思考 150
- 視交叉 141
- 篩骨洞 145
- 自己防衛機構 96
- 自殺 150
- 脂質 116
- ──代謝 119
- 視床 38, 39, 42, 46
- 視床下核 42
- 視床下部 38, 39, 108
- ──ホルモン 110
- 自傷行為 150
- 耳小骨 143
- 視床上部 38
- 視神経 49
- 脂腺 138
- 自然孔 145
- 自然免疫 93, 101
- 持続吸息中枢 21
- 視中枢 141
- 自動調節能（糸球体） 81
- シトシン 119
- シナプス 35, 36
- ──間隙 151
- ──小胞 36
- 自発呼吸 21
- 脂肪 63
- ──皮膜 70
- ──細胞 108, 115
- ──酸 67
- ──組織 125, 138
- ──貯蓄細胞 66
- ──分解酵素 69
- 視野 141
- 社会性形成 148
- 射精 131
- ──管 129
- ──中枢 131
- 斜走筋 59
- 射乳 125
- シャント 18
- 縦隔 11
- 集合管 70, 72, 84
- 収縮期 26
- ──血圧 26
- 終生免疫 93
- 縦走筋 59
- 重層扁平上皮細胞 58
- 重炭酸イオン 86
- 十二指腸 59, 62
- ──球 62
- 終末細気管支 13
- 絨毛 62, 122
- 絨毛性性腺刺激ホルモン 122
- 主細胞 61
- 樹状細胞 101

樹状突起	35
主膵管	69
受精	122
──卵	121, 122
腫脹	105
出血	67, 93
出産	120
受動免疫	101
主要塩基性タンパク	106
主要組織適合抗体分子	99
主要組織適合（性）遺伝子複合体	99
受容体	36
シュレム管	140
シュワン細胞	35, 37
循環中枢	26
上衣細胞	37
小陰唇	120
漿液	11
消化管	58, 108
──壁	59
上顎洞	145
消化酵素	63, 69, 117
松果体	108
上気道	13
小胸筋	126
上頸神経	27
上行結腸	63
小膠細胞	37
上行性網様体賦活系	39
上行大動脈起始部	29
硝子体	139
小循環	25
静水圧	28
──差	80
脂溶性ビタミン	119
脂溶性ホルモン	111
小腸	61, 62
上腸間膜静脈	65
小脳	38, 43
上鼻甲介	145
上皮細胞	84
上部消化管	58
情報伝達化学物質	108
漿膜	59
──性臓側心膜	31
静脈角	25
静脈系	25, 28, 55
静脈血	18, 25
静脈洞	55
静脈弁	28
小葉	123
小葉間静脈	71
小葉間動脈	66, 71
小葉間門脈	66
小葉内乳管上皮細胞	123
食細胞	101
食餌アレルゲン	103
食道	58, 59
──期（嚥下）	147
食物アレルゲン	103
女性生殖器	120
初乳	125
自律神経	26, 49, 51
──系	35

シルビウス溝	38
シルビウス水道	57
視路	141
脂漏性皮膚炎	137
腎盂	70
深会陰横筋	89
心音	32
心外膜	31
人格	150
──形成	148
伸筋	136
腎クリアランス	78
神経系	35
神経膠細胞	35, 37
神経細胞	35, 151
心係数	24
神経性調節	26
神経線維	35
神経伝達物質	36, 151
神経網膜	140
心血管系	25
腎血管系	71
腎血漿流量	77
腎血流量	77
心雑音	32
心室	23
──収縮	24
心室筋拡張期	29
心周期	32
腎小体	72
深静脈	55
腎静脈	71
腎髄質	70
心臓	23, 108
──交感神経	27
──神経	24
──副交感神経	27
──壁	31
腎臓	70, 108
靱帯	135
腎柱	71
伸展受容体	21
腎動脈	71
心内膜	31
心囊	31
──水	31
心拍出量	24
真皮	137, 138
腎皮質	70
深部感覚	46
深部腱反射	44
心房	23
──音	32
心房性ナトリウム（Na）利尿ペプチド	27, 109
心膜	31
──腔	31
腎門部	71

す

膵液	69
髄液	57
髄鞘	35
水晶体	139
水素イオン	86

膵臓	69, 108
錐体外路	42
錐体細胞	139, 140
錐体路	40
皮質延髄路	40
髄膜	35, 57
睡眠	39
水溶性ビタミン	119
水溶性ホルモン	111
ステルコビリン	68
ステロイドホルモン	111
スパイログラム	19
スパイロメーター	19

せ

精液	129
精管	128, 129
精子	122, 128
星状膠細胞	37
正常呼吸性分裂	32
生殖器	120
精神	148
──医学的問題	148
──症状	150
性腺	108
──刺激ホルモン	110
精巣	128, 130
──上体	128
──上体管	129
精粗細胞	128
声帯	146
正中口	57
成長ホルモン	109, 110
──放出ホルモン	110
──抑制ホルモン	110
精嚢液	129
精嚢（腺）	128
正のフィードバック機構	109
精母細胞	128
生理学的死腔	17
生理的狭窄部	59
赤芽球系幹細胞	95
赤核	42
脊髄	35, 38, 133
──神経	35
──前角細胞	42
──中心管	57
脊柱	133
舌咽神経	49
舌下神経	49
赤血球	92, 93
──前駆細胞	87
節後ニューロン	51
節前ニューロン	51
セルトリ細胞	128, 130
セロトニン	151
線維芽細胞	138
線維皮膜	70
前運動野	39
腺管系	69
腺管上皮細胞	69
前室間枝	29
前障	42
線条体	42

腺上皮細胞	125	
浅静脈	55	
仙髄	91	
前大脳動脈	54	
善玉コレステロール	119	
仙椎	133	
疝痛	89	
穿通枝	54	
前庭	144	
──階	144	
蠕動	61	
前頭洞	145	
前頭葉	38	
──連合野	39	
──眼球注視中枢	39	
全肺気量	19	
腺房	123, 125	
──細胞	69	
──中心細胞	69	
──内腔	125	
前房	139	
線毛細胞	13	
腺葉	123	
前立腺	128, 129	
──液	129	
──がん	129	
──肥大	129	

そ

総肝管	68
総頸動脈	54
造血因子	87, 95
造血幹細胞	95
臓側胸膜	11
総胆管	68, 69
躁病	150
僧帽弁	23, 31
──閉鎖関連音	32
即時型過敏症	93
側底膜	72
側頭葉	38
側脳室	57
組織圧	28
組織球	138
組織呼吸	17
ソマトスタチン	110, 115
ソマトトロピン	110

た

大陰唇	120
体液	25
体温調節	138
大胸筋	126
代謝	116
体循環	25
大循環	25
体性感覚	46
体性感覚野	39
体性神経系	35
体性・内臓反射	51
大腸	61, 63
耐糖能	117
大動脈弁	23
大脳	38
──基底枝	42
──基底核	43
──皮質	42, 91
──辺縁系	38
大彎	60
多糖類	117
多発性硬化症	49
多列腺毛上皮	13
胆管	68
単球	93
胆汁	66, 68
──酸	67, 68
炭水化物	117
──分解酵素	69
男性生殖器	128
弾性線維	28
男性ホルモン	128
単層円柱上皮細胞	58
淡蒼球	42
胆道	68
単糖類	117
胆囊	68
──管	68
タンパク質	63, 116, 119
──代謝	67, 119
──分解酵素	61, 69

ち

知覚	150
──神経	125
蓄尿	91
腟	120, 122
──前庭	120
知能	150
チミン	119
着床	122
中央階	144
中隔	13
中間比重リポタンパク	118, 119
中頸神経	27
中耳	142, 143
中心溝	38
中心後回	38
中心前回	38
虫垂	63
中枢神経系	35
中枢性支配	27
中性脂肪	67, 116
中大脳動脈	54
中脳	38, 49
──水道	57
中鼻甲介	145
中鼻洞	145
聴覚	142
──野	39
腸管関連リンパ組織	96
腸肝循環	68
蝶形骨洞	145
聴診	105
聴神経	49
超低比重リポタンパク	118, 119
腸内細菌	119
直腸	63
チン小帯	139

鎮静薬	37

つ・て

椎骨動脈	54
ツチ骨	143
低アルブミン血症	67
低血糖	117
低酸素性肺血管攣縮	18
低タンパク血症	67
低比重リポタンパク	118, 119
テストステロン	111, 128, 130
電位変動	24
転換	149

と

同一化	149
同化	116
頭蓋骨	133
頭蓋内圧	57
動眼神経	49
洞結節	24
統合失調症	150, 151
糖質	63, 116, 117
──代謝	67, 117
──分解酵素	69
糖質コルチコイド	111, 113
──薬	105, 113
投射	149
糖新生	67, 117
糖タンパク質	99, 103
頭頂後頭溝	38
頭頂葉	38
疼痛	105
大動脈弁	31
動脈血	18, 25
──酸素分圧	21
──酸素飽和度	21
──二酸化炭素分圧	21
動脈硬化	119
動脈壁平滑筋	18
動脈弁	23, 31
──閉鎖関連音	32
特異免疫	101
特殊感覚	46
ドーパミン	110
──系	151
ドライスキン	137
トライツ靱帯	62
トランスフォーミング成長因子-β	106
取り入れ	149
トリグリセリド	67, 116
トリプシノーゲン	69
トリプシン	63, 69
努力呼吸曲線	19
努力肺活量	19
トルコ鞍	55
トロンボキサンA_2	105

な

内因系	95
内因子	61
内因性経路	119
内因性抗原物質	99
内胸静脈	126

内胸動脈	126
内頸動脈	54
内肛門括約筋	63
内呼吸	17
内耳	142, 144
——神経	49
内生殖器	120
内臓	51
——感覚	46
内臓-体性反射	51
内臓-内臓反射	51
内尿道括約筋	89, 91
内皮細胞	28, 73
内分泌器官	108
内分泌系	108
内分泌細胞	108
内分泌腺	115
内分泌部	69
内肋間筋	14
ナチュラルキラー細胞	93

に

Ⅱ型アレルギー	107
二酸化炭素	18
二次止血	93
二次ニューロン	46
日内変動	113
二糖類	117
——分解酵素	117
乳管	123, 125
——上皮細胞	123
——洞	125
乳がん	123
乳汁	123, 125
乳腺	123, 124
乳頭	125
乳頭筋	23, 31
乳房	123
——のリンパ系	126
乳輪部	125
ニューロン	35, 151
尿意	91
尿管	71, 88
——結石	89
尿細管	72
——・糸球体フィードバック	81
尿酸	119
尿素	67
——サイクル	67
尿道	89
——海綿体	129
——球腺	128
尿流量	81
妊娠	120, 122

ね

ネフロン	70, 72
粘液	61
粘膜	13, 59
——下組織	59
——関連リンパ組織	96
——筋板	59
——固有層	13, 59

の

脳	35, 54, 133
脳幹	38, 46, 91
——網様体	39
脳血管	54
脳神経	35, 49
脳性ナトリウム（Na）利尿ペプチド	27, 109
脳脊髄液	57
脳底動脈	54
能動免疫	101
脳梁	38
ノルアドレナリン	51, 111, 151

は

肺	11
肺活量	19
肺機能検査	19
肺気量	19
——分画	19
肺区域	13
肺血管抵抗	18
肺コンプライアンス	15
杯細胞	13
肺循環	18, 25
肺静脈	18
肺小葉	13
肺尖	11
肺底	11
肺動脈弁	23, 31
排尿	91
——筋	89, 91
排便	63
肺胞	13
——管	13
——嚢	13
肺門	11
排卵	121
バウヒン弁	62
パーキンソン病	42
白質	35
バケツハンドルモーション	15
％肺活量	19
バソプレシン	27, 85, 111
白血球	92, 93
発熱	105
鼻	145
ハプテン	97
パラソルモン	111
バリア機能	137
バルサルバ洞	29
半奇静脈	18
半月弁	31
——閉鎖関連音	32
反射性調節	51
反動形成	149

ひ

被害妄想	150
被殻	42
皮下組織	137, 138
引きこもり	150
鼻腔	145
皮質腎髄路	40
皮質核路	40
皮質枝	54
尾状核	42
脾静脈	65
微小妄想	150
尾状葉	65
ヒスタミン	93, 119
ビタミン代謝	67, 119
左回旋枝	29
左主気管支	13
左前下行枝	29
鼻中隔	145
必須アミノ酸	119
ピット細胞	66
非特異免疫	101
ヒト絨毛性ゴナドトロピン	122
皮膚	137
——付属器	138
皮膜	70
肥満細胞（マスト細胞）	102, 138
病原体関連分子パターン	101
病原微生物	96
表在感覚	46
表皮	137, 138
表面活性物質	17
ピリミジン塩基	119
ビリルビン	68
——代謝	67

ふ

ファーター乳頭	68, 69
不安	150
フィードバック機構	51, 115
フィブリノーゲン	95
フィブリン	93, 95
不完全抗原	97
腹胸式呼吸	15
副睾丸	128
副交感神経	24, 51, 89
——系	35
副交感ニューロン	49
副甲状腺	108
——ホルモン	109, 111
副細胞	61
腹式呼吸	15
副腎	108
——アンドロゲン	111
副神経	49
副腎髄質	51
副腎皮質刺激ホルモン	109, 110
——放出ホルモン	110
腹水	67
副膵管	69
腹大動脈	71
腹痛	46
副乳頭	69
副鼻腔	145
腹部食道	59
腹膜	59, 61
浮腫	67
ブドウ糖	54, 63, 115, 116, 117
ぶどう膜	139
負のフィードバック機構	109, 130
フランク・スターリングの法則	23
プリン塩基	119

プレドニゾロン	113
ブローカ野	39
プロゲステロン	111, 121
プロスタグランジン	28, 105
プロラクチン	109, 110
——抑制ホルモン	110
分泌（尿細管）	84
噴門	60
平滑筋	28

へ
閉経	125
平衡感覚	142
閉塞性換気障害	105
壁細胞	61
壁側胸膜	11
ヘパリン	93
ペプシノーゲン	61
ペプシン	61, 63
ペプチド・タンパクホルモン	110
ペプトン	61
ヘモグロビン	67, 93
ヘルパーT細胞	93
弁	31
辺縁枝	29
扁桃体	42
ヘンレ係蹄（ヘンレループ）	70, 72, 84

ほ
防衛機制	149
膀胱	89
——三角部	89
——壁	91
——壁平滑筋	89
抱合型ビリルビン	67
傍糸球体装置	73
房室結節	24
房室弁	23, 31
放出ホルモン	109, 110
房水	139, 140
傍尿細管毛細血管	71
ホスホリパーゼ	69
補体	101
勃起	131
——障害	131
——中枢	131
発赤	105
ボーマン嚢	72
ホメオスタシス	51, 108
ポリペプチド鎖	119
ホルモン	27, 108
——の作用発現	112
——の産生	108
——の種類	111
——の情報伝達	108
——の代謝	67
——のフィードバック機構	112

ま
膜性壁	13
マクロファージ	93, 101
マジャンディ孔	57
麻酔薬	37
末梢ガス交換系	17
末梢神経系	35
マルターゼ	63
マルピギー小体	72

み・め
ミエリン鞘	35
右気管支	13
右主気管支	13
ミクログリア	37
水チャンネル	84
ミトコンドリア	36
耳	142
脈管系	58
脈絡叢	57
脈絡膜	139
迷走神経	27, 49
——心臓枝	24
メサンギウム	73
——基質	73
——細胞	73, 75
メモリーT細胞	93, 101
メモリーB細胞	101
メラニン	137, 138
——含有ドーパミン作動性ニューロン	42
——細胞刺激ホルモン	109, 110
メラノサイト	137, 138
免疫	96
——グロブリン	97
——系	96
——反応	99
免疫学的特異反応	101

も
毛細血管床	18
毛細血管内皮細胞	73
毛細胆管	66
妄想	150
盲腸	59, 63
毛嚢	138
——脂腺系	138
網膜	139, 140
——色素上皮	140
毛様体	139
モントゴメリー腺（乳輪腺）	125
門脈	65
——血	65
モンロー孔	57

や・ゆ・よ
薬物の代謝	67
有髄線維	35
遊走腎	70
有毛細胞	144
幽門	60
遊離脂肪酸	116
輸出細動脈	71
輸入細動脈	71
葉間静脈	71
葉間動脈	71
葉気管支	13
腰椎	133
抑圧	149
抑制系（視床下部）	39
抑制ホルモン	109, 110
予備吸気量	19
予備呼気量	19
IV型アレルギー	107

ら
ライディッヒ細胞	128, 130
ライフイベント	148
ラ音	105
ラクターゼ	63
ラセン器	144
ラテックス・フルーツ症候群	103
卵管	120, 122
ランゲルハンス細胞	137, 138
ランゲルハンス島	69, 115
卵子	120, 122
卵巣	120
ランビエ絞輪	36
卵胞刺激ホルモン	109, 110, 121
卵胞ホルモン	111, 121, 122

り・る
リパーゼ	68, 69
リポタンパク（質）	67, 116, 119
リン脂質	17, 116
輪走筋	59
リンパ液	25, 65, 144
リンパ球	93, 97
リンパ系	25
——幹細胞	95
リンパ小節	63
類洞	66
類洞内皮細胞	66
ルシュカ孔	57

れ
レギュラトリーT細胞	99
レシチン	68
レセプター	36
レシチン・コレステロールシルトランスフェラーゼ	118
レニン	83, 87
——・アンジオテンシン・アルドステロン系	83
レプチン	108
連合線維	38
連合野	39, 43
レンズ核	42

ろ
ロイコトリエン	105
老年期精神障害	150
老廃物	96
濾液	77
濾過係数	80
濾過障壁	73, 75
濾過面積	80
濾過率	77
肋間筋	21
肋間静脈	18
肋間神経	21
肋骨	14
ロッターリンパ節	126
ローランド溝	38

略語・欧文索引

A・B・C・D

α-グルコシダーゼ ……………………… 117
α（A）細胞 …………………………… 115
A（Aortic valve） ……………………… 26
ACE（angiotensin converting enzyme） ……… 81
AcH（acetylcholine） …………………… 36
ACTH（adrenocorticotropic hormone）
　……………………………… 109, 110, 113
ADH（antidiuretic hormone） ……… 27, 109, 111
Ae（addominal esophagus） …………… 59
AG（anion gap） ………………………… 86
ALT（alanine aminotransferase） ……… 118
ANP（atrial natriuretic peptide） ……… 27, 109
ARB（angiotensin Ⅱ receptor blocker） ……… 81
AST（aspartate aminotransferase） …… 118
ATP（adenosine triphosphate） ………… 115
β（B）細胞 ……………………… 93, 97, 115
BNP（brain natriuretic peptide） ……… 27, 109
Bone marrow ……………………………… 97
Ca^{2+}チャンネル ………………………… 36
Ccr（creatinine clearance） …………… 79
Ce（cervical esophagus） ……………… 59
complement ……………………………… 100
CO_2ナルコーシス ……………………… 21
CRH（corticotropin releasing hormone） … 110
δ（D）細胞 …………………………… 115
defense mechanism …………………… 149
DHEA（dehydroepiandrosterone） ……… 111

E・F・G・H

ECP（eosinophil cationic protein） …… 106
ED（erectile dysfunction） …………… 131
ERV（expiratory reserve volume） …… 19
FcR（FC receptor） …………………… 102
FEV_1（foced expiratory volume in one second）
　………………………………………… 19
FFA（free fatty acid） ………………… 116
FRC（functional residual capacity） …… 19
FSH（follicle stimulating hormone）
　……………………………… 109, 110, 121, 130
FVC（forced vital capacity） ………… 19
GALT（gut-associated lymphoid tissue） …… 96
GFR（glomerular filtration rate） …… 77, 79
GH（growth hormone） ……………… 109, 110
GHIH（growth hormone inhibiting hormone）
　………………………………………… 110
GHRH（growth hormon releasing hormone）… 110
GLP-1（glucagon-like peptide 1） …… 109
GLUT（gulcose transporter） ………… 115
Gn-RH（gonadotropin releasing hormone）
　……………………………………… 110, 121, 130
GTバランス（glomerular-tubular balance）…… 81
GVHD（graft-versus-host disease） …… 102
Hb（hemoglobin） ……………………… 93
hCG（human chorionic gonadotropin） … 121, 122
HDL（high density lipoprotein） ……… 118, 119

I・J・L・M

IC（inspiratory capacity） ……………… 19
IDL（intermediate-density lipoprotein） ……118, 119
Ig（immunoglobulin） …………………… 97
IGF-1（insulin-like growth factor-1） …… 110
IH（inhibiting hormone） ……………… 109, 110
IRV（inspiratory reserve volume） …… 19
JGA（juxtaglomerular apparatus） …… 73
LCAT（lecithin-cholesterol acyltransferase） 118
LDL（low density lipoprotein） ………118, 119
LH（luteinizing hormone） ……… 109, 110, 121, 130
LHRH（luteinizing hormone releasing
　hormone） ……………………………… 110
Lt（Lower thoracic esophagus） ……… 59
MALT（mucosa-associated lymphoid tissue）
　………………………………………… 96
MBP（major basic protein） …………… 106
MHC（major histocompatibility complex）…… 99
　──クラスⅠ分子 ……………………… 99
　──クラスⅡ分子 ……………………… 99
MSH（melanocyte stimulating hormone）
　……………………………………… 109, 110
Mt（middle thoracic esophagus） ……… 59

N・P・Q・R・S

Na^+/K^+-ATP ase …………………………… 84
Na^+ポンプ ………………………………… 84
NK細胞 ………………………… 93, 101, 107
NKT細胞 ………………………………… 101
NO（nitric oxide） ……………………… 28
NSAIDs（nonsteroidal anti-inflammatory drugs）
　…………………………………………81, 104
P（Pulmonary valve） ………………… 26
P波 ……………………………………… 24
$PaCO_2$（partial pressuer of arterial carbon
　oxygen） ………………………………21, 26
PaO_2（partial pressuer of arterial oxygen）21, 26
PDGF（platelet-derived growth factor） … 106
Perfusion ………………………………… 18
PG（prostaglandin） ………………… 28, 105
PIH（prolactin inhibiting hormone） …… 110
PQ時間 …………………………………… 24
PRL（prolactin） ……………………… 109
PTH（parathyroid hormone） ………… 109, 111
QRS波 …………………………………… 24
QT時間 …………………………………… 24
Ra（rectum above the peritoneal reflection）
　………………………………………… 63
Rb（rectum below the peritoneal reflection）
　………………………………………… 63
RBC（red blood cell） ………………… 92
RBF（renal blood flow） ……………… 77
RH（releasing hormone） …………… 109, 110
RPF（renal plasma flow） ……………… 77
Rs（rectosigmoid） …………………… 63
RV（residual volume） ………………… 19
S状結腸 ……………………………… 59, 63
SaO_2（saturation of arterial oximetry oxygen）
　………………………………………… 21
SpO_2（percutaneous oxygen saturation,
　saturation of pulse oximetry oxygen） ……… 21
ST部分 …………………………………… 24

T・U・V・W

T細胞 …………………………………93, 97
　──レセプター ………………………… 97
T波 ……………………………………… 24
Tリンパ球 ……………………………… 93
TCA回路（tricarboxylic acid cycle） ……115, 117
TG（triglyceride） …………………… 116
TGF（tubuloglomerular feedback） …… 81
TGF-β（Transforming growth factor） …… 106
Thymus ………………………………… 97
TLC（total lung capacity） …………… 19
TLR（Toll-like receptor） …………… 100, 101
TRH（thyrotropin releasing hormone） …… 110
TSH（thyroid stimulating hormone） …… 109, 110
TV（tidal volume） …………………… 19
U波 ……………………………………… 24
Ut（upper thoracic） ………………… 59
VC（vital capacity） …………………… 19
Ventilation ……………………………… 18
VIP（vasoactive intestinal polypeptide） …… 109
VLDL（very low density lipoprotein） …… 118, 119
WBC（white blood cell） ……………… 92

からだのしくみが目で見てわかる
得意になる解剖生理

2010年1月25日　第1版第1刷発行	編　著　美田　誠二
2018年9月10日　第1版第12刷発行	発行者　有賀　洋文
	発行所　株式会社 照林社
	〒112-0002
	東京都文京区小石川2丁目3-23
	電　話　03-3815-4921（編集）
	03-5689-7377（営業）
	http://www.shorinsha.co.jp/
	印刷所　大日本印刷株式会社

● 本書に掲載された著作物（記事・写真・イラスト等）の翻訳・複写・転載・データベースへの取り込み、および送信に関する許諾権は、照林社が保有します。

● 本書の無断複写は、著作権法上での例外を除き禁じられています。本書を複写される場合は、事前に許諾を受けてください。また、本書をスキャンしてPDF化するなどの電子化は、私的使用に限り著作権法上認められていますが、代行業者等の第三者による電子データ化および書籍化は、いかなる場合も認められていません。

● 万一、落丁・乱丁などの不良品がございましたら、「制作部」あてにお送りください。送料小社負担にて良品とお取り替えいたします（制作部 ☎0120-87-1174）。

検印省略（定価はカバーに表示してあります）
ISBN978-4-7965-2210-6
©Seiji Mita/2010/Printed in Japan